乳腺癌多学科综合诊疗病例集

名誉主编：郑　树　吴金民　吴　扬
主　　编：黄　建　王晓稼　王林波
副 主 编（按姓氏拼音排序）：
　　　　　曹飞麟　傅佩芬　刘　坚　龙景培　孟旭莉
　　　　　邱福铭　王瓯晨　谢小红　杨红健　赵文和

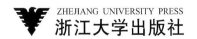

ZHEJIANG UNIVERSITY PRESS
浙江大学出版社

《乳腺癌多学科综合诊疗病例集》
编　委　会

序

乳腺癌是女性最常见的恶性肿瘤之一。2020年,乳腺癌的发病率居全球恶性肿瘤首位。在我国,乳腺癌发病率呈逐年上升趋势,且发病年龄提前。随着乳腺癌筛查、早诊早治、规范化综合治疗等技术手段的进步,治疗与管理理念的改变,乳腺癌的预后较以往已有大幅改善,总体上治疗效果好、临床结局佳、生存时间长。即使肿瘤复发转移,患者仍可长时间带瘤生存。因为肿瘤幸存者数量的明显增加和长周期强化治疗的实施,所以国内外近年来更倡导对患者的多学科诊疗和全程个案化管理。

随着乳腺癌的临床诊断、TNM分期和分子分型的进一步完善和细化,手术、放疗、化疗、内分泌治疗和靶向免疫治疗等多种新型治疗手段的循证医学证据的积累,乳腺癌的诊治已经由单一的外科治疗演变为多学科共同参与的综合治疗,更注重精准化和个体化。如何使多个领域专家有效沟通并达成共识,已成为制定最佳的规范诊治策略的关键。乳腺癌多学科综合诊疗(multidisciplinary treatment,MDT)模式在此背景下应运而生,其强调不同学科特定专家在规定时间、同一地点共同讨论并提出最适当的诊疗方案,由相关学科单独或联合执行,以充分体现以患者为中心的服务理念。MDT是目前被广泛公认和推荐的患者管理与服务的首选模式。我国的乳腺癌MDT模式不断完善、发展和推广,MDT团队在各级医院不断组建,"肿瘤个体化精准医疗"理念也逐渐深入人心,推动乳腺癌MDT的规范化和同质化进程。实际上,乳腺癌MDT模式已成为恶性肿瘤MDT的成功范例。

"浙江省乳腺癌多学科综合诊疗网络支持平台"项目创新模式由浙江省抗癌协会乳腺癌专业委员会等于2014年在全国率先启动。浙江省抗癌协会乳腺癌专业委员会组织全省三甲医院联动近100家地市县级医院,定期分组开展乳腺癌网络MDT。经过7年的不懈探索、总结,该平台已成为全省乃至全国范围内肿瘤MDT模式的示范与品牌。

　　本书基于该平台已开展的近 500 场乳腺癌 MDT 讨论、1000 多例真实疑难病例，归纳临床实践中的代表性问题和疑点，参照国内外乳腺癌诊治指南和共识，结合最新诊疗进展及临床实践经验，邀请省内知名专家精心编撰而成。本书内容新颖、实用，注重理论与实践相结合，反映了当今乳腺癌 MDT 模式的发展趋势，对从事乳腺肿瘤诊治与相关研究的医生、研究生等具有重要的参考价值。

浙江大学肿瘤研究所学术委员会主任

原中国抗癌协会副理事长

2021 年 3 月

前　言

根据世界卫生组织国际癌症研究机构发布的数据,2020 年全球乳腺癌新发病例达 226 万例,成为发病率最高的恶性肿瘤。作为一种全身性疾病,乳腺癌的最佳诊疗模式需由不同学科的专家共同制定和全程协作与管理,乳腺癌多学科综合诊疗(multidisciplinary treatment,MDT)模式也应运而生。乳腺癌 MDT 模式不仅可以为患者提供更规范、精准、一致、连贯、便捷和个性化的医疗服务,而且可以创建沟通交流、资源共享、临床思维、专科建设的有益平台,有助于全面推进乳腺癌规范化、个体化诊疗,以及专科化人才与团队的培育。因此,提高从业者尤其基层医院医务人员、青年医师、医学研究生对 MDT 的认识和实践能力,已成为广泛的共识。

为认真贯彻浙江省委、省政府推进城市优质医疗资源"双下沉、两提升"工程,实施乳腺癌专业领域的人才技术、医疗资源下沉辐射和优化整合,全方位提升全省乳腺癌诊治的能力、品质和效率,浙江省抗癌协会乳腺癌专业委员会充分应用信息化技术,搭建远程网络平台,组建 MDT 团队,于 2014 年 4 月在全国率先启动了"浙江省乳腺癌多学科综合诊疗网络支持平台"项目,经过近 7 年的坚持和努力,已形成示范和品牌效应。MDT 团队秉承以患者为中心的服务理念,以循证医学为出发点,以解决临床疑难问题为目标。

目前,浙江省有 7 个乳腺癌网络 MDT 中心,覆盖全省 44 个县市,近 100 家医院。通过以网络视频为主、线上线下相结合、主要讨论实际运行疑难病例的形式,各中心每月定期举办 MDT 讨论并记录回访,迄今已累积开展 MDT 讨论近 500 场,所讨论的疑难病例达 1000 多例,参与的专家有近 15000 人次。

本书对其中具代表意义的典型病例进行汇编梳理,对相关病例的病理学与影像学资料进行查阅核对,病例包括早期乳腺癌、局部复发或转移性乳腺癌及特殊类型乳腺癌等方面;同时还对全部病例问题讨论点进行多层次、多维度提炼和剖析,对诊疗经过、治疗方案的制定进行反复讨论并详细阐述,并由资深专家结合乳腺肿瘤领域最新诊疗指南、共识及进展进行专家点评与经验分享,旨在进一步推广和整体提升全省乳腺癌规范化、个体化诊疗水平。本书特别面向专科医生,尤其面向基层医生、青年医生和医学研究生等,为他们提供解决临床实际问题的参考工具。

最后,感谢前辈和专家们在百忙之中对《乳腺癌多学科综合诊疗病例集》予以指点与帮助,也希望同仁们多提宝贵意见和建议,让我们可以更好地探索和改进,更好地服务患者。

浙江省抗癌协会乳腺癌专业委员会主任委员

浙江大学医学院附属第二医院常务副院长,乳腺外科学科带头人

2021 年 3 月

目　录

第一部分　早期乳腺癌

病例 1　HER2 阳性乳腺癌的新辅助治疗 …………………………… 003

病例 2　三阴性乳腺癌的新辅助治疗 ……………………………… 010

病例 3　老年三阴性乳腺癌的诊治 ………………………………… 019

病例 4　年轻乳腺癌术后乳房重建 ………………………………… 026

病例 5　年轻乳腺癌术后生育问题 ………………………………… 032

病例 6　双侧乳腺原位癌的治疗 …………………………………… 039

病例 7　副乳腺癌的诊断和治疗 …………………………………… 046

病例 8　局部进展期乳腺癌的综合治疗 …………………………… 052

病例 9　妊娠中期局部晚期乳腺癌的处理 ………………………… 060

病例 10　局部晚期年轻乳腺癌的综合治疗 ………………………… 068

第二部分　局部复发/晚期乳腺癌

病例 11　双侧乳腺癌合并系统性红斑狼疮 ………………………… 081

病例 12　HER2 阳性乳腺癌术后复发伴脑转移的治疗 …………… 087

病例 13　三阴性晚期乳腺癌脑转移的治疗 ………………………… 095

病例 14　三阴性乳腺癌患者术后胸壁复发 ………………………… 101

病例 15　Luminal B 型晚期乳腺癌的治疗 ………………………… 109

病例 16　HER2 阳性晚期乳腺癌的综合治疗 ……………………… 125

病例 17　妊娠期晚期乳腺癌的处理 ………………………………… 133

病例 18　哺乳期 HER2 阳性乳腺癌脑转移的治疗 ………………… 143

病例 19　乳腺癌术后乳房再造的选择及局部复发的处理 ·················· 153

病例 20　异时性双侧乳腺癌的鉴别诊断 ······························· 159

病例 21　炎性乳腺癌(IBC)综合治疗后局部复发·························· 165

第三部分　特殊类型乳腺癌

病例 22　乳腺导管内原位癌的治疗 ·································· 175

病例 23　乳腺癌保留乳头乳晕的乳房切除术(NSM)术后复发 ············ 181

病例 24　乳腺微浸润性癌的治疗 ···································· 187

病例 25　乳腺小叶原位癌的病理分析 ································ 191

病例 26　乳腺浸润性小叶癌的病理分析 ······························ 197

病例 27　乳腺浸润性小管癌的治疗 ·································· 202

病例 28　乳腺恶性叶状肿瘤的治疗 ·································· 206

病例 29　乳腺神经内分泌癌的治疗 ·································· 212

病例 30　乳腺黏液腺癌的治疗 ······································ 219

病例 31　非典型弥漫钙化乳腺癌的诊治 ······························ 223

病例 32　乳腺分泌性癌的治疗 ······································ 228

第一部分

早期乳腺癌

病例 1　HER2 阳性乳腺癌的新辅助治疗

病例汇报：潘悦，戴岳楚；点评人：邱福铭，黄建

病例提供单位：台州市中心医院肿瘤外科

网络 MDT 中心：浙江大学医学院附属第二医院乳腺疾病诊治中心

1　一般情况

患者，黄某。性别：女；首次确诊年龄：50 岁；首次治疗时间：2018 年 3 月；与疾病可能相关的既往史：无；月经状况：绝经前；家族史：无。

2　初诊主诉

发现左乳肿块 1 个月。

3　简要病史回顾

3.1　初诊病史

患者于 1 个月前（2018 年 2 月）发现左乳肿块。1 个月来，自觉左乳肿块逐渐增大，遂于 2018 年 3 月至我院行乳腺超声检查。超声检查结果示：左乳外上腺体结构紊乱伴局部结节，考虑 BI-RADS 4 类；左腋下淋巴结探及。遂行穿刺活检，病理结果示：左乳浸润性导管癌。免疫组化：ER（－），PR（－），C-erBb-2（3＋），Ki-67（30％＋），P120（膜＋），CK5/6（－）。淋巴结穿刺：符合转移性腺癌，考虑乳腺来源。为进一步诊治，收住入院。

3.2　专科查体

PS 评分：0 分。患者左乳外上象限约 2 点距乳头 2cm 位置可触及一个大小为 5cm×5cm 的肿块，质硬，边界欠清，活动度差。左侧腋窝未及明显肿大淋巴结。

3.3　影像学检查

影像学检查见图 1-1 至图 1-3。

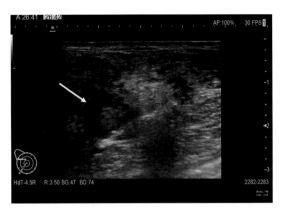

图 1-1　左乳浸润性导管癌患者乳腺超声:左乳外上腺体结构紊乱伴局部结节,考虑 BI-RADS 4 类

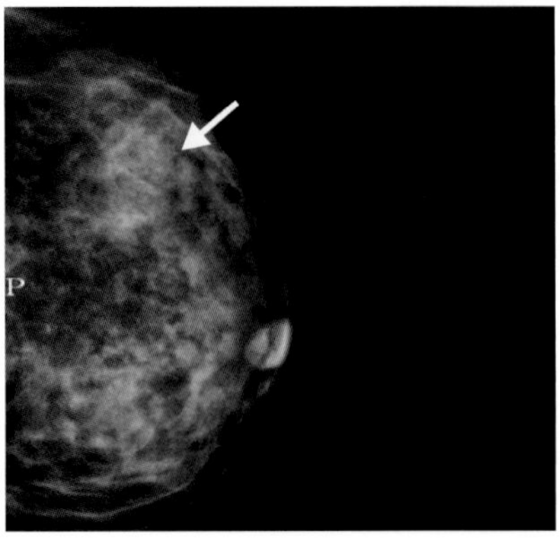

图 1-2　左乳浸润性导管癌患者乳腺钼靶:左乳上象限局部腺体增厚

心脏超声示二尖瓣、三尖瓣反流(少量);EF 60%;胸部 CT、颅脑 MR、骨 ECT 未见明显异常。

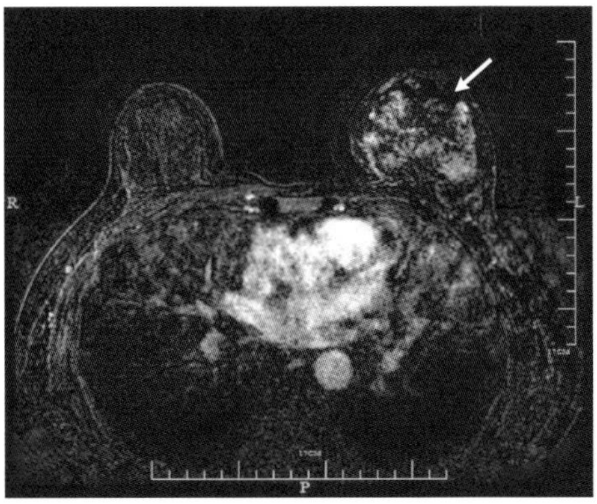

3.4　病理、基因检测结果

2018 年 3 月 9 日,肿块穿刺病理:左乳浸润性导管癌。淋巴结穿刺符合转移性腺癌,考虑乳腺来源。

免疫组化:ER(－),PR(－),C-erBb-2(3＋),Ki-67(30%＋),P120(膜＋),CK5/6(－)。

3.5　初次诊断

左乳浸润性导管癌($cT_2N_1M_0$)。

图 1-3　左乳浸润性导管癌患者乳腺 MRI:左乳腺病改变,左乳腺体明显增厚伴结构紊乱,拟见团块影

4　讨论点

4.1　讨论点 1:HER2 阳性乳腺癌综合治疗方案选择

4.1.1　可供选择的治疗方案
①手术;②新辅助化疗。

4.1.2　新辅助化疗依据及争议
据《中国临床肿瘤学会(CSCO)乳腺癌诊疗指南》(简称 CSCO 乳腺癌诊疗指南)(2018 版及 2020 版),满足以下条件之一者可选择术前新辅助药物治疗:①肿块较大

（＞5cm）；②腋窝淋巴结转移；③HER2 阳性；④三阴性；⑤有保乳意愿，但肿瘤大小占乳房体积比例大，难以实现保乳。

据 NCCN 乳腺癌诊疗指南（2018V1 版及 2020V6 版），新辅助治疗的适应证包括：不可手术的局部晚期乳腺癌，包括炎性乳腺癌，淋巴结分期为 N_2 和 N_3，肿瘤分期为 T_4；可手术的乳腺癌，但原发肿瘤占乳房体积比例大且有保乳意愿者。

Rouzier 等和 Carey 等均报道，HER2 阳性组和三阴性乳腺癌（triple negative breast cancer，TNBC）组的新辅助化疗病理学完全缓解（pathologic complete remission，pCR）率明显高于 Luminal A/B 组。NSABP B-18 和 B-27 试验都发现，在新辅助化疗中获得 pCR 者的预后明显优于非 pCR 者。NSABP B-18 和 B-27 试验以及对 11 项临床试验共 3946 例患者进行的荟萃分析结果表明，与辅助化疗相比，新辅助化疗并不能延长患者的无疾病生存时间（disease free survival，DFS）和总生存时间（overall survival，OS），不能提高无远处转移生存率，反而增加局部复发的风险。并且新辅助化疗延长了带瘤时间，可能延误手术时机，术前取材有限也易造成诊断误差。目前，对于新辅助化疗，尚无个体化评价及预测疗效的指标。

4.1.3　新辅助化疗方案选择

4.1.3.1　可供选择的化疗方案
①TCbH；②AC-TH。

4.1.3.2　新辅助化疗依据及争议

对于 HER2 阳性乳腺癌的术前治疗，CSCO 乳腺癌诊疗指南（2018 版）推荐首选 TCbH。CSCO 乳腺癌诊疗指南（2020 版）则将 TCbHP 和 THP 作为Ⅰ级推荐，将 TCbH 和 AC-THP 作为Ⅱ级推荐。

对于 HER2 阳性乳腺癌，NCCN 乳腺癌诊疗指南（2018V1 版及 2020V6 版）推荐首选 AC-TH 治疗，此外，也可考虑 AC-THP、TCbH 和 TCbHP。

NOAH 研究结果证实了曲妥珠单抗新辅助治疗的获益，pCR、5 年无事件生存（event free survival，EFS）和 OS 显著提高。BCIRG-006 的 10 年随访数据显示，AC-TH 与 TCbH 无显著性差异；且 TCbH 不含蒽环类，心脏安全性更佳。GeparSixto、GBG 66 试验结果显示，蒽环类、紫杉类加用铂类对于 HER2 阳性乳腺癌患者术前新辅助化疗的 pCR 率提升并不明显。Gepar Trio 试验结果表明，延长新辅助化疗的疗程并没有提高 pCR 率和保乳率，反而升高了化疗的不良反应发生率，影响患者的手术及术后恢复。目前，大部分学者认为新辅助化疗 4～6 个疗程较为适宜。

经典新辅助化疗方案建议包含蒽环类及紫杉类药物，早期应用曲妥珠单抗获益显著，而铂类用于 HER2 阳性乳腺癌新辅助化疗的获益尚不明确。

4.1.3.3　实际治疗方案及评价

患者最终选择 TCbH×6 新辅助化疗方案（自 2018 年 3 月 20 日开始），具体：紫杉醇 80mg/m² ＋卡铂 AUC 6＋曲妥珠单抗首剂 8mg/kg，之后 6mg/kg q3w。疗效评价：pCR。

2018 年 6 月 23 日,肿块穿刺病理示:导管上皮不典型增生;淋巴结反应性增生。

在完成新辅助化疗后,患者肿块消退(见图 1-4),穿刺未见癌组织;临床考虑完全缓解(complete response,CR),可行手术治疗。

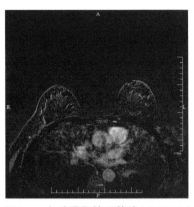

图 1-4 左乳浸润性导管癌($cT_2N_1M_0$)患者 TCbH×4 新辅助化疗后 MRI 示:左乳肿块较前明显消退

4.2 讨论点 2:新辅助化疗过程中手术时机的选择

4.2.1 可供选择的治疗方案

①完成既定方案后再行手术治疗;②新辅助化疗期间肿瘤退缩即可手术;③更换化疗方案。

4.2.2 方案依据及争议

《中国抗癌协会乳腺癌诊治指南与规范(2019 年版)》建议,每 2 个疗程评估疗效,根据疗效调整治疗方案;肿瘤临床部分缓解或完全缓解,在能耐受化疗的情况下,建议完成原计划疗程后再行手术治疗。

CSCO 乳腺癌诊疗指南(2018 版及 2020 版)建议,每个周期通过查体及乳腺超声检查评估肿瘤大小,每 2 个周期通过 MRI 评估肿瘤大小,治疗有效者按既定方案完成新辅助化疗并合理选择手术时机。

根据 *Lancet* 一项荟萃分析,pCR 在某些特定亚群中可以预测远期生存。EBCTCG(早期乳腺癌试验协作组)对 10 个临床试验进行荟萃分析后得出结论,在 Luminal B 型(HER2 阴性)、HER2 过表达型及三阴性患者中,新辅助化疗达到 pCR 者的无疾病生存时间延长。

争议:根据新辅助化疗后阳性转阴的淋巴结,安全有效地评估腋窝淋巴结状态。

4.2.3 实际治疗方案

患者接受左乳癌改良根治术。术后病理:导管上皮异型增生($ypT_0ypN_0M_0$)。

4.3 讨论点 3:新辅助化疗未完成行手术治疗达 pCR 患者的术后治疗方案选择

4.3.1 可供选择的治疗方案

①继续原方案化疗+放疗+靶向治疗;②放疗+靶向治疗。

4.3.2 方案依据及争议

NCCN 乳腺癌诊疗指南(2018V1 版及 2020V6 版)建议,若未完成新辅助化疗,则可于术后完成新辅助化疗。根据新辅助化疗前淋巴结状态,决定放疗方案。

《中国抗癌协会乳腺癌诊治指南与规范(2019 版)》建议,一般可以根据术前化疗的周期数、疗效及术后病理检查结果,再继续选择相同的化疗方案,或更换新的化疗方案或不辅助化疗。推荐根据化疗前的肿瘤临床分期来决定是否需要辅助放疗及放疗范围。

争议:目前,尚无足够证据指导新辅助化疗术后辅助化疗方案的选择。建议新辅助化疗与辅助化疗总共 6～8 个疗程,在进行新辅助化疗时已完成所有化疗周期则可考虑术后不予以辅助化疗。

4.3.3　实际治疗方案

完成原方案化疗(TCbH 方案)＋放疗＋靶向治疗(曲妥珠单抗治疗 1 年)。

5　全程治疗总结

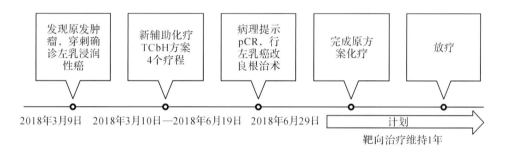

6　中心组长点评意见

本病例特点:患者术前病理分期为 $cT_2N_1M_0$,分子分型为 HER2 过表达型。其治疗方案需考虑术前新辅助化疗、手术方式及术后辅助综合治疗。

6.1　新辅助化疗适应证

自 20 世纪 70 年代起,新辅助化疗就开始应用于乳腺癌治疗。经过多年的临床实践,目前中国抗癌协会乳腺癌诊治指南与规范、CSCO 乳腺癌诊疗指南、NCCN乳腺癌诊疗指南对乳腺癌患者实施新辅助化疗的建议既有共同点又有区别。但总的来说,新辅助化疗的目的是将不可手术的乳腺癌降期为可手术乳腺癌;将不可保乳的乳腺癌降期为可保乳的乳腺癌;获得体内药物敏感性的相关信息,从而指导后续治疗,以期改善患者预后。

6.2　新辅助化疗过程中穿刺病理判定 pCR 的问题及手术时机的把握

对于接受新辅助化疗者,化疗后肿瘤残留率是一个重要的指标,而 pCR 是一个特殊的指标。pCR 一般指化疗结束后临床病理检查乳腺癌原发灶中找不到恶性肿瘤的组织学证据,或仅存原位癌成分;严格意义上,是指乳腺癌原发灶和转移区域淋巴结均达到 pCR。

本病例为 HER2 过表达型患者，Ki-67 达 30％，肿块直径有 5cm，符合实施新辅助化疗的条件；在实施 4 个疗程的化疗后，穿刺病理提示未见肿瘤细胞。但目前通过穿刺病理来评估是否达到 pCR 尚无依据可循，因此需要尽可能多点穿刺，以更全面地反映肿瘤全貌。而根据目前的指南规范，不建议仅通过穿刺病理来判断是否达到 pCR，需要结合影像学评估进行判断。关于完成全疗程新辅助化疗后达到 pCR 是否可行手术治疗，目前仍在临床试验中。

本病例治疗所面临的还有一个问题是在新辅助化疗过程中手术时机的选择。根据目前新辅助化疗的专家共识，在未出现肿瘤明确进展的情况下，应在完成拟订方案全部疗程后再进行手术治疗；而对于治疗过程中疗效欠佳者，应及时调整治疗策略，谨慎更换化疗方案或可以尽早改行手术治疗，以避免无效治疗致肿瘤进展。

6.3　未完成新辅助化疗就达到 pCR 的患者的术后辅助化疗方案选择

本例患者在完成 4 个周期新辅助化疗后行手术治疗，术后病理提示 pCR。对于未完成新辅助化疗就达到 pCR 的患者，术后是否需要继续完成既定化疗方案，目前尚无明确的循证医学证据，仅能参考 NCCN 乳腺癌诊疗指南中对未完成新辅助化疗患者于术后继续完成的建议。但该类患者属于新辅助化疗效果较好的患者，应尽可能遵循完成既定化疗方案后再实施手术的原则。

▌▌▌参考文献▌▌▌

[1] Rouzier R，Perou CM，Symmans WF，et al. Breast cancer molecular subtypes respond differently to preoperative chemotherapy[J]. Clin Cancer Res，2005，11（16）：5678—5685. DOI：10. 1 158/1078—0432. CCR-04-2421.

[2] Carey LA，Dees EC，Sawyer L，et al. The triple negative paradox：primary tumor chemosensitivity of breast cancer subtypes[J]. Clinical Cancer Research，2007，13（8）：2329—2334.

[3] Rastogi P，Anderson SJ，Bear HD，et al. Preoperative chemotherapy：updates of national surgical adjuvant breast and bowel project protocols B-18 and B-27[J]. Journal of Clinical Oncology，2008，26（5）：778—785.

[4] Slamon D，Eiermann W，Robert N，et al. Ten year follow-up of BCIRG-006 comparing doxorubicin plus cyclophosphamide followed by docetaxel（AC→T）with doxorubicin plus cyclophosphamide followed by docetaxel and trastuzumab（AC→TH）with docetaxel，carboplatin and trastuzumab（TCH）in HER2＋ early breast cancer. Abstract S5-04. Presented December 11，2015.

[5] von MG，Schneeweiss A，Loibl S，et al. Neoadjuvant carboplatin in patients with triple-negative and HER2-positive early breast cancer（GeparSixto；GBG 66）：a randomised phase 2 trial[J]. Lancet Oncol，2014，15（7）：747—756. DOI：10. 1016/S1470-2045(14)70160-3.

［6］Cortazar P，Zhang LJ，Untch M，et al. Pathological complete response and long-term clinical benefit in breast cancer：the CTNeoBC pooled analysis［J］. The Lancet，2014，384（9938）：164—172.

［7］中国抗癌协会乳腺癌专业委员会. 中国抗癌协会乳腺癌诊治指南与规范（2019年版）［J］. 中国癌症杂志，2019，29（8）：609—679. DOI：10.1 9401/j.cnki. 1007-3639. 2 019.08.009.

［8］中国临床肿瘤学会指南工作委员会. 中国临床肿瘤学会（CSCO）乳腺癌诊疗指南［M］. 北京：人民卫生出版社，2018.

［9］中国临床肿瘤学会指南工作委员会. 中国临床肿瘤学会（CSCO）乳腺癌诊疗指南［M］. 北京：人民卫生出版社，2020.

［10］NCCN Clinical Practice Guidelines in Oncology：Breast Cancer（Version 1.2 018）. https：//www.nccn.org/.

［11］NCCN Clinical Practice Guidelines in Oncology：Breast Cancer（Version 6.2 020）. https：//www.nccn.org/.

病例 2　三阴性乳腺癌的新辅助治疗

病例汇报:仇伊尔;点评人:王晓稼

病例提供单位:宁波市鄞州人民医院甲乳腔镜外科
网络 MDT 中心:浙江省肿瘤医院

1　一般情况

患者,王某。性别:女;首次确诊年龄:37 岁;首次治疗时间:2017 年 6 月;与疾病可能相关的既往史:无;月经状况:绝经前;家族史:无殊。

2　初诊主诉

发现右侧乳房肿块半个月。

3　简要病史回顾

3.1　初诊病史

半个月前(2017 年 5 月),患者无意中发现右乳肿块,无红肿及疼痛,无乳头凹陷,无乳房皮肤橘皮样改变,于 2017 年 6 月求治入院。

3.2　专科查体

PS 评分:0 分。患者右侧乳房外上象限可触及一个大小为 2.0cm×2.5cm 的肿块,质中,边界欠清,活动度差,乳头下皮肤无发红、凹陷,对侧乳房未触及明显包块。双锁骨上未及肿大淋巴结;右侧腋窝可触及一肿大淋巴结,质中,活动度尚可。

3.3　影像学检查

影像学检查见图 2-1 至图 2-4。

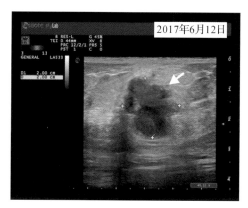

图 2-1　37 岁拟诊乳腺癌患者乳腺彩色超声:右侧乳腺癌(**BI-RADS 5 类**)

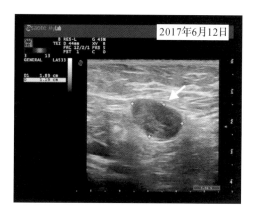

图 2-2　37 岁拟诊乳腺癌患者腋下彩超:右侧腋下肿大淋巴结

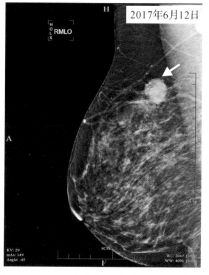

图 2-3　37 岁拟诊乳腺癌患者乳腺钼靶:右乳上象限占位,BI-RADS 4B 级,右侧腋窝见淋巴结影

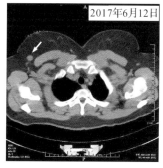

图 2-4　37 岁拟诊乳腺癌患者胸部 CT:双肺未见异常。右腋下见肿大淋巴结

3.4　病理、基因检测结果

2017 年 6 月 13 日,右乳肿块粗针活检及右侧腋窝淋巴结细针活检病理示:(右乳肿块)浸润性癌,组织学分级Ⅲ级。免疫组化:ER(－),PR(－),HER2(－),Ki-67(50％＋)。右腋下淋巴结 1 颗可见癌转移。

3.5　初步诊断

右乳浸润性癌($cT_1N_1M_0$,Ⅱ期);分子分型:三阴性亚型。

4 讨论点

4.1 讨论点 1：初诊 Ⅱ 期三阴性乳腺癌的治疗方案

4.1.1 可供选择的治疗方案

①手术治疗；②新辅助化疗。

4.1.2 方案依据及争议

根据 CSCO 乳腺癌诊疗指南（2019 版），满足以下条件之一者可选择术前新辅助药物治疗：①肿块较大（>5cm）；②腋窝淋巴结转移；③HER2 阳性；④三阴性；⑤有保乳意愿，但肿瘤大小占乳房体积比例大而难以保乳。

该患者为初治三阴性可手术乳腺癌。在首选手术治疗还是新辅助化疗上，存在争议。CSCO 乳腺癌诊疗指南（2019 版）指出，肿块>2cm 的三阴性乳腺癌（无其他高危因素时）或伴淋巴结转移也可以是新辅助化疗的适应证。根据 CSCO 乳腺癌诊疗指南（2019 版），HER2 阴性乳腺癌术前化疗策略，Ⅰ级推荐选择同时包含蒽环类和紫杉类的治疗方案联合使用：TAC 方案（1A）AT 方案（2A）。Ⅱ级推荐 AC-T 方案（1B）；而年轻三阴性尤其 BRCA 基因突变的患者，可选择含铂方案（如 TP）（2A）。

4.1.3 实际治疗方案及评价

患者计划选择"EC-T"3 周方案，共 8 个周期，并实施了初始 EC 方案化疗。

新辅助化疗前后乳腺癌病灶变化和腋窝淋巴结变化见图 2-5 和图 2-6。

经过两个疗程 EC 化疗后，患者临床检查提示疾病进展（progressive disease，PD）。

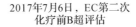

2017年6月14日，EC第一次
化疗前B超评估

2017年7月26日，
化疗前B超评估

2017年7月6日，EC第二次
化疗前B超评估

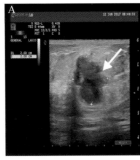 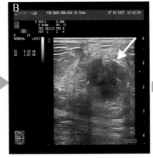 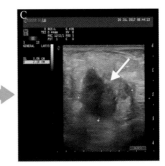

图 2-5 新辅助化疗前后乳腺癌病灶变化

图 A：2017 年 6 月 12 日，乳腺癌病灶大小 2.0cm×2.0cm；图 B：2017 年 7 月 5 日，乳腺癌病灶大小 2.8cm×1.3cm；图 C：2017 年 7 月 26 日，乳腺癌病灶大小 3.0cm×2.1cm。

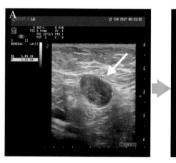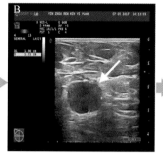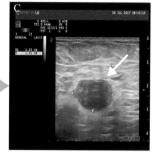

图 2-6　新辅助化疗前后腋窝淋巴结变化

图 A:2017 年 6 月 12 日,淋巴结大小 1.8cm×1.1cm;图 B:2017 年 7 月 5 日,淋巴结大小 1.9cm×1.3cm;图 C:2017 年 7 月 26 日,淋巴结大小 2.2cm×1.3cm。

4.2　讨论点 2:经过两个疗程 EC 化疗后,临床检查提示疾病进展的下一步治疗方案

4.2.1　可供选择的治疗方案

①继续 EC-T 方案化疗;②更换和选择化疗方案;③手术治疗。

4.2.2　选择方案

关于初治可手术的三阴性乳腺癌的新辅助化疗方案,当前共识与指南均推荐包含蒽环类和紫杉的化疗方案。多数专家认为,密集序贯方案可以作为三阴性乳腺癌新辅助化疗的首选。对该病例,选择常规的 EC-D 3 周化疗方案,共 8 个周期;然而在 2 个周期 EC 结束后出现原发灶 PD 情况,应视为 EC 初治失败。根据 CSCO 乳腺癌诊疗指南(2019 版),原则上按照疗效评价标准进行评估,对治疗有效者应按照既定方案及周期完成新辅助化疗,并及时讨论进行手术治疗的时机和合理的手术方式。若经初选新辅助化疗方案治疗后,肿瘤未缓解,则应及时调整治疗方案和治疗周期;对于调整后疗效仍欠佳者,应考虑手术治疗。

4.2.3　实际治疗方案及评价

在经过充分沟通后,患者要求手术治疗,并于 2017 年 7 月 28 日接受全麻下"右乳腺癌改良根治术"。

术后病理:(右侧)乳腺浸润性导管癌非特殊类型(3cm×2.5cm×2cm),WHO组织学分级Ⅲ级,未见神经侵犯,未见脉管内癌栓,转移至乳腺旁 1/13 颗、(第一水平)0/3 颗、(第二水平)0/4 颗、(第三水平)0/2 颗淋巴结,(胸肌间)纤维脂肪组织、乳头、皮肤组织及基底切缘阴性。

免疫组化:ER(−),PR(−),AR(−),EGFR(−),P120(膜＋),E-cadherin(膜＋),HER2(−),Ki-67(50%＋),GATA-3(−/＋),P53(−),PgP(−),ToPo Ⅱ

（＋），GSTπ（＋／－）。术后病理分期：$pT_2N_1M_0$。

4.3 讨论点3：下一步化疗方案如何选择？

4.3.1 可供选择的治疗方案

①多西他赛/紫杉醇联合顺铂；②多西他赛联合环磷酰胺。

4.3.2 方案依据

CSCO乳腺癌诊疗指南（2019版）指出，针对年轻三阴性尤其BRCA基因阳性的患者，新辅助化疗可选用多西他赛/紫杉醇联合顺铂化疗方案（TP方案）。该患者此前未使用过紫杉类药物。

4.3.3 实际治疗方案及评价

患者选择TP（多西他赛＋卡铂）化疗方案，并于2017年8月7日、8月29日、9月19日及10月10日行4个周期的TP方案化疗。化疗期间，患者出现4度骨髓抑制及恶心呕吐、头晕乏力等不良反应，经对症处理后好转。2017年10月16日，即在第4周期TP方案化疗出院后1周，患者因"在家晕厥一次"再次来院就诊，查血常规示Hb 46g/L，予以输血、EPO对症治疗。之后，患者拒绝继续行TP方案化疗，改为口服"卡培他滨片1250mg/m^2 bid d1—14，q3w"，共8个周期。

4.3.4 术后辅助化疗选择

对于该患者术后辅助化疗方案的选择，存在一定争议。不少学者认为应该将已经被证明无效的新辅助EC方案排除在外，应选择其他术后辅助化疗方案。但该患者选择TP（多西他赛＋卡铂）及卡培他滨强化治疗的证据不足。CSCO乳腺癌诊疗指南（2019版）指出，对于年轻三阴性特别是伴有BRCA突变的患者，TP方案仅限于新辅助及晚期乳腺癌；关于在术后辅助化疗方案中应用铂类的问题，目前尚缺乏证据支持，仅限于临床研究。该患者在完成TP辅助化疗后选择了卡培他滨辅助治疗，从临床研究证据看也显得有些牵强，该患者没有完成既定新辅助化疗即行根治性手术，肿瘤未达到pCR，并非是选择标准卡培他滨后续强化辅助治疗的适应证。更为合理的一个选择是患者新辅助治疗方案选择TP方案，在圆满完成6个周期新辅助化疗后行根治性手术，在未达到pCR时给予8个周期卡培他滨强化辅助治疗。根据CSCO乳腺癌诊疗指南（2019版）及ECOG-5103和ECOG1199研究，对于TNBC患者，应用紫杉醇每周方案在OS方面具有优势，故针对该患者的辅助化疗可考虑TC方案或者紫杉醇每周方案。

5　整个治疗经过总结

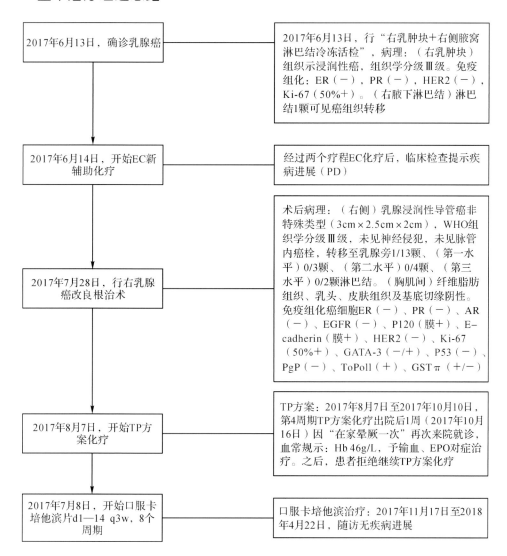

```
2017年6月13日，确诊乳腺癌  ───  2017年6月13日，行"右乳肿块＋右侧腋窝
                                淋巴结冷冻活检"，病理：（右乳肿块）
                                组织示浸润性癌，组织学分级Ⅲ级。免疫
                                组化：ER（－）、PR（－）、HER2（－）、
                                Ki-67（50%＋）。（右腋下淋巴结）淋巴
                                结1颗可见癌组织转移

2017年6月14日，开始EC新  ───  经过两个疗程EC化疗后，临床检查提示疾
辅助化疗                        病进展（PD）

2017年7月28日，行右乳腺  ───  术后病理：（右侧）乳腺浸润性导管癌非
癌改良根治术                    特殊类型（3cm×2.5cm×2cm），WHO组
                                织学分级Ⅲ级，未见神经侵犯，未见脉管
                                内癌栓，转移至乳腺旁1/13颗、（第一水
                                平）0/3颗、（第二水平）0/4颗、（第三
                                水平）0/2颗淋巴结。（胸肌间）纤维脂肪
                                组织、乳头、皮肤组织及基底切缘阴性。
                                免疫组化癌细胞ER（－）、PR（－）、AR
                                （－）、EGFR（－）、P120（膜＋）、E-
                                cadherin（膜＋）、HER2（－）、Ki-67
                                （50%＋）、GATA-3（－/＋）、P53（－）、
                                PgP（－）、ToPoⅡ（＋）、GSTπ（＋/－）

2017年8月7日，开始TP方  ───  TP方案：2017年8月7日至2017年10月10日，
案化疗                          第4周期TP方案化疗出院后1周（2017年10月
                                16日）因"在家晕厥一次"再次来院就诊，
                                血常规示：Hb 46g/L，予输血、EPO对症治
                                疗。之后，患者拒绝继续TP方案化疗

2017年7月8日，开始口服卡  ───  口服卡培他滨治疗：2017年11月17日至2018
培他滨片d1—14 q3w，8个          年4月22日，随访无疾病进展
周期
```

6　中心组长点评意见

6.1　新辅助治疗效果判断

（1）该患者为初治三阴性可手术乳腺癌，在首选手术治疗还是新辅助化疗的问题上存在争议。CSCO乳腺癌诊疗指南（2019版）指出，肿块直径＞2cm的三阴性乳腺癌（无其他高危因素时）或伴淋巴结转移也可以是新辅助化疗的适应证。另外，AJCC第8版已明确该情况的三阴性乳腺癌的预后分期是在传统解剖分期基础上上

调的(从ⅡA到ⅡB),因此在充分沟通的基础上,对该病例首先进行新辅助化疗并无不妥。根据《浙江省乳腺癌新辅助治疗专家共识(2018)》,对于可手术的乳腺癌患者,新辅助治疗必须在治疗前做好充分的告知和准备,通常应进行充分取材(避免遗漏肿瘤生物病理信息);对于有保乳可能的患者,需做好原发灶的定位标记(推荐瘤床标记夹+体表文身或地图);对于三阴性或HER2阳性乳腺癌等具有高pCR率但同时也有高复发风险的患者,应尽可能筛选合适的高质量临床试验,使患者获得最优的治疗方案。有条件者更可在阳性淋巴结置入标记夹以指导淋巴结降期后的保腋窝处理。此病例在治疗过程中虽然获得了明确的病理诊断信息,但没有进行原发灶标记,对于新辅助治疗后的保乳需求和病理取材问题没有充分预计,有所欠缺。

(2)根据既往临床研究、指南和共识,新辅助治疗的疗效评价当前主要依据RECIST(1.1)标准,少数也可选用WHO标准。鉴于临床查体判断主观因素较高,与pCR符合率仅为57%,故通常认为评价疗效时应在临床检查基础上联合影像学检查。超声检查结果可做参考,尤其在出现新病灶时。但超声检查不能作为常规评价和测量对比的工具,原因是其结果和图像完全依赖于检查者的经验,不能保证显像位置、角度和测量方式相同。对于乳腺癌的新辅助治疗,临床试验中常用MR。荟萃分析已显示,MR的疗效评估准确性达到93%。应保证在第3个周期前进行临床检查评估,由于MR检查费用稍高,故可选择每2~4个周期进行复查以评估疗效。在出现疾病进展时,尤其应重视对患者全身重要脏器部位的复查,避免遗漏新发病灶或转移灶。对该病例,采用超声检查作为临床检查的补充,同时应进行MR检查以更准确评估原发灶大小变化,必要时还应对可作为靶病灶的阳性腋窝淋巴结(短径大于1cm时)进行CT复查,在评估为疾病进展时更应进行全身检查以排除新发病灶或转移病灶。

(3)新辅助治疗完成后的手术治疗是根治性治疗的关键一环,而术后病理则给予外科辅助治疗阶段更多的指导信息,尤其是病理缓解情况。当前使用较多的为病理完全缓解(pCR)率,这在部分类型中也可作为临床研究的替代终点。值得注意的是,对更多non-pCR患者,依然需要准确客观地进行病理缓解评估。目前,M-P评分在我国应用较多,以进行化疗效果的病理评估。随着研究的深入,RCB评分也逐渐被国际广泛接受,但鉴于病理取材、制片对照和评价系统较为复杂,在我国尚未能普及。该病例在病理上未能对化疗效果做出评价。

6.2 新辅助治疗进展后如何处理

关于初治可手术三阴性乳腺癌的新辅助化疗方案,当前的专家共识与指南均推荐包含蒽环类和紫杉类药物的化疗方案。辅助治疗研究BCIRG005、CALGB 9741均证明了序贯应用两类药的患者比同步应用两类药的患者更具有生存优势,新辅助治疗研究INTENS试验更进一步支持序贯治疗可提高患者的DFS和OS。另外,EBCTCG研究提示密集方案的生存获益,新辅助治疗的回顾性分析研究则提示密集方案具有较高的 pCR 率。综上,多数专家认为密集序贯方案可以作为三阴性乳腺癌患者新辅助化疗的首选。该病例选择常规的 EC-D 3 周化疗方案,然而在第 2 个周期后出现原发病灶疾病进展的情况,应视为 EC 初治失败。此时的处理存在较多选择。从 NSABBP B-18 和 B-27 分析中可以看到,可手术乳腺癌患者在采用 EC×4 新辅助化疗后,约 14%～17%出现 SD 甚至 PD;B-27 提示,这些患者如继续接受序贯 P 治疗,则有 53%可转化为 CR 或 PR,最终 SD 或 PD 占总体的比例为 9.3%。另外值得注意的是,该病例于 37 岁发病,三阴性,肿瘤在化疗 2 个周期期间快速增大,虽无明确家族史,但应考虑 BRCA 或同源重组修复缺陷的可能。尽管目前对于铂类在 BRCA 野生型或突变型患者中可增加的获益仍不明朗,但荟萃分析和大型临床试验的结果均支持只要不良反应可控,铂类的加入可能可以提高或改善 pCR 率;而在蒽环类和紫杉类辅助治疗失败的三阴性乳腺癌患者中,铂类更可作为首选的药物。因此,综上而言,对于选择序贯方案完成 EC 部分出现无效时,如果选择继续完成序贯化疗,有半数患者可转为有效,序贯加入含铂类的方案亦有可能提高 pCR 率。然而我们更应注意到,尽管没有临床研究数据支持,但是如果患者仍然处于可手术乳腺癌范畴内,那么根治性手术毫无疑问依然是此时应与患者商讨的重要治疗选项。《浙江省乳腺癌新辅助治疗专家共识(2018)》中也着重强调了这一点。该例患者选择 2 周期治疗后即行根治性手术治疗,不仅避免了潜在的继续进展而丧失手术机会的风险,而且可同时改善患者的心理压力和依从性,并也可能从病理检测中获得进一步的指导信息。

6.3　手术后辅助治疗选择

CSCO 乳腺癌诊疗指南(2019 版)指出,对于年轻三阴性特别是伴有 BRCA 突变的患者,选择 TP 方案仅限于新辅助治疗及晚期乳腺癌患者;关于在术后辅助化疗方案中应用铂类,尚缺乏证据支持,仅限于临床研究。如患者新辅助治疗选择 TP(多西他赛＋卡铂)方案,则在圆满完成 6 个周期新辅助化疗后行根治性手术,在未达到 pCR 时给予 8 个周期卡培他滨强化辅助治疗是一个更为合理的选择。在新辅助治疗临床实践中,实际情况常常复杂多变,临床医生在制定新辅助策略时要充分估计可能出现的各种结果,为下一步的临床决策寻求充分的证据支持。

▓▓ 参考文献 ▓▓

[1] 中国临床肿瘤学会指南工作委员会.中国临床肿瘤学会(CSCO)乳腺癌诊疗指南(2019)[M].北京:人民卫生出版社,2019.

[2] Masuda N，Lee SJ，Ohtani S，et al. Adjuvant capecitabine for breast cancer after preoperative chemotherapy[J]. New England Journal of Medicine,2017,376(22):2147—2159.

[3] Schneider BP，Li L，Radovich M，et al. Genome-wide association studies for taxane-induced peripheral neuropathy in ECOG-5103 and ECOG-1199[J]. Clin Cancer Res,2015,21(22):

5082—5091.

［4］Amin MB，Greene FL，Edge SB，et al. The Eighth Edition AJCC Cancer Staging Manual：continuing to build a bridge from a population-based to a more "personalized" approach to cancer staging［J］. CA Cancer J Clin，2017，67（2）：93—99.

［5］浙江省医学会外科学分会,浙江省医师协会乳腺肿瘤专业委员会.浙江省乳腺癌新辅助治疗专家共识(2018)［J］.肿瘤学杂志,2019,25(4):277—292.

［6］Mackey JR，Pieńkowski T，Crown J，et al. Long-term outcomes after adjuvant treatment of sequential versus combination docetaxel with doxorubicin and cyclophosphamide in node-positive breast cancer-BCIRG-005 randomized trial［J］. Annals of Oncology Advance Access，2016，27（6）：1—18.

［7］Ligibel JA，Cirrincione CT，Liu M，et al. Mass index，PAM50 subtype，and outcomes in node-positive breast cancer：CALGB 9741（Alliance）［J］. J Natl Cancer Inst，2015，107（9）：djv179—djv179.

［8］Vriens B，Vriens IJH，Aarts MJB，et al. Improved survival for sequentially as opposed to concurrently delivered neoadjuvant chemotherapy in non-metastatic breast cancer［J］. Breast Cancer Res Treat，2017，165（3）：593—600.

［9］Gray R，Bradley R，Braybrooke J，et al. Increasing the dose intensity of chemotherapy by more frequent administration or sequential scheduling：a patient-level meta-analysis of 37298 women with early breast cancer in 26 randomised trials［J］. The Lancet，2019，393（10179）：1440—1452.

［10］Melichar B，Hornychova H，Kalabova H，et al. Increased efficacy of a dose-dense regimen of neoadjuvant chemotherapy in breast carcinoma：a retrospective analysis［J］. Med Oncol，2012，29（4）：2577—2585.

［11］Mamounas EP，Anderson SJ，Dignam JJ，et al. Predictors of locoregional recurrence after neoadjuvant chemotherapy：results from combined analysis of National Surgical Adjuvant Breast and Bowel Project B-18 and B-27［J］. J Clin Oncol，2012，30（32）：3960—3966.

病例3 老年三阴性乳腺癌的诊治

病例汇报:张卓昵;点评人:赵菁,黄建

病例提供单位:台州市中心医院肿瘤外科
网络 MDT 中心:浙江大学医学院附属第二医院乳腺疾病诊治中心

1 一般情况

患者,李某。性别:女;首次确诊年龄:79 岁;首次治疗时间:2014 年 5 月;与疾病可能相关的既往史:无;月经状况:绝经后;家族史:无。

2 初诊主诉

发现左乳肿块 5 个月。

3 简要病史回顾

3.1 初诊病史

患者于 5 个月前(2013 年 12 月)无意中发现左侧乳腺外上象限有一肿块,约"大核桃"大小,后肿块逐渐增大,其间发现左侧腋下出现肿块并逐渐增大,遂于 2014 年 5 月前来我院就诊。

3.2 专科体征

PS 评分:1 分。左乳外上象限 2 点方向可触及一直径为 8cm 的肿块,局部皮肤红肿;左侧腋下可触及一直径约为 7cm 的肿大淋巴结,局部皮肤红肿;左侧锁骨上扪及一直径约为 2.5cm 的肿大淋巴结(见图 3-1)。

3.3 影像学检查

影像学检查见图 3-2 至图 3-4。

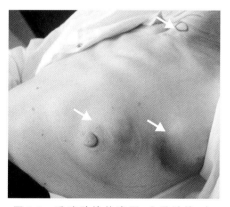

图 3-1 乳腺肿块体表图:左乳肿块、左侧腋下及左侧锁骨上肿块

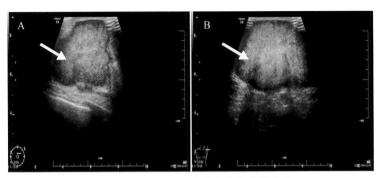

图 3-2　79 岁女性乳腺肿块患者超声检查结果

图 A:左侧乳腺及左侧腋下巨大实质性占位,左乳肿块 58mm×54mm×38mm 大小,左腋下肿块 58mm×51mm×37mm 大小;图 B:左侧锁骨上窝多发淋巴结肿大,较大者有 19mm×15mm 大小。

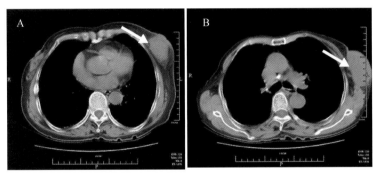

图 3-3　79 岁女性乳腺肿块患者胸部 CT 检查结果

图 A:左乳肿块;图 B:左腋下淋巴结。

心脏超声示:主动脉瓣钙化伴关闭不全(轻度)、心功能不全,左心室射血分数(ejection fraction,EF)49%。

3.4　病理、基因检测结果

2014 年 5 月 15 日粗针穿刺病理示:(左锁骨上窝淋巴结)转移性浸润性导管癌;(左乳肿块)乳腺浸润性导管癌(组织学分级 Ⅱ 级)。

免疫组化:ER(−),PR(−),HER2(−),Ki-67(25%+)。

3.5　初次诊断

左乳腺癌(ⅢC 期 $cT_4N_3M_0$);三阴性型。

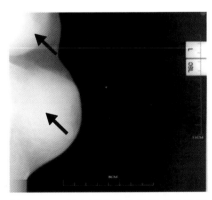

图 3-4　79 岁女性乳腺肿块患者乳腺钼靶。左乳及左腋下占位,乳腺癌考虑

欧洲肿瘤内科学会(European Society for Medical Oncology,ESMO)指南指出,通常情况下,局部晚期乳腺癌指的是乳腺原发肿瘤较大且可手术的乳腺癌(ⅡB,ⅢA)和(或)累及皮肤或胸壁和(或)广泛的淋巴结病变(ⅢB,ⅢC)。该患者左乳腺癌伴腋窝及锁骨上淋巴结转移,可定义为局部晚期三阴性乳腺癌。2012年国际老年肿瘤学会与欧洲乳腺癌专家学会将老年乳腺癌的年龄界定为≥70岁。《中国老年乳腺癌治疗专家共识(2018)》依据2012年国际老年肿瘤学会与欧洲乳腺癌专家学会对老年乳腺癌的定义,并结合中国实际情况,将老年乳腺癌的年龄界定为≥70岁。因此,该患者为老年局部晚期三阴性乳腺癌。

4　讨论点

4.1　讨论点1:老年局部晚期三阴性乳腺癌治疗方案选择

4.1.1　可供选择的主要治疗方案

①新辅助化疗;②手术;③放疗。

4.1.2　方案依据及争议

(1)新辅助化疗依据

根据中国抗癌协会乳腺癌诊治指南与规范(2013版及2019版),新辅助化疗一般适用于临床Ⅱ、Ⅲ期的乳腺癌患者,包括:①临床分期为ⅢA(不含T_3、N_1、M_0)、ⅢB、ⅢC期的患者;②临床分期为ⅡA、ⅡB、ⅢA(仅T_3、N_1、M_0)期的患者。对希望缩小肿块、降期保乳的患者,也可考虑新辅助化疗。

NCCN乳腺癌诊疗指南(2013V1版及2020V6版)指出,对于局部晚期乳腺癌患者,包括ⅢA(除外$T_3N_1M_0$)、ⅢB、ⅢC期,可行术前化疗。

(2)手术依据

国际老年肿瘤学会与欧洲乳腺癌专家学会于2012年联合制定的老年乳腺癌治疗指南指出,年龄≥70岁患者的手术方案与年轻患者相同。该患者初诊已存在腋窝及锁骨上窝淋巴结癌转移,属于局部晚期乳腺癌,目前无法行手术治疗。

(3)放疗依据

根据NCCN乳腺癌诊疗指南(2013V1版及2020V6版),对于局部晚期乳腺癌术前化疗后评估未缓解者,可考虑行术前放疗。

4.1.3　实际治疗方案

该患者为老年乳腺癌,局部晚期,目前无法行手术治疗。患者术前新辅助化疗指征明确,心功能Ⅱ级。根据患者本人及家属意愿,经过反复沟通,心内科多次会诊改善其心功能,予以术前新辅助化疗。

4.2 讨论点2:老年局部晚期三阴性乳腺癌新辅助化疗方案选择

4.2.1 可供选择的主要化疗方案

①TE;②AC-T;③TC。

4.2.2 方案依据及争议

根据中国抗癌协会乳腺癌诊治指南与规范(2013版及2019版),新辅助化疗宜选择含蒽环类和紫杉类药物的联合化疗方案:①以蒽环类为主的化疗方案,如CAF(环磷酰胺＋多柔比星＋氟尿嘧啶)、FAC(氟尿嘧啶＋多柔比星＋环磷酰胺)、AC(多柔比星＋环磷酰胺)、CEF(环磷酰胺＋表柔比星＋氟尿嘧啶)和FEC(氟尿嘧啶＋表柔比星＋环磷酰胺)方案;②蒽环类和紫杉类联合方案,如A(E)T[多柔比星(表柔比星)＋多西他赛]、TAC(多西他赛＋多柔比星＋环磷酰胺);③蒽环类与紫杉类序贯方案,如AC-P(多柔比星＋环磷酰胺－紫杉醇)或AC-T(多柔比星＋环磷酰胺－多西他赛);④其他化疗方案,如PC(紫杉醇＋卡铂)。部分乳腺癌对新辅助化疗的初始方案不敏感,若在经过2个周期化疗后肿瘤无变化或反而增大,则应根据实际情况考虑是否需要更换化疗方案或采用其他疗法。

国际老年肿瘤学会与欧洲乳腺癌专家学会于2012年联合制定的老年乳腺癌治疗指南指出,鉴于老年患者存在与年龄相关的药代动力学改变及并发症等,因此所使用的药物及其剂量都需慎重考虑,尤其在使用经肾代谢或有肾脏毒性的药物时,必须评估患者的肾功能,还应全面了解既往用药史,尽量提高老年患者的药物依从性,密切监视不良事件并及时进行有效干预。因为老年肿瘤患者常合并心脏疾患,所以在制定治疗策略时应综合考虑乳腺癌的预后因素和老年健康因素。在决定是否应用辅助化疗时,不应仅基于年龄考虑。淋巴结阳性、激素受体阴性的老年患者化疗获益更大。4个周期的蒽环类药物疗法优于CMF(环磷酰胺＋甲氨蝶呤＋氟尿嘧啶方案)。标准的AC和CMF化疗优于卡培他滨单药治疗。紫杉类药物对老年女性患者的毒性高于年轻女性患者,但紫杉类药物可以与蒽环类药物联合使用,治疗有复发高风险的老年患者,或替代蒽环类药物降低心脏毒性的风险。

ESMO指南指出,局部晚期乳腺癌如果经过系统性治疗和最终放疗后仍不能手术切除,则不可施行"减缓"乳腺切除术,除非手术可以改善患者总的生活质量。

NCCN乳腺癌诊疗指南(2013V1版及2020V6版)推荐蒽环类与紫杉类药物的序贯方案。

4.2.3 实际选择方案

患者身高156cm,体重45kg,体表面积1.41m²。患者心功能不全(EF 49%),无法使用蒽环类药物。化疗期间,经心内科会诊予以营养心肌、改善心功能,并予以吸氧、心电监护、保护心脏等对症支持治疗。自2014年5月21日起,患者接受TC方案化疗:多西他赛90mg d1＋CTX 0.7g d1(多西他赛67mg/m²＋环磷酰胺0.54g/m²),每

3 周化疗一次。在化疗 2 个疗程后,复查乳腺超声提示左乳肿块及腋窝淋巴结缩小 30％,左锁骨上淋巴结无法触及,评估疗效为部分缓解(partial response,PR)。

该患者化疗效果好,遂继续予以 TC 方案化疗。在化疗 6 个疗程后,复查左乳肿块、腋窝淋巴结较前缩小 70％,锁骨上淋巴结缩小,评估疗效为 PR。化疗期间经过顺利,患者多次复查心超 EF 波动于 49％～52％。患者无胸闷、呼吸困难等不适。

该患者经过 6 次化疗后,其乳腺癌达到可手术切除的状态(见图 3-5)。于 2014 年 9 月 23 日,接受左乳腺癌改良根治术(取以肿块为中心包含乳头以及原乳房腋窝发红皮肤在内梭形切口,腋窝予以Ⅰ组及Ⅱ组淋巴结清扫)。

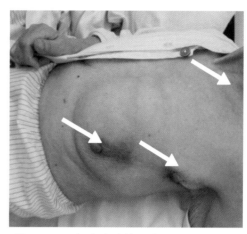

图 3-5 79 岁乳腺肿块患者化疗后体表示意。左乳及左腋下肿块明显缩小

术后病理:左乳浸润性导管癌,组织学分级Ⅱ级,左腋下淋巴结 1/6 见癌转移(淋巴结偏少,考虑新辅助化疗后改变)。免疫组化:ER(－),PR(－),HER2(－),Ki-67(2％＋)。

在多学科团队(multi-disciplinary team,MDT)合作下,心内科术前会诊改善心功能,麻醉科术中严密监测,手术医生配合默契,以最短时间完成手术。患者术中、术后生命体征均平稳,无心脑血管意外发生。

4.3 讨论点 3:新辅助化疗后,术后辅助治疗方案的选择

4.3.1 可供选择的主要治疗方案
①化疗;②放疗。

4.3.2 方案依据及争议

4.3.2.1 化疗依据
《中国抗癌协会乳腺癌诊治指南与规范(2013 版)》指出,目前关于术后辅助化疗尚有争议。一般根据术前化疗的周期数、疗效以及术后病理结果,再继续选择相同化疗方案或更换新的化疗方案以及不辅助化疗。但鉴于目前尚无足够证据,故无法统一。一般新辅助化疗加辅助化疗的总周期为 6～8 个。若在新辅助化疗时已经完成了所有的辅助化疗,则可考虑不再进行化疗。该原则在《中国抗癌协会乳腺癌诊治指南与规范(2019 版)》中并无更改。

4.3.2.2 放疗依据
《中国抗癌协会乳腺癌诊治指南与规范(2013 版)》指出,根据化疗前的肿瘤临床

分期来决定是否需要辅助放疗以及放疗范围。放疗范围包括全胸壁、锁骨上和锁骨下范围;在临床上,当内乳有累及或者强烈考虑内乳可能会累及时,需行内乳放疗。《中国抗癌协会乳腺癌诊治指南与规范(2019 版)》也指出,放疗技术和剂量同未接受新辅助治疗的改良根治术后放疗。

4.3.3 实际选择治疗方案

考虑该患者为三阴性乳腺癌,局部晚期,预后差。化疗前分期为 $cT_4N_3M_0$,给予胸壁+锁骨上 50GY/25F 放疗。考虑三阴性乳腺癌恶性程度高,新辅助化疗后未达到病理学完全缓解,术后无法行内分泌治疗及靶向治疗。经乳腺癌多学科团队讨论以及与患者及其家属反复沟通,术后予以口服卡培他滨口服化疗维持半年。

患者于 2015 年 6 月治疗结束后定期复查(每 3 个月一次)。最近的复查时间为 2018 年 5 月,患者胸部 CT、头颅磁共振、骨扫描均无异常;超声检查提示左锁骨上淋巴结无明显肿大;乳腺超声、肝胆超声无异常;左胸壁无复发结节。继续予以随访和复查。

5 全程治疗总结

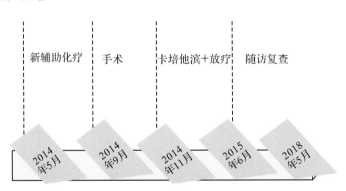

6 中心组长点评意见

本例患者特点:临床分期为 $cT_4N_3M_0$,分子分型为三阴性。患者高龄,伴心功能不全,初诊时原发灶及腋窝、锁骨上转移淋巴结瘤负荷较大,无法手术切除。

6.1 锁骨上淋巴结转移的处理

乳腺癌患者在诊断时发现同侧锁骨上淋巴结转移(ipsilateral supraclavicular lymph nodes metastases,ISLM),不伴远处扩散的发生率较低,约占乳腺癌复发转移部位的 1%~4.3%。在最新版的美国癌症联合会(American Joint Committee on Cancer,AJCC)和国际抗癌联盟(Union for International Cancer Control,UICC)的乳腺癌两大国际分期系统中,ISLM 均被划为 N3c。现有研究表明,不伴远处转移的乳腺癌 ISLM 被归为局灶性疾病,虽然其将来发生远处转移的概率很高,但仍被认为是一种有潜在治愈可能的病变。在 ISLM 的治疗方面,各项指南一致认为放疗可使患者生存获益；然而，关于局部是否可行手术治疗，尚存在很大的争议，亚洲学者倾向于可行局部手术治疗。目前，对于 ISLM 的最佳治疗方案和治疗顺序，尚无统一意见，临床应在充分评估患者病情并对患者进行系统全身治疗的基础上，选择适宜时机进行局部治疗。本例患者初诊时原发灶及腋窝、锁骨上转移淋巴结瘤负荷较大，无法手术切除，因此首先考虑全身治疗，即新辅助化疗。

6.2　老年患者新辅助化疗方案的选择

关于新辅助化疗方案的选择，目前各大指南均推荐选择同时包含蒽环类和紫杉类药物的治疗方案，如 AC-T、TAC、AT 方案等。而对于三阴性乳腺癌患者，根据 CALGB 40603 及 GeptaSixto 研究，新辅助化疗加卡铂可以显著改善 pCR 率；但对于是否有无事件生存(event free survival, EFS)获益，目前尚存争议。对于老年患者，《中国老年乳腺癌治疗专家共识(2018)》推荐：对于一般情况佳、伴随疾病少的老年患者，如果耐受良好，可选择标准化疗方案；对于一般情况差、耐受化疗困难的老年患者，也可采用单药口服化疗制剂的治疗方案。

本例患者心功能差，考虑到蒽环类药物的心脏毒性，认为 TC(多西他赛＋环磷酰胺)治疗方案是较为合理的策略。而对于新辅助化疗的疗程《中国老年乳腺癌治疗专家共识(2018)》推荐以辅助手术为目的的新辅助化疗，新辅助化疗应在肿瘤范围缩小或淋巴结缩小至能够施行手术时停止。

纵观整个病史，对于一名局部晚期的三阴性乳腺癌老年患者，在规范化治疗的基础上结合患者因素进行个体化治疗，获得较长的 EFS，是治疗较为成功的案例。

▌▌参考文献▌▌

[1] 林燕.中国老年乳腺癌治疗专家共识(2018)[J].协和医学杂志,2018,9(04):307—312.

[2] NCCN Clinical Practice Guidelines in Oncology: Breast Cancer(Version 1. 2013). https://www.nccn.org/

[3] NCCN Clinical Practice Guidelines in Oncology: Breast Cancer(Version 6. 2020). https://www.nccn.org/

[4] Sikov WM, Berry DA. Impact of the addition of carboplatin and/or bevacizumab to neoadjuvant once-per-week paclitaxel followed by dose-dense doxorubicin and cyclophosphamide on pathologic complete response rates in stages Ⅱ to Ⅲ triple-negative breast cancer: CALGB 40603(Alliance)[J]. J Clin Oncol,2015,33(1):13—21.

[5] Loibl S, Weber KE. Survival analysis of carboplatin added to an anthracycline/taxane-based neoadjuvant chemotherapy and HRD score as predictor of response-final results from GeparSixto[J]. Ann Oncol,2018,29(12):2341—2347.

病例4　年轻乳腺癌术后乳房重建

病例汇报：吕晓皑，潘磊；点评人：王蓓

病例提供单位：浙江省中医院乳腺病中心
网络 MDT 中心：浙江省中医院乳腺病中心

1　一般情况

患者，李某。性别：女；首次确诊年龄：32 岁；首次治疗时间：2012 年 12 月；与疾病可能相关的既往史：无；月经状况：未绝经；家族史：无殊。

2　初诊主诉

发现左乳肿块 1 个月。

3　简要病史回顾

3.1　初诊病史

2012 年 12 月，患者自行发现左乳肿块，大小如鸡蛋，无明显疼痛等不适。查乳腺 B 超示：左乳低回声区，性质待查（大小 20mm×17mm），双侧腋下淋巴结探及。钼靶示：左乳晕后方肿块，考虑乳腺癌可能；左腋下多枚淋巴结影。双乳 MRI 示：左乳内偏下占位性病变，考虑乳腺癌，乳后间隙部分受累，双乳增生伴多发良性结节形成。左乳肿块行细针穿刺提示腺癌。为进一步手术，门诊拟"左乳癌"收治入院。

3.2　专科查体

PS 评分：0 级。左乳 7 点位距乳头 1cm 处可及一肿块，最大径 3cm，质硬，界不清，表面欠光滑，与皮肤粘连固定，皮肤无红肿、破溃、结节，左乳头凹陷，无溢液，橘皮征（一），酒窝征（一），双腋下及锁骨上区未扪及肿大淋巴结。其余查体均为阴性。

3.3　辅助检查

3.3.1　影像学检查

2012 年 12 月 29 日，乳腺 B 超提示：左乳低回声区，性质待查（大小 20mm×

17mm)，BI-RADS 4B 类；双乳腺轻度增生，右乳结节；双腋下淋巴结探及。

钼靶和 MRI 增强检查结果见图 4-1 和图 4-2。

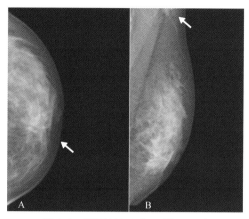

图 4-1　钼靶（2013 年 1 月 25 日）

图 A：左乳晕后方有较大不规则肿块影，伴乳头凹陷及乳晕和皮肤增厚，考虑乳腺癌，BI-RADS 5 类；图 B：左腋下有多枚淋巴结影。

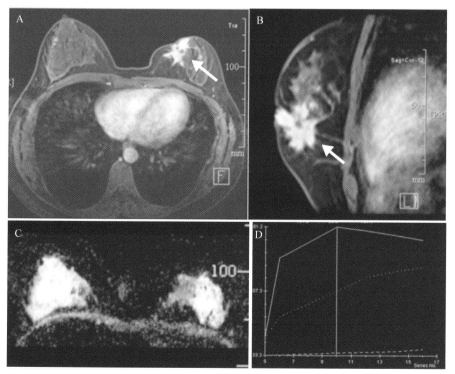

图 4-2　乳腺 MRI 增强（2013 年 1 月 25 日）：左乳内偏下占位性病变，考虑乳腺癌，BI-RADS 5 类；双乳增生伴多发良性结节形成，BI-RADS 2 类

图 A、图 B：箭头所指为左乳内偏下占位性病变，考虑乳腺癌，BI-RADS 5 类。

左乳肿块细针穿刺(2013年1月28日):左乳腺癌。

肺部螺旋CT平扫(2013年1月29日):左肺下舌段见少许纤维条索。左上胸膜局部增厚。

头颅MR平扫(2013年2月5日):未见明显异常。

骨ECT(2013年2月6日):未见明显转移灶。

3.4　初步诊断

左乳腺癌。

3.5　初始治疗

2013年2月1日,行左乳癌改良根治术。

3.6　术后病理、基因检测结果

(左)乳腺浸润性导管癌Ⅱ级,大小3.5cm×3.0cm×2.5cm。镜下示:肿瘤细胞异型,呈腺管状、巢团状、筛孔状排列,浸润性生长,核分裂象约6个/10HPF,可见间质散在钙化灶。肿瘤侵及乳头间质和周围皮肤真皮层,累犯肿瘤内神经,未见脉管内瘤栓,皮肤四周及乳腺基底切缘均为阴性。

免疫组化:ER(2+,50%),PR(2+,90%),C-erBb-2(2+),Ki-67(25%+),P53(−),P120细胞膜(+),CgA(−),Syn(−),CD56(−),E-cad(+),CK5/6(−)。FISH:阴性。

淋巴结转移情况:左腋下淋巴结25枚实质内未见癌转移,其中1颗淋巴结包膜外见约3mm癌细胞巢。

3.7　术后诊断

左乳癌ⅡA期($pT_2N_0M_0$),分子分型为Luminal B型。

4　讨论点

4.1　讨论点1:本病例的TNM分期

参照第八版美国癌症联合会(American Joint Committee on Cancer,AJCC)分期,病例肿瘤仅侵犯皮肤真皮层,无皮肤溃疡、结节、水肿(橘皮样变),为T_2,而非T_4;其中1颗淋巴结包膜外见约3mm癌细胞巢,而淋巴结实质内未见癌转移,为N_0,而非N_1。

4.2 讨论点 2:患者要求乳房重建,可选哪些乳房重建方式,最佳方式是什么?

4.2.1 可供选择的治疗方案

可供选择的治疗方案包括胸部假体填充手术,自体组织移植,胸部假体填充手术和自体组织移植同时进行。

4.2.2 方案依据及争议

自体皮瓣是乳房重建的主要方法之一。自体皮瓣的供区主要包括腹部、背部等部位。自体皮瓣移植的选择取决于医护团队的能力、经验和患者意愿。自体皮瓣重建乳房轮廓自然、柔软,但是会增加供区疤痕和并发症。自体皮瓣重建乳房对放疗的耐受性优于植入物。患者接受自体皮瓣乳房重建术后需要一定的康复期,但是不会显著延迟辅助治疗时间。外科医生掌握自体皮瓣乳房重建技术需要更长的学习曲线。

自体皮瓣乳房重建技术主要采用 3 种自体组织瓣技术。①带蒂组织瓣技术:传统的带蒂皮瓣技术以背阔肌肌皮瓣(latissimus dorsi flap,LDF)、单蒂或双蒂游离的腹直肌肌皮瓣(transverse rectus abdominis musculocutaneous flap,TRAM)技术为主。近年来,随着穿支血管分离技术的普及,也有人应用穿支皮瓣技术进行乳房重建,包括胸背动脉穿支皮瓣技术、肋间动脉穿支皮瓣技术和胸外侧动脉穿支皮瓣技术等。②游离组织瓣技术:包括游离腹壁下动脉穿支皮瓣(deep inferior epigastric perforator,DIEP)、腹壁浅动脉皮瓣(superficial inferior epigastric artery flap,SIEA)、游离的腹直肌肌皮瓣(TRAM)、臀上动脉穿支皮瓣(superior gluteal artery perforator flap,SGAP)和股深动脉穿支皮瓣(profunda artery perforator,PAP)等。③自体组织瓣移植结合假体植入技术:以背阔肌肌(皮)瓣联合假体植入技术为主。在自体皮瓣供区的选择中,应当遵循血供优先原则、经济原则和节省供区原则;重要的考虑因素有 3 个,包括患者的体型、乳房形态及供区条件。

该患者既往术后辅助放疗,存在局部皮肤扩张欠佳或困难的可能,单纯假体植入再造可能美容效果不佳,并发症(如包膜挛缩、假体易位等)的发生率也相对较高。患者尚有生育要求,游离的腹直肌肌皮瓣手术损害腹壁力量,也不宜考虑。若采用游离腹壁下动脉穿支皮瓣手术,因受区内乳血管可能受放疗影响出现纤维化或内膜损伤而容易造成吻合困难或血栓形成,故也不宜作为首选。单纯背阔肌重建适用于乳房体积较小的患者。该患者健侧乳房容积需求不大,因此可以选择扩大背阔肌乳房重建术或者背阔肌加假体的重建方式,能够兼顾患者对乳房重建美容和生育的需求。

4.3 讨论点3：乳房重建术后局部复发的随访和诊断方式

4.3.1 可供选择的治疗方案

参照乳腺癌术后随访及诊断。

4.3.2 方案依据及争议

对乳房重建术后局部复发的监测是非常重要的，监测应包括合理的随访和有效的早期发现及诊断措施两个方面。有相当一部分的乳腺癌复发病灶可以由查体发现，这类局部复发因为通常发生于皮肤或皮下组织而容易被发现，乳房重建不会阻碍对复发病灶的诊断。对于体检可疑的复发病灶，最好结合其他专业的乳腺影像学检查结果进一步诊断，如乳腺超声、乳腺X线、乳腺MRI或者直接病理活检。乳房重建术后的局部复发有望通过局部治疗（手术±放疗）结合必要的系统治疗获得治愈或长期缓解。

4.3.3 实际治疗方案及评价

2017年8月28日，患者乳腺B超提示：左乳自体组织重建术后，距皮下1.81cm处可见一低回声团块，大小约为3.62cm×2.28cm×2.4cm，边界欠清，内回声不均，未见明显血流信号。左乳外侧皮下见两枚强回声光斑，大小分别为0.4cm×0.45cm和0.35cm×0.22cm。

2017年8月29日，患者行B超引导下左胸壁肌层肿块细针穿刺，病理回报：见泡沫细胞、多核巨细胞，未见肿瘤细胞。

5 全程治疗总结

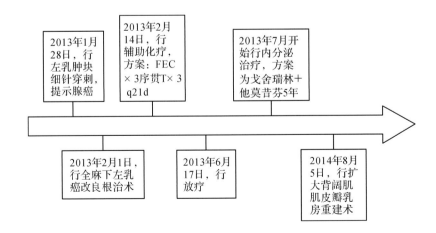

6　中心组长点评意见

该病例囊括了年轻乳腺癌患者乳房重建及生育要求的问题。

该患者乳腺癌手术后没有明显局部复发和远处转移,有强烈的乳房重建意愿,重建指征明确。重建方案根据患者病情和自身状况进行个体化选择。患者既往术后辅助放疗,存在局部皮肤扩张欠佳或困难的可能,单纯假体植入再造可能美容效果不佳,并发症(如包膜挛缩、假体易位等)的发生率也相对较高。患者尚有生育要求,游离的腹直肌肌皮瓣手术损害腹壁力量,也不宜考虑。若采用游离腹壁下动脉穿支皮瓣手术,因受区内乳血管可能受放疗影响出现纤维化或内膜损伤而容易造成吻合困难或血栓形成,故也不宜作为首选。综上,选择扩大背阔肌乳房重建术或者背阔肌加假体的重建方式,能够兼顾患者对乳房重建美容和生育的需求。

本例患者年轻且未生育,应考虑生育保护。目前,生育保护的方法主要有卵子、胚胎冻存、卵巢皮质切片冻存或者卵巢功能抑制等。但这些方法在乳腺癌患者中的应用尚不成熟。目前,已完成的随机对照试验(randomized controlled trial,RCT)研究有 POEMS 和 PROMISE-GIM6 等。前者仅针对激素受体阴性的患者;后者所涉及的既有激素受体阴性的患者,也有激素受体阳性的患者。卵巢功能抑制(ovarian function suppression,OFS)对激素受体阴性的患者有卵巢保护作用,而对激素受体阳性患者的效果尚不确定。该患者激素受体阳性。在使用该方案前,需要充分告知患者使用药物进行卵巢保护方案的当前循证医学证据级别。

关于患者的生育要求,应慎重权衡利弊。对乳腺癌患者的生育指导建议:①乳腺原位癌患者手术后和放疗结束后;②淋巴结阴性的乳腺浸润性癌患者手术后 2 年;③淋巴结阳性的乳腺浸润性癌患者术后 5 年;④需要辅助内分泌治疗的患者,在受孕前 3 个月停止内分泌治疗(如戈舍瑞林、亮丙瑞林、他莫昔芬等),直至生育后哺乳结束,再继续内分泌治疗。

▌▌ 参考文献 ▌▌

[1] Giuliano AE, Edge SB, Hortobagyi GN. Eighth edition of the AJCC cancer staging manual: breast cancer[J]. Annals of surgical oncology, 2018, 25(7): 1783—1785.

[2] 中国抗癌协会乳腺癌专业委员会, 中国医师协会外科医师分会乳腺外科医师专委会. 乳腺肿瘤整形与乳房重建专家共识(2018 年版)[J]. 中国癌症杂志, 2018, 28(6): 439—480.

病例5　年轻乳腺癌术后生育问题

病例汇报:董力枫;点评人:龙景培,刘坚

病例提供单位:浙江大学医学院附属妇产科医院乳腺外科

网络 MDT 中心:浙江大学医学院附属妇产科医院,浙江大学医学院附属杭州市第一人民医院

1　一般情况

患者,高某。性别:女;首次确诊年龄:35 岁;首次治疗时间:2014 年 9 月;与疾病可能相关的既往史:无;月经状况及判断依据:既往月经规则,生殖激素测定处于绝经前水平;生育史:1-0-1-1,现存一名 6 岁健康男孩;家族史:无殊。

2　初诊主诉

发现右乳肿块 1 个月余。

3　简要病史回顾

3.1　初诊病史

初因"发现右乳肿块 1 个月余"于 2014 年 9 月入院。肿块位于右乳外上象限,2.0cm×2.0cm 大小,质地较硬,经空芯针肿块穿刺活检显示为"(右乳)浸润性腺癌",全身各项辅助检查未见肿瘤远处转移迹象。完善术前准备后行右乳癌保乳手术。术后病理证实为"乳腺浸润性导管癌 Ⅰ～Ⅱ 级,肿块 1.5cm×1.3cm×0.8cm 大小,上、下、内、外及基底切缘均呈阴性;(右腋窝)3/22 枚淋巴结见癌转移;免疫组化:ER(2+)、PR(+)、C-erBb-2(+)、Ki-67(约 12% +)"。确诊:右乳浸润性导管癌(pT$_1$N$_1$M$_0$),Luminal B 型,临床 Ⅱ 期。

术后按 EC×4(表柔比星 20mg＋环磷酰胺 0.8g)-T×4(多西他赛 120mg)每3 周方案化疗,共 8 个周期,后续常规放疗 50Gy/25 次。患者在化疗第 2 周期后停经,于化疗结束后序贯予以醋酸戈舍瑞林缓释植入剂＋他莫昔芬内分泌治疗,无异常阴道流血情况。定期复查,未见肿瘤复发或远处转移迹象。

现因强烈要求生二孩来诊。

3.2 初诊时专科查体

PS 评分:0 分。患者身高 161cm,体重 54kg;右乳外上象限可扪及一个大小为 2.0cm×1.5cm 的肿块,形态欠规则,边界欠清,质偏硬,活动度一般,表面皮肤无粘连、凹陷或水肿改变;双侧腋下及锁骨上未及明显肿大淋巴结。

3.3 初诊时影像学检查

乳腺超声示:右乳外上低回声肿块,1.5cm×1.3cm×0.8cm 大小,形态不规则,内部见较丰富血流,首先考虑恶性;双侧腋下未见明显肿大淋巴结。双乳钼靶未见明显占位或局部细密成簇钙化。

腹部超声、胸部 CT 平扫、颅脑磁共振检查及全身骨骼 ECT 等均未见明显异常。

3.4 病理、基因检测结果

2014 年 9 月 11 日,肿块空芯针穿刺活检:(右乳)浸润性腺癌。

2014 年 9 月 15 日,保乳术后病理检查:(右乳)乳腺浸润性导管癌Ⅰ~Ⅱ级,癌肿大小 1.5cm×1.3cm×0.8cm,上、下、内、外及基底切缘均为阴性;(右腋窝)3/22 枚淋巴结见癌转移。

免疫组化:ER(2+),PR(+),C-erBb-2(+),Ki-67(约 12%+)。

3.5 初次诊断

右乳浸润性导管癌 $pT_1N_1M_0$,Luminal B 型,临床Ⅱ期。

4 讨论点

4.1 讨论点 1:乳腺癌治疗后生育的适应证

4.1.1 方案依据及争议

患者年纪轻,右乳浸润性癌伴腋窝淋巴结转移,属于日后复发转移中高危类型,按照 NCCN 乳腺癌诊治指南(2018V3 版)的推荐意见,术后需要化疗、放疗及内分泌治疗等综合性抗癌处理。患者处于生育年龄,已知乳腺癌化疗药物可对卵巢产生损害,导致卵巢功能早衰,其中烷化剂(以 CTX 为代表)对卵巢的毒性作用最大。Kasum 等总结分析了常用乳腺癌化疗方案引起闭经的概率情况(见表 5-1)。

表 5-1 乳腺癌常用化疗方案导致的不同闭经率的研究统计数据

化疗方案	主要研究者	患者例数	化疗周期数（次）	患者年龄（岁）	闭经率（％）	备注
CMF	Goldhirsch	387	6～7	≥40	81	与之相比，未化疗人群≥40岁者闭经率为26％，<40岁者闭经率为6％
				<40	33	
	Pagani	1196	3～9	≥40	74	
				<40	18	
	Castiglione-Gertsch	360	6	≥40	90	
				<40	40	
	Bianco	221	6～9±他莫昔芬	≥40	86	
				<40	33	
	Jonat	823	6	≥40	90	
				<40	26	
AC	Roche	77	4	≥40	81	
				<40	44	
FEC	Roche	169	6	≥40	73	
				<40	38	
	Luporsi	249	≤6	≥40	88	
				<40	32	
表柔比星为主的方案	Borde	1103	3～6	<40	34	
蒽环类联合紫杉类方案	Ganz	793	AC×4－D×4	绝经前	70	
		806	TAC×8		58	
	Tham	118	AC×4－3个月紫杉醇	≥40	84	
				<40	61	
	Fornier	166	AC－T（不同周期）＋他莫昔芬	≤40	13	
		82			17	
	Samuelkutty	140	EC×4－D×4	≥40	86	
				<40	46	
	Martin	421	TAC×6	绝经前	62	

　　SWOG0203/POEMS 研究显示，与对照组相比，绝经前生殖激素受体（hormone receptor，HR）阴性的乳腺癌患者接受化疗＋促黄体生成素释放激素类似物

(luteinizing hormone-releasing hormone analogue，LHRHa)后，卵巢早衰率能被有效地降低(22% vs 8%)，且妊娠概率较大(11% vs 21%)，说明其可能具有保护卵巢、减少生育功能损伤的作用。意大利的 PROMISE 研究也证实，不论 HR 阳性还是 HR 阴性，LHRHa 的卵巢功能抑制作用联合化疗均可以降低化疗后乳腺癌患者的卵巢早衰率，且微弱地提高生育率。

本患者在初诊时已生育有一个男孩，当时并未考虑再次生育问题，因此仅按 EC-T 方案予以化疗，未特别考虑在化疗同时保护卵巢功能的措施。但关于化疗药物是否会对受孕、妊娠以及子代产生不利影响，及有多大程度的不利影响，尚无法确定。

目前，大多数研究证实乳腺癌治疗后妊娠对乳腺癌患者的预后并无不利影响。丹麦 Kroman 等通过一项回顾性研究发现，与 9865 例术后无妊娠的患者相比，199 例乳腺癌术后足月分娩患者的死亡相对危险度反而显著下降(RR＝0.73)。Azim 等对 14 个相关研究进行荟萃分析，共对比了 1244 例乳腺癌治疗后妊娠者与 18145 例乳腺癌治疗后无妊娠者，结果妊娠者组死亡率下降 41%，并且即便排除"健康母亲效应"，仍可证实妊娠对乳腺癌患者的总生存并无不利影响(pRR＝0.85)。Kwan 等通过研究甚至提出，乳腺癌患者在生育后哺乳可以使乳腺癌的复发风险降低 30%(HR ＝0.70，95%CI＝0.53～0.93)，见表 5-2。

表 5-2　哺乳对乳腺癌的复发风险分析

	事件数		HR	95%CI
乳腺癌复发相关	从未母乳喂养	190	Ref.	
	曾母乳喂养	193	0.70	0.53～0.93
母乳喂养总时长	0	192	Ref.	
	<6 个月	77	0.81	0.58～1.14
	≥6 个月	116	0.63	0.46～0.87
p 值				0.01
乳腺癌死亡相关	从未母乳喂养	144	Ref.	
	曾母乳喂养	146	0.72	0.53～0.98
母乳喂养总时长	0	144	Ref.	
	<6 个月	62	0.90	0.61～1.32
	≥6 个月	84	0.61	0.43～0.88
p 值				0.01

因此，虽然没有前瞻性的研究，病例数也较少，但至少可以认为乳腺癌治疗后妊娠对患者来说是相对安全的。

2014 年，美国国家毒理学计划(United States National Toxicology Program，

NTP)曾专题报道,患者在妊娠早期(前3个月)接受化疗,其胎儿畸形率为14%;在妊娠晚期接受化疗,胎儿畸形率下降至3%。在美国,普通人群的胎儿畸形率为3%;而在德国为6.7%。上述提示,在妊娠期前3个月,癌症化疗暴露所引起的胎儿畸形率相对更高;而妊娠晚期接受化疗患者的胎儿畸形率与普通人群无差别;从几个主要健康相关指标(即严重的先天性畸形、自然流产、妊娠并发症、新生儿体重和身高,以及妊娠期化疗暴露儿童的成长和发育)的观察结果看,癌症化疗也并未增加自发性早产的发生率,未损害儿童的早期生长和发育;仅在曲妥珠单抗靶向治疗的患者中,其胎儿的死产率相对更高、畸形发生率更高、羊水水平更低。而对于乳腺癌治疗结束一段时间后再妊娠的患者,化疗药物并不会对胎儿造成直接的毒性作用,而更多的是因为化疗对卵巢功能造成损害而导致不孕等可能不利的影响。

4.2 讨论点2:乳腺癌后再生育的合适时机

美国国家癌症中心Mueller等回顾性研究分析了438例45岁以下的乳腺癌后妊娠患者。该研究发现,在乳腺癌治疗10个月后分娩者的死亡风险反而有所降低;仅在35岁以上且诊断乳腺癌10个月内分娩者中,死亡风险有所增加(实际上该部分患者在诊断时即已怀孕)。在诊断乳腺癌2~5年内妊娠者,时间间隔越长,预后越好。

2015年,St. Gallen会议上60.6%的专家投票认为乳腺癌患者可以在18~30个月的内分泌治疗后中断治疗,尝试妊娠。国内邵志敏等研究发现,中国女性乳腺癌患者复发高峰存在"双峰"模式,淋巴结阳性乳腺癌患者术后复发高峰时间分别在治疗后的第2年及第7~9年,复发风险高的患者(如T_3和阳性淋巴结)术后5年内出现第一个复发高峰,在第6~7年后复发风险会再次呈上升趋势(见图5-1)。

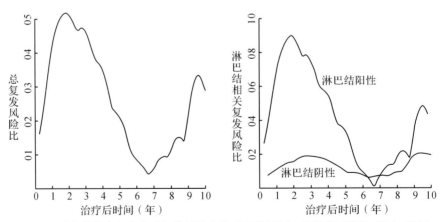

图5-1 国内乳腺癌患者术后复发风险高峰时间段(图左:总复发风险比;图右:淋巴结相关复发风险比)

因而,《中国抗癌协会乳腺癌诊治指南与规范(2017版)》建议,在充分沟通的情况下,乳腺癌患者在下列情况下可以考虑生育:①乳腺原位癌患者手术和放疗结束后;②淋巴结阴性的浸润性乳腺癌患者手术后 2 年;③淋巴结阳性的浸润性乳腺癌患者手术后 5 年;④需要辅助内分泌治疗的患者,应在受孕前 3 个月停止内分泌治疗,如戈舍瑞林、三苯氧胺或其他选择性雌激素受体调节剂(selective estrogen receptor modulators,SERMs),直至生育后哺乳结束,再继续内分泌治疗。

本患者发病年龄小,腋窝淋巴结 3/22 枚阳性,属于复发转移高危类型,若患者生育意愿强烈,宜待治疗结束 5 年后再尝试生育(其时 40 岁左右,仍有自然受孕的机会),可能更有利于错开复发转移的高风险期。在准备妊娠前,需停止内分泌治疗药物至少 3 个月再尝试生育。

4.3 讨论点 3:内分泌药物的调整问题

4.3.1 方案依据及争议

2014 年公布的 SOFT 研究 5~6 年随访的结果显示,虽然在总体研究人群中,OFS+TAM 并未带来显著获益,但对于复发风险高、接受辅助化疗的仍未绝经的患者而言,联合 OFS 可以改善疗效,5 年 DFS 绝对获益 3.8%。2017 年,TEXT&SOFT 联合分析中位随访 9 年的结果进一步证实,相较于 TAM+OFS,AI+OFS 能够持续降低复发风险(降低 23%),8 年的 DFS 为 86.8%(TAM+OFS 的 DFS 为 82.8%),绝对获益提高 4%。虽然从两个方案中仍未能观察到 OS 的差异,但可以看到对于绝经前 HR+早期乳腺癌患者,在 TAM 基础上联合 OFS 可显著降低复发风险和死亡风险;而 AI+OFS 显著优于 TAM+OFS,能进一步降低复发风险。

因此,可根据最新研究结果,对该患者目前的 TAM+OFS 内分泌治疗方案做出适当调整,建议更换为 AI+OFS;若患者生育意愿强烈,则可在完成内分泌治疗 5 年后再考虑生育。

4.3.2 实际治疗方案及评价

经过充分沟通,患者选择了继续 OFS+依西美坦的内分泌治疗方案,决定等过 2 年后再准备生育。

5 中心组长点评意见

乳腺癌并非生育的绝对禁忌。目前,主流研究认为生育并不会增加乳腺癌的复发转移风险。应根据乳腺癌疾病本身的复发转移风险高低情况,选择合适的再生育时机,即:对于复发转移风险低者,再生育时机可以距离乳腺癌治疗结束时间相对较近;而对于复发转移风险高者,再生育时机则宜距离治疗结束时间相对较远,以避开乳腺癌复发转移风险的高峰期。应把解决和评估生育相关问题作为年轻女性乳腺癌患者治疗的一部分,积极考虑在不增加肿瘤复发转移风险的前提下,保护患者的生育能力,综合考量疗效、社会、心理、伦理等多方面因素;充分告知乳腺癌治疗对其生育能力及胎儿可能造成的不利影响，以及保护卵巢功能的相关方法及其优缺点；对有生育要求者的治疗应在制定化疗、内分泌治疗方案前即考虑药物的选择问题，在保证疗效的同时积极关注对卵巢及生育功能的保护措施，尽量降低致畸、不孕的风险。

▓‖ 参考文献 ‖▓

[1] Kasum M，Lidija BO，Parvin F，et al. Fertility after breast cancer treatment[J]. European Journal of Obstetrics & Gynecology and Reproductive Biology，2014，173：13—18.

[2] Kroman N，Jensen MB，Wohlfahrt J，et al. Pregnancy after treatment of breast cancer—a population-based study on behalf of Danish Breast Cancer Cooperative Group[J]. Acta Oncol，2008，47(4)：545—549. DOI：10.1080/02841860801935491.

[3] Azim HA，Santoro L，Pavlidis N，et al. Safety of pregnancy following breast cancer diagnosis：a meta-analysis of 14 studies[J]. Eur J Cancer，2011，47(1)：74—83. DOI：10.1016/j.ejca.2010.09.007.

[4] Kwan ML，Bernard PS，Kroenke CH，et al. Breastfeeding，PAM50 tumor subtype，and breast cancer prognosis and survival[J]. J Natl Cancer Inst，2015，107(7)：1—8. DOI：10.1093/jnci/djv087.

[5] Kembra L，Michael D. Cancer chemotherapy use during pregnancy：a review of pregnancy outcome data by the National Toxicology Program[C]. The ASCO Post，2014，May 15.

[6] Mueller BA，Simon MS，Deapen D，et al. Childbearing and survival after breast carcinoma in young women[J]. Cancer，2003，98(6)：1131—1140. DOI：10.1002/cncr.11634.

[7] Yin W，Di G，Zhou L，et al. Time-varying pattern of recurrence risk for Chinese breast cancer patients[J]. Breast Cancer Res Treat，2009，114(3)：527—535. DOI：10.1007/s10549-008-0022-5.

病例 6　双侧乳腺原位癌的治疗

病例汇报:金秋妤,顾锡冬;点评人:谢小红

病例提供单位:浙江省中医院乳腺科
网络 MDT 中心:浙江省中医院乳腺病中心

1　一般情况

患者,李某。性别:女;首次确诊年龄:69 岁;首次治疗时间:2018 年 6 月;与疾病可能相关的既往史:无;月经状况:绝经后;家族史:无殊。

2　初诊主诉

发现双乳肿块 1 个月。

3　简要病史回顾

3.1　初诊病史

患者 1 个月前(2018 年 5 月)因体检发现双乳肿块,建议进一步检查,遂于 2018 年 6 月来我院住院就诊。患者自己未扪及肿块。

3.2　专科查体

PS 评分:0 分。双乳外观无殊,腺体丰富;右乳外上象限可触及一 2cm×3cm 团块状增厚,质地偏硬,边界不清;左乳外上象限可及团块状增生,未及明显肿块。双侧乳头无溢血、溢液,无皮肤改变;双侧腋下及锁骨上未及肿大淋巴结。

3.3　影像学检查

影像学检查结果见图 6-1 至图 6-3。

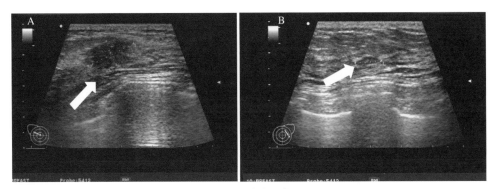

图 6-1　乳腺 B 超

图 A:右乳低回声区,BI-RADS 4B 类;图 B:左乳低回声区,BI-RADS 4A 类。

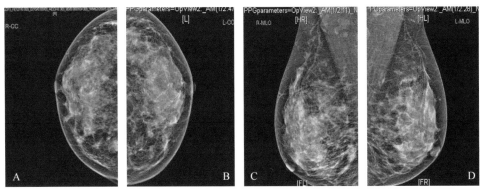

图 6-2　乳腺钼靶

图 A、图 C:右乳晕后方局部较密集钙化,BI-RADS 0 类;图 B、图 D:左乳结节状改变,BI-RADS 3 类。

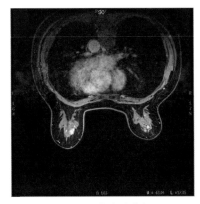

图 6-3　乳腺磁共振

双乳多发不规则肿块样异常信号影,不除外乳腺癌可能,BI-RADS 4B 类。

余胸部 CT、肝胆 B 超、骨 ECT、头颅 MRI 检查均无阳性发现。

3.4　初步诊断

双侧乳腺癌：右乳腺癌（$cT_2N_0M_0$），左乳腺癌（$cT_1N_0M_0$）。

3.5　初始治疗

2018 年 6 月 21 日，患者在全身麻醉下行右乳肿块切除＋冰冻病理＋右乳癌保乳根治术（右乳癌局部扩大切除）；2018 年 7 月 16 日，在全身麻醉下行左乳肿块切除＋冰冻病理＋左乳癌保乳根治（左乳癌局部扩大切除＋前哨淋巴结活检）。

3.6　术后病理

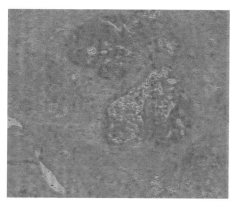

图 6-4　右乳肿块常规病理切片
（HE 染色，放大 100 倍）

2018 年 6 月 21 日，患者右乳术中冰冻病理报告示：右乳乳腺导管原位癌（见图 6-4）。上、下、内、外及基底切缘未见癌组织。

2018 年 6 月 22 日，右乳肿块切除标本常规病理报告示：右乳乳腺高级别导管内癌。右乳肿块大小 1.5cm × 1.5cm × 0.6cm。镜检示：肿瘤细胞导管内增生，可见筛孔状排列、导管内坏死及钙化。免疫组化：ER（＋，90％），PR（＋，3％），Ki-67（30％＋）。上、下、内、外及基底切缘均为阴性。

2018 年 7 月 16 日，患者左乳肿块术中冰冻病理示：左乳考虑乳腺大汗腺样癌，上、下、内、外及基底切缘阴性；最后诊断需等常规及免疫组化结果。左乳前哨淋巴结（3 颗）未见癌。

2018 年 7 月 17 日，患者左乳肿块标本常规病理报告示：左乳乳腺低级别大汗腺型导管原位癌（见图 6-5），累及硬化性腺病。左乳肿块为灰白淡黄软组织（1 块），大小为 4cm×4cm×1.5cm；切面见一灰白灰黄质硬区，大小为 1.8cm×1.2cm×1cm。镜检示：肿瘤细胞均位于导管内，细胞胞浆丰富、嗜酸性、颗粒状，核圆，核仁明显，细胞轻-中度异型，灶区坏死；周围乳腺示硬化性腺病伴导管扩张、钙化及纤维瘤形成；上、下、内、外、基底切缘均为阴性。

免疫组化：导管内癌 Ki-67（10％＋），ER（－），PR（－），C-erBb-2（3＋）。

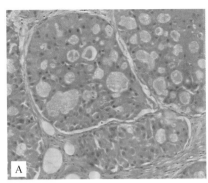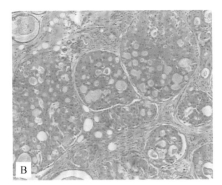

图 6-5　老年女性双侧乳腺癌左乳前哨淋巴结 3 枚免疫组化：均未见癌转移，CZM5.2（－）、GATA-3（－）

3.7　术后诊断

双侧乳腺癌：右乳乳腺高级别导管内癌 pTis（DCIS）N_0M_0；左乳乳腺低级别大汗腺型导管原位癌 pTis（DCIS）N_0M_0。

4　讨论点

4.1　讨论点 1：双乳肿块的外科处理

4.1.1　可供选择的治疗方案

①穿刺；②手术。

4.1.2　方案依据及争议

结合该患者术前的阳性体征及辅助检查结果，考虑为双侧乳房占位，均不能完全排除乳腺癌。由于穿刺活检的限制，所以不能排除恶性可能。结合术前辅助检查提示的肿块范围，根据 2018 美国国立综合癌症网络（National Comprehensive Cancer Network，NCCN）指南中乳腺癌的治疗原则，认为该患者符合手术指征，且无明显手术禁忌，可以考虑的手术方式为双侧乳腺癌改良根治术，前哨淋巴结活检或腋窝淋巴结清扫；若有保乳指征，也可行双乳癌保乳手术。

4.1.3　实际治疗方案

2018 年 6 月 21 日，患者在全身麻醉下行右乳肿块切除＋冰冻病理＋右乳癌保乳根治术（右乳癌局部扩大切除）；2018 年 7 月 16 日，在全身麻醉下行左乳肿块切除＋冰冻病理＋左乳癌保乳根治（左乳癌局部扩大切除＋前哨淋巴结活检）。

4.2 讨论点 2:双乳癌保乳术后放疗处理

4.2.1 可供选择的方案

①放疗;②免除放疗。

4.2.2 方案依据及争议

乳腺癌保乳手术后,包括各种类型的浸润性癌,都建议行放疗。这其中并不特别要求腋下淋巴结为阴性或阳性。目前,未见大宗的关于双乳同时放疗的临床研究报道或指南推荐意见。患者双乳均有放疗指征,放疗方案可选乳腺癌适形调强放疗(intensity-modulated radiation therapy,IMRT)(PTV50Gy/25F,瘤床 DT10 ~ 16Gy)。但是 PRIME Ⅱ 研究、CALGB 9343 研究显示,某些早期乳腺癌的年长女性或许可以在保乳术后不选择放疗。PRIME Ⅱ 研究证实,年龄≥65 岁(平均年龄 70 岁)接受放疗的患者与未接受放疗的患者相比,在肿瘤复发率方面存在较小但具有统计学意义的降低,但两者的 5 年总生存率相似。在 CALGB 9343 研究中,年龄≥ 70 岁、$T_1 N_0 M_0$、ER 阳性的他莫昔芬(tamoxifen,TAM)+放疗患者 15 年的无复发生存率较他莫昔芬+未放疗患者更高(98% vs 90%)。该患者年龄为 69 周岁,应该也属于免除放疗的人群,因此我们未予以放疗。

4.2.3 实际治疗方案及评价

在双侧乳腺癌保乳术后,请放疗科会诊后,决定是否需要放疗;患者属绝经后低危患者,可以免除放疗。

4.3 讨论点 3:乳腺导管内原位癌术后内分泌治疗如何选择

4.3.1 方案依据及争议

患者术后常规病理提示:乳腺导管内原位癌(ductal carcinoma in situ,DCIS)。乳腺导管内原位癌的治疗仍然以手术为主。激素受体阳性的患者若接受乳房全切,那么内分泌治疗可降低对侧乳房乳腺癌的发病率。接受保乳手术的患者,内分泌治疗和放疗可以降低同侧乳腺癌的发病风险。内分泌治疗药物他莫昔芬可用于绝经前或绝经后患者,而芳香化酶抑制剂多用于绝经后患者。

4.3.2 实际治疗方案及评价

患者右乳激素受体阳性,左乳激素受体阴性,均行保乳手术,内分泌治疗可采取 5 年他莫昔芬治疗。乳腺导管内原位癌属于低风险早期乳腺癌,为避免过度治疗,应合理选择治疗方式和药物。

4.4 讨论点 4：导管内癌行保乳术同时前哨淋巴结活检的问题

4.4.1 方案依据及争议

NCCN 乳腺癌诊疗指南（2018 版）指出，对导管原位癌行保乳手术可以不推荐进行常规的前哨淋巴结活检。放弃保乳手术则常规推荐前哨淋巴结活检（sentinel lymph node biopsy，SLNB）。目前，共识认为，对于乳房全切及即时重建的患者，应在术中行前哨淋巴结活检；在术前在对比增强 B 超引导下行前哨淋巴结穿刺活检，如结果为阴性，则在术中行常规前哨淋巴结活检。Miyake 等认为，出现可触摸到的肿块以及磁共振提示病灶≥2cm，是导管原位癌可能同时隐匿有浸润性导管癌的高危因素。其他一些研究报道的高危因素有：由针吸穿刺诊断为 DCIS，穿刺时发现广泛钙化，肿瘤大小，高核分级，切缘距离，伴随小叶癌化，激素受体状态，磁共振的 DCE 和 DW 影像特征，BRCA 基因检测结果等。

4.4.2 实际治疗方案及评价

2018 年 6 月 21 日，患者在全身麻醉下行右乳肿块切除＋冰冻病理＋右乳癌保乳根治（右乳癌局部扩大切除），未行前哨淋巴结活检；2018 年 7 月 16 日，在全身麻醉下行左乳肿块切除＋冰冻病理＋左乳癌保乳根治（左乳癌局部扩大切除＋前哨淋巴结活检），由于冰冻病理提示大汗腺样癌，未能准确报出导管原位癌，故行前哨淋巴结活检。

5 整个治疗经过总结

患者于 2018 年 6 月 18 日入院。6 月 21 日，在全身麻醉下行右乳肿块切除＋冰冻病理＋右乳癌保乳根治（右乳癌局部扩大切除）。7 月 12 日，再次入院。7 月 16 日，在全身麻醉下行左乳肿块切除＋冰冻病理＋左乳癌保乳根治（左乳癌局部扩大切除＋前哨淋巴结活检）。之后，免除化疗、放疗；行他莫昔芬内分泌治疗 5 年。

6 中心组长点评意见

结合该患者术前的阳性体征及辅助检查结果，根据 NCCN 乳腺癌诊疗指南（2018 版），认为该患者符合手术指征，且无明显手术禁忌，患者有保乳指征和强烈的保乳意愿。因此，手术方式选择双乳癌保乳手术。需要特别强调的是，年龄并非是保乳手术的禁忌。本例患者虽然年近 70 岁，但是保乳意愿强烈，我们讨论后一致认为保乳手术可以减少创伤。考虑该病例为绝经后低危原位癌患者，术后放疗科会诊后予以免除放疗；激素受体阳性，后续可行 5 年他莫昔芬内分泌治疗。

▓‖ 参考文献 ‖▓

［1］National Comprehensive Cancer Network（NCCN）. NCCN Clinical practice guidelines in oncology：breast cancer. version 1. 2 018［EB/OL］. 2018-04-03. https：//www. nccn. org/ professionals/physician_gls/pdf/breast. pdf.

［2］中国抗癌协会乳腺癌专业委员会.中国抗癌协会乳腺癌诊治指南与规范(2017 年版)［J］.中国癌症杂志,2017,27(9):695—759.

［3］Kunkler IH，Williams LJ，Jack WJ，et al. Breast-conserving surgery with or without irradiation in women aged 65 years or older with early breast cancer（PRIME Ⅱ）：a randomised controlled trial［J］. Lancet Oncol,2015,16(3):266—273. DOI:10. 1016/S1470-2045(14)71221-5.

［4］Palta M，Palta P，Bhavsar NA，et al. The use of adjuvant radiotherapy in elderly patients with early-stage breast cancer：changes in practice patterns after publication of Cancer and Leukemia Group B 9343［J］. Cancer,2015,121(2):188—193. DOI:10. 1002/cncr. 28937.

［5］Miyake T，Shimazu K，Ohashi H，et al. Indication for sentinel lymph node biopsy for breast cancer when core biopsy shows ductal carcinoma in situ.［J］. American Journal of Surgery，2011,202(1):59—65.

病例 7 副乳腺癌的诊断和治疗

病例汇报:陈璐艳;点评人:傅佩芬,曹飞麟

病例提供单位:浙江大学医学院附属第一医院乳腺外科
网络 MDT 中心:浙江大学医学院附属第一医院乳腺疾病诊治中心

1 一般情况

患者,葛某。性别:女;首次确诊年龄:59 岁;首次治疗时间:2018 年 3 月;既往史:风湿性心脏病史,于 2010 年接受换瓣术(机械瓣),术后长期服用华法林;月经状况及判断依据:已绝经(自然停经 2 年以上且激素水平达到绝经后标准);家族史:无殊。

2 初诊主诉

右腋窝肿物切除术后半个月余,确诊恶性肿瘤 1 周。

3 简要病史回顾

3.1 初诊病史

患者于 2018 年 3 月 9 日因"发现右腋下肿物 1 年余,疼痛 3 个月"前往当地医院就诊;3 月 23 日,接受"右腋窝肿物切除术"。术后病理提示:右腋窝肿物低分化癌,倾向浸润性导管癌,3 级,肿物大小为 4.5cm×3.2cm×2.8cm,未见明确脉管瘤栓及神经侵犯。遂至我院进一步就诊。

3.2 专科查体

PS 评分:0 分。右侧腋窝近腋顶部可见一手术疤痕,长 5cm,愈合可,余体检无阳性发现。

3.3 影像学检查

影像学检查见图 7-1 和图 7-2。乳腺钼靶未见明显异常。

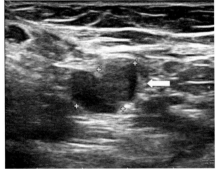

图 7-1 59 岁女性副乳腺癌术后患者乳腺超声检查示:右乳结节,BI-RADS 3 类;右侧腋窝片状高回声,右腋窝淋巴结肿大

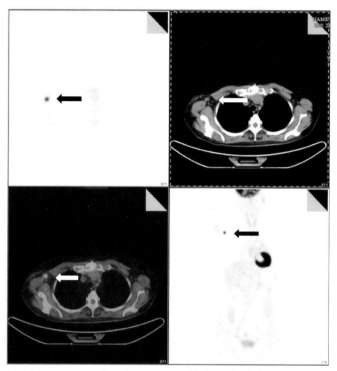

图 7-2　59 岁女性副乳腺癌术后患者 PET-CT 检查示：右腋窝一枚肿大淋巴结，FDG 代谢增高，考虑肿瘤转移伴活性存在，余全身未见明显异常

3.4　病理、基因检查

患者右腋窝肿物切除标本病理图（患者外院穿刺病理切片至我院病理科会诊）见图 7-3。

免疫组化（我院病理会诊）：ER（－），PR（－），C-erBb-2（－），GATA-3（＋），GCDFP-15（－），乳腺球蛋白 Mammaglobin（－），TTF-1（－），CK5/6（＋）少量，CK（pan）（＋＋＋），S-100（＋），黑色素瘤抗体（HMB45）（－），P63（＋）少量。

3.5　初始治疗

2018 年 4 月 9 日，我院病理科会诊：考虑患者（右腋窝）结合形态及免疫组化，符合乳腺/异位乳腺来源浸润性癌（非特指）。入院后，于 2018 年 5 月 3 日再次行右腋窝肿大淋巴结空芯针穿刺活检（core needle biopsy，CNB）。

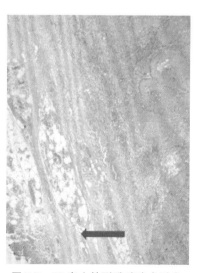

图 7-3　59 岁女性副乳腺癌术后患者右腋窝肿物切除标本病理图：可见少量乳腺组织（HE 染色，×40）

3.6 淋巴结穿刺病理、基因检查结果

(右腋下淋巴结)低分化癌转移,首先考虑乳腺来源。

免疫组化:ER(+,15%),PR(-),Ki-67(40%+),C-erBb-2(-),GATA-3(+),GCDFP-15(-),MMG(-),TTF-1(-),CK5/6(部分+),CK(pan)(+),肝细胞抗原(-),PAX-8(-)。

4 讨论点

4.1 讨论点1:该疾病的诊断

4.1.1 目前诊断

副乳腺癌。

4.1.2 诊断依据及争议

副乳腺发生的癌称为副乳腺癌,多见于腋窝,其他部位(如腹股沟、肩膀、颜面部、会阴等)也偶有报道,最常见的病理类型是浸润性导管癌。由于乳腺、副乳腺包括大汗腺来源的疾病,其胚胎起源是相同的,在病理学上并没有特殊的免疫组化标记可以鉴别,均同乳腺癌,所以诊断主要依据原发疾病的解剖学部位以及在显微镜下的形态。此病例肿块的解剖学部位全部在腋窝,而非乳腺,且在切除的肿块中发现了乳腺组织,应考虑异位乳腺癌;经 PET-CT 检查,排除全身其他部位肿瘤原发灶的可能,而再次右腋窝淋巴结空芯针穿刺活检提示为乳腺来源低分化癌转移。综合考虑,诊断副乳腺癌伴腋窝淋巴结转移。

发生于腋窝的副乳腺癌应注意与乳腺腋尾部发生的癌、隐匿性乳腺癌、恶性黑色素瘤、淋巴瘤、腋窝部发生的大汗腺癌以及其他器官恶性肿瘤的腋窝淋巴结转移相鉴别。术中要明确肿瘤组织是否与乳腺腋尾部相连,并且通过后续病理连续取材观察,排除乳腺腋尾部的原发性乳腺癌。与淋巴结内转移性癌以及隐匿性乳腺癌鉴别的重要依据是在肿瘤组织周围见到正常乳腺组织。通过显微镜观察,可以与淋巴瘤进行鉴别诊断,淋巴瘤与癌的细胞在显微镜下可表现为不同的形态和结构,并且进一步可通过淋巴瘤的淋巴细胞标记物(如 CD20 或 CD3 阳性表达)进行鉴别诊断。通过免疫组化检查,可以与恶性黑色素瘤进行鉴别诊断。恶性黑色素瘤的免疫组化一般表现为:CK(-),HMB45、MelanA 以及 S100 阳性。

4.2 讨论点2:副乳腺癌治疗方案选择

4.2.1 可供选择的治疗方案

①手术;②新辅助化疗。

4.2.2 方案依据及争议

关于副乳腺癌的治疗,目前尚缺乏大型临床试验证据及指南指导,故参照乳腺癌。如在确诊副乳腺癌时,患者存在原发灶,免疫组化提示三阴性,且伴腋窝淋巴结转移,如无明确化疗禁忌,则可考虑行新辅助化疗;如原发灶已手术切除,则转移淋巴结为可评估病灶(RESIST 标准),属于可手术也可新辅助化疗范畴。通过手术治疗,可获取更多的病理信息,局部根治肿瘤,更好地评估病情。

患者原发灶免疫组化提示三阴性,腋窝淋巴结转移明确,根据 NCCN 乳腺癌诊疗指南(2018V1 版)以及 CSCO 乳腺癌诊疗指南(2018 版),存在新辅助化疗指征。根据目前最新指南版本 NCCN 乳腺癌诊疗指南(2020V6 版)以及 CSCO 乳腺癌诊疗指南(2020 版),依然认为明确腋窝淋巴结转移的三阴性乳腺癌患者存在新辅助化疗指征。根据 CREATE-X 研究,对于 HER2 阴性早期乳腺癌接受新辅助化疗且未达到病理学完全缓解(pCR)的患者,在完成手术治疗后,分别进行根据免疫组化制定的标准治疗(对照组)或标准治疗＋卡培他滨治疗(卡培他滨组)。结果显示,卡培他滨组和对照组的 5 年 DFS 分别为 74.1% 和 67.7%,差异有统计学意义;在 5 年 OS 方面,卡培他滨组优于对照组,差异有统计学意义。这个研究带来了较大的惊喜,可指导后续治疗。在新辅助化疗方案选择上,参照 NCCN 乳腺癌诊疗指南(2018V1 版),推荐蒽环类与紫杉类药物联用。NCCN 乳腺癌诊疗指南(2020V6 版)推荐依然同前,首选剂量密集方案:2 周 AC 序贯单周或双周紫杉醇新辅助化疗。

4.2.3 实际治疗方案

该患者有风湿性心脏病病史,已接受换瓣手术,患者及其家属对蒽环类药物的心脏不良反应较为顾虑,经沟通后,决定先行手术治疗。

4.3 讨论点 3:手术方式选择

4.3.1 可供选择的治疗方案

进一步行腋窝淋巴结清扫术。

4.3.2 方案依据

对副乳腺癌手术范围的选择,目前尚缺乏循证医学证据。通过腋窝淋巴结清扫,更加准确地评估腋窝状态,同时需切除腋窝副乳腺腺体。

4.3.3 实际治疗方案

在与患者及其家属进行充分沟通后,于 2018 年 5 月 17 日行右腋窝副乳腺切除＋腋窝淋巴结清扫术。

术后病理:(右)腋窝副乳腺未见肿瘤残留;腋窝淋巴结 1/29 枚见癌转移。免疫组化:ER(弱＋,10%),PR(－),Ki-67(70%＋),C-erBb-2(0),GATA-3(＋),AR(－),CK5(局灶＋),E-cadherin(＋),S-100(局灶弱＋),HMB45(－),CK(pan)

（＋）,CK7（＋）,CK20（－）,EBER（－）,CD45（－）,P120（膜＋）。

患者术后完成了 TC 方案化疗,具体剂量:多西他赛 120mg,环磷酰胺 960mg,每3 周为 1 个疗程,共 6 个疗程。

4.4 讨论点 4:后续放疗选择

4.4.1 方案依据及争议

关于副乳腺癌的放疗,目前尚缺少大型临床试验数据,现参照乳腺癌放疗方案。根据 ASCO、ASTRO、SSO 指南,乳腺癌根治术后胸壁放疗的绝对指征为 T_{3-4} 或 N≥4 个。以下情况强烈推荐:①N 1～3 个（＋）;②T_2 且 N 1～2 个（＋）,腋窝淋巴结检出＜10 个;③高危分子亚型:三阴性,HER2 阳性,高 Ki-67;④没有接受化疗及其他系统治疗。

4.4.2 实际治疗方案及疗效

予以右侧胸壁＋区域淋巴结（锁骨上/下区）放疗。剂量:50Gy/25Fr,2Gy/Fr.

患者最近一次全身复查时间为 2019 年 12 月,提示术后恢复良好,无局部及远处复发等情况。

5 整个治疗经过总结

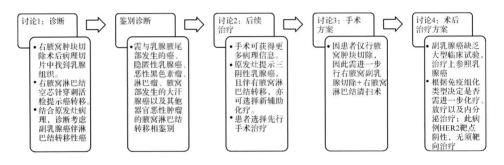

6 中心组长点评意见

在临床诊断中,应注意将副乳腺癌与乳腺腋尾部发生的癌、隐匿性乳腺癌、恶性黑色素瘤、淋巴瘤、腋窝部发生的大汗腺癌以及其他器官恶性肿瘤的腋窝淋巴结转移相鉴别。

关于副乳腺癌的治疗,目前尚缺乏大型临床试验及指南证据,所以参照乳腺癌治疗。患者以右腋窝原发性肿块就诊,原发灶已切除,术后病理见乳腺组织,且右腋窝淋巴结空芯针穿刺活检提示癌转移,因此右侧副乳腺癌伴淋巴结转移癌诊断明确,可考虑行新辅助化疗。

考虑到患者心脏疾病等一般情况,患者及其家属最后决定手术治疗。副乳腺癌手术范围应包括腋窝副乳腺切除＋腋窝淋巴结清扫术。在严格影像学检查排除乳腺病灶的情况下,可考虑保留乳房。

患者术后病理提示:右侧副乳腺组织未见癌残留,腋窝淋巴结1/29枚见癌转移,分子分型为三阴性乳腺癌。术后应行标准化疗与放疗,但结合患者既往风湿性心脏病病史及意愿,最终放弃静脉化疗。在完成规范放疗方案后,口服卡培他滨,是一种不得已的选择。

▓▌ 参考文献 ▐▓

［1］Yerra L，Karnad AB，Votaw ML．Primary breast cancer in aberrant breast tissue in the axilla ［J］．South Med J,1997,90(6):661—662．DOI:10.1097/00007611-199706000-00018.

［2］Matsuoka H，Ueo H，Kuwano H，et al．A case of carcinoma originating from accessory breast tissue of the axilla[J]．Gan No Rinsho,1984,30(4):387—391.

［3］Zhang S，Yu YH，Qu W，et al．Diagnosis and treatment of accessory breast cancer in 11 patients[J]．Oncol Lett,2015,10(3):1783—1788．DOI:10.3892/ol.2015.3388.

［4］Masuda N，Lee SJ，Ohtani S，et al．Adjuvant capecitabine for breast cancer after preoperative chemotherapy ［J］．N Engl J Med，2017，376（22）：2147—2159．DOI：10.1056/NEJMoa1612645.

［5］Hallam S，Aggarwal A，Predolac D，et al．Primary ectopic breast carcinoma in a supernumerary breast arising in the anterior chest wall：a case report and review of the literature[J]．J Surg Case Rep,2013,2013(12):rjt107．DOI:10.1093/jscr/rjt107.

病例 8　局部进展期乳腺癌的综合治疗

病例汇报:马兆生;点评人:曹飞麟,傅佩芬

病例提供单位:浙江省台州医院乳腺甲状腺外科
网络 MDT 中心:浙江大学医学院附属第一医院乳腺疾病诊治中心

1　一般情况

患者,陈某。性别:女;首次确诊年龄:42 岁;首次治疗时间:2016 年 3 月;与疾病可能相关的既往史:无;月经状况:绝经;家族史:无。

2　初诊主诉

发现左乳肿块 6 个月。

3　简要病史回顾

3.1　初诊病史

6 个月前(2015 年 10 月),患者无意中发现左乳外侧有一肿块,当时如桂圆大小,不伴疼痛,皮肤无红肿、无破溃、无凹陷,乳头无内陷、无偏向、无溢液,因无明显不适,未重视,未诊治。6 个月以来,肿块持续存在并逐渐增大至鸭蛋大小,自觉皮肤变硬。于 2016 年 3 月入院诊治。

3.2　专科查体

PS 评分:0 分。左乳较右乳明显增大,双侧乳头无内陷、无溢液;左乳皮肤硬度增加、弹性下降,左乳头深面及外侧区局部膨隆,可及 10cm×8cm 肿块,质硬,边界欠清,表面不光滑,活动欠佳,无压痛,局部皮肤无红肿,无酒窝征及橘皮样改变;左侧腋下淋巴结肿大融合,大者约 1cm×1cm,质硬,边界清,可推动;右乳及右侧腋下淋巴结未及肿大;两侧锁骨上淋巴结未及肿大。

3.3　影像学检查

影像学检查见图 8-1。

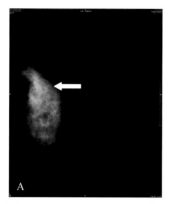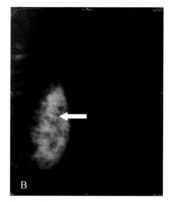

图 8-1　42 岁局部进展期乳腺癌患者钼靶检查(2016 年 3 月 15 日)

图 A:左乳占位(CC 位)。图 B:左乳占位(MLO 位);BI-RADS 5 类;双腋下多发小淋巴结。

2016 年 3 月 15 日,乳腺超声示:左侧乳腺实质性肿块(BI-RADS 5 类),左腋窝肿大淋巴结。

余全身检查未见明显异常。

3.4　病理、基因学检查

2016 年 3 月 17 日,左乳肿块穿刺病理:乳腺浸润性癌(小叶癌可能)。

免疫组化:ER(3＋,60％),PR(3＋,40％),C-erBb-2(＋),Ki-67(5％),P120(＋),E-Ca(－)。

FISH 检测:HER2 基因无扩增。

左腋下淋巴结穿刺涂片:找到癌细胞。

3.5　初步诊断

左乳癌伴左腋下淋巴结转移($cT_3N_2M_0$,Ⅲa 期),分子分型为 Luminal A 型。

4　讨论点

4.1　讨论点 1:左乳癌伴左腋下淋巴结转移情况的处理

4.1.1　可供选择的治疗方案

①新辅助化疗;②新辅助内分泌治疗;③手术治疗。

4.1.2　方案依据及争议

根据 NCCN 乳腺癌诊疗指南(2016V1 版)、中国抗癌协会乳腺癌诊治指南与规范(2015 版)》等,对于 $cT_3N_2M_0$、Ⅲa 期局部进展期乳腺癌患者,首选方案为术前新辅助药物治疗,从而可以缩小原发病灶及区域淋巴结,使多数原不能手术者获得手术切除甚至保乳手术的机会，同时化疗可消灭远处潜在的微小转移灶，改善预后。而目前最新版本 NCCN 乳腺癌诊疗指南（2020V6 版）、《中国抗癌协会乳腺癌诊治指南与规范（2019 版）》依然推荐上述情况患者首选术前新辅助药物治疗。

新辅助治疗的可选择方案包括化疗和内分泌治疗。Romualdo 等认为内分泌治疗更适合绝经后女性，尤其是老年女性激素受体高表达的 Luminal A 型患者，同时需要考虑患者的偏好、老年评估和并发症等情况。该患者为 42 岁绝经前女性，肿瘤负荷较大，需要快速缓解病情，考虑内分泌治疗相对新辅助化疗起效慢，因此我们选择了术前的新辅助化疗。

对于新辅助化疗方案，《中国抗癌协会乳腺癌诊治指南与规范（2015 版）》推荐含蒽环类和紫杉类药物联合化疗的方案，可选择序贯或联合方案；NCCN 乳腺癌诊疗指南（2016V1 版）首先推荐密集方案，2 周的 EC 序贯 2 周或单周的紫杉醇；或者 TC 方案，EC 序贯 T q3w（每 3 周为 1 个疗程，共 8 个疗程）方案（列为其他可选择方案）。而目前最新版本 NCCN 乳腺癌诊疗指南（2020V6 版）、《中国抗癌协会乳腺癌诊治指南与规范（2019 版）》依然推荐上述新辅助治疗方案。考虑到患者病情以及社会因素，在与患者及其家属充分沟通后，最终选择 EC-T 方案。

4.1.3　实际治疗方案

患者接受 EC-T q3w 方案化疗，并且经过 EC×4 次化疗后，疗效评估稳定（stable disease，SD）（RESIST 标准）。

4.2　讨论点 2：后续治疗

4.2.1　可供选择的治疗方案
①完成剩余 4 个周期的 T 方案；②手术。

4.2.2　方案依据
《中国抗癌协会乳腺癌诊治指南与规范（2015 版）》推荐，对于新辅助化疗无效的患者，建议更改化疗方案重新进入评估程序，或改变总体治疗计划，改用手术、放疗或者其他全身治疗措施。对于对治疗有反应或疾病稳定的患者，推荐在手术前完成所有的既定化疗周期数。

NCCN 乳腺癌诊疗指南（2016V1 版）推荐，一旦选择术前治疗，所有的治疗都应该优先于手术治疗，只有可切除乳腺癌患者在术前化疗过程中出现疾病进展，才转入手术治疗。结合该患者前期化疗情况，建议继续完成 4 个周期 T 方案化疗。

目前最新版《中国抗癌协会乳腺癌诊治指南与规范（2019 版）》以及 NCCN 乳腺癌指南（2020V6 版）依然推荐上述方案。

4.2.3　实际治疗方案
患者完成后续 4 个周期的 T 方案化疗。

患者化疗后查体：左肿块无明显缩小，7cm×5cm 大小；左腋下肿大淋巴结缩小，难以触及。

2016 年 9 月 10 日，乳腺超声示：左侧乳腺低回声区（BI-RADS 6 类）（33mm×31mm×27mm）。阴道超声示：两侧卵巢偏实。

2016 年 9 月 10 日，肺部 CT 示：左肺下叶后基底段胸膜下微小结节（3mm），建议复查。

EC-T 方案化疗 8 个周期之后，疗效评估稳定（RESIST 标准）。

4.2.4 后续治疗方案

2016 年 9 月 13 日，于全麻下行左乳腺癌改良根治术。

术后常规病理示：左乳腺混合型导管癌-小叶癌伴腋下淋巴结转移（2/5）及腋下多枚转移性癌结节（13 枚）。T（肿瘤大小）：6cm×6cm，皮肤（一）。

免疫组化：ER（3＋，80％），PR（3＋，10％），C-erBb-2（2＋），E-Ca（部分＋），EGFR（一），P120（部分浆＋，膜＋），Ki-67（约 10％＋）。FISH 基因检测阴性。

4.2.5 术后诊断和治疗

左乳腺癌伴腋下淋巴结转移（$yPT_3N_3M_0$ Ⅲc）。根据术后病理，给予术后放疗，具体剂量为 50Gy/25Fr；之后，局部原发灶处加量至 60Gy/30Fr，靶区为胸壁＋锁骨上＋锁骨下。内分泌治疗：卵巢功能抑制（ovarian function suppression，OFS）＋阿那曲唑；之后定期随访（见表 8-1）。

2018 年 3 月，患者复查 CT 发现右下肺新发肺部结节（见图 8-2），考虑肺部转移瘤，因无明显临床症状，首选更换内分泌治疗，建议 OFS＋氟维司群治疗。患者对 OFS 疗效存疑，要求卵巢手术切除去势。

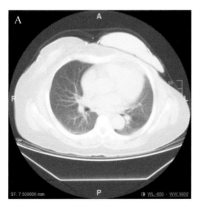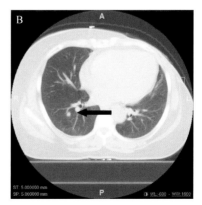

图 8-2　42 岁局部进展期乳腺癌患者 CT 检查结果

图 A：2017 年 6 月 CT 检查。图 B：2018 年 3 月 CT 检查，发现右下肺新发肺部结节。

2018 年 3 月 20 日，经阴道超声检查示：左、右侧卵巢大小正常，内见多枚细小滤泡回声，未见明显异常团块回声。

2018 年 4 月 19 日,行腹腔镜下双侧附件切除术。术后病理示:双侧附件转移性癌(结合病史及免疫组化考虑乳腺癌转移)。免疫组化:ER(2＋,80％),PR(－),C-erBb-2(＋),Ki-67(20％＋),CK7(＋),CK20(－),α-抑制素(－)、乳腺球蛋白(＋)。

表 8-1　术后随访

	2016 年 12 月	2017 年 3 月	2017 年 6 月	2017 年 9 月	2018 年 3 月
乳腺锁骨上超声	左侧乳腺切除术后,右侧乳腺未见明显超声异常,两侧锁骨上未见肿大淋巴结	左侧乳腺切除术后,右侧乳腺未见明显超声异常,两侧锁骨上未见肿大淋巴结	左侧乳腺切除术后,右侧乳腺未见明显超声异常,两侧锁骨上未见肿大淋巴结	左侧乳腺切除术后,右侧乳腺未见明显超声异常,两侧锁骨上未见肿大淋巴结	左侧乳腺切除术后,右侧乳腺腺病表现,两侧锁骨上未见肿大淋巴结
肺部CT	左乳腺癌术后改变;左肺下叶外基底段胸膜下微小结节		左乳腺癌术后改变;右肺尖区小结节可疑;左肺下叶外基底段胸膜下微小结节;两肺散在少许增殖灶		左乳腺癌术后改变;两肺下叶结节(新出现),性质待定,右肺尖、左肺下叶胸膜下微小结节(同前相仿);两肺散在少许纤维化灶
胸部B超	轻度脂肪肝	脂肪肝	脂肪肝	脂肪肝	脂肪肝
骨骼ECT	—	—	—	—	全身骨显像未见异常

4.3　讨论点 3:诊断左乳腺癌术后,双侧卵巢转移性癌,肺部转移瘤,后续治疗

4.3.1　方案选择
更换药物继续内分泌治疗。

4.3.2　方案选择依据和药物选择

4.3.2.1　方案选择依据
乳腺癌发生卵巢转移多无明显临床表现,由于病变较小,所以影像学检查早期难以发现,大多在行卵巢去势手术后病理检查时才被发现,仅少数患者有临床症状。据文献报道,乳腺癌发生卵巢转移的概率为 3％～30％。转移灶多为双侧卵巢病变,且以实性结节为多。根据乳腺病理分类,浸润性小叶癌较浸润性导管癌更易发生卵巢转移,且病理分级越高者,风险越高。乳腺癌卵巢转移大多发生于绝经期前、ER阳性患者,确切转移机制尚不明确。绝经前女性高雌激素水平可能增加了乳腺癌转

移的风险。卵巢血供、淋巴引流丰富可能也是其易发生转移性肿瘤的因素。部分乳腺癌患者表现为经血行转移至卵巢,这些患者往往伴有其他部分的转移,卵巢转移仅仅为全身转移的一部分。部分患者可能是肿瘤细胞经胸部淋巴结、腹壁淋巴结、腹腔淋巴结转移至卵巢所致的。

乳腺癌一旦出现卵巢转移,预后较差。NCCN 乳腺癌指南(2018V1 版)、CSCO 乳腺癌诊疗指南(2018 版)及 ESO/ESMO 晚期乳腺癌(ABC4)国际共识指南均推荐,对于晚期复发转移乳腺癌,需要根据患者分子分型、转移部位、症状给予个体化治疗。内分泌治疗的适应证为激素受体阳性、肿瘤缓慢进展、无内脏危象的患者。晚期一线化疗适宜人群是激素受体阴性,有症状的内脏转移,激素受体阳性但对内分泌治疗耐药的患者。目前最新版本指南,如 NCCN 乳腺癌诊疗指南(2020V6 版)、CSCO 乳腺癌诊疗指南(2020 版)及 ESO/ESMO 晚期乳腺癌(ABC4)国际共识指南,依然做如上推荐。

对该患者行卵巢去势手术,切除双侧附件后发现卵巢转移,腹腔无须再次手术,肺部结节考虑转移瘤,目前肿瘤负荷较小,无明显临床症状,激素受体阳性,首先考虑更换药物继续内分泌治疗。

4.3.2.2　内分泌药物选择

对于该患者,术后选择 OFS＋芳香化酶抑制剂 AI(阿那曲唑)内分泌治疗,在内分泌治疗过程中出现疾病进展。对于 AI 治疗失败的患者,更改内分泌治疗。CSCO 乳腺癌诊疗指南(2018 版)推荐,基本策略是应用氟维司群。其他可选策略有:①甾体类 AI 联合依维莫司(限非甾体类 AI 治疗失败患者);②氟维司群联合靶向药物(CDK4/6 抑制剂,依维莫司);③孕激素(2B);④另一作用机制的 AI(2B);⑤TAM 或托瑞米芬(2B)。ESO/ESMO 晚期乳腺癌(ABC4)国际共识指南推荐,对于激素受体阳性乳腺癌患者,内分泌治疗的一线药物可选方案有 AI、他莫昔芬或氟维司群。COMFIRM 研究显示,氟维司群在 AI 治疗失败后使用中位 PFS 时间为 8 个月,优于其他可选方案,氟维司群被认为是晚期一线 AI 治疗失败后的最佳内分泌选择。

而目前最新版本的 CSCO 乳腺癌诊疗指南(2020 版)指出,对于非甾体类 AI 治疗失败的患者,推荐甾体类 AI＋HDAC 抑制剂(1A)或者氟维司群＋CDK4/6 抑制剂(1A);对于甾体类 AI 治疗失败的患者,推荐氟维司群＋CDK4/6 抑制剂(1A)。

4.3.3　实际治疗方案

氟维司群 500mg,每 28 天 1 次(首剂加量),直至疾病进展。

5　患者后续进展

患者于 2019 年 11 月 7 日发现乳腺癌对侧转移、骨转移、肝转移、脑转移;于 2020 年 1 月 5 日死亡。

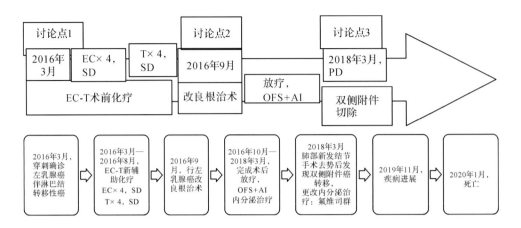

6 中心组长点评意见

(1)对于 $cT_3N_2M_0$，ⅢA 期局部进展期乳腺癌患者，术前新辅助治疗后进行手术，术后再行辅助放疗、内分泌治疗，这是临床常用的治疗模式。新辅助治疗包括化疗、靶向治疗及内分泌治疗。目的是使部分不能保乳的患者获得保乳的机会，使部分不可手术的患者获得手术的机会。

(2)新辅助内分泌治疗更适用于绝经后女性，尤其老年女性激素受体高表达的患者，但其起效往往比较慢，可能需要 5~8 个月。临床上往往是局部晚期病变，需要快速缓解病情，因此新辅助化疗、新辅助靶向治疗在术前的治疗中应用更加广泛。尽管如此，仍有一部分患者会在术前新辅助化疗过程中出现疾病进展，甚至丧失手术的机会。新辅助化疗通常选用蒽环类和紫杉类药物联合化疗的方案，需要综合考虑患者的分子分型来确定。

(3)在化疗过程中需要注意密切关注疗效评估。若疗效评估为完全缓解或部分缓解，则可考虑维持原方案；若疗效评估为稳定，则应与患者及家属充分沟通，并根据实际情况考虑是否需要更换化疗方案或采用其他疗法；若疗效评估为部分进展，则需要及时调整治疗方案。

(4)该例患者新辅助化疗总体疗效欠佳，可能与其分子分型相关。根据患者术后病理显示危险度分级为高危，考虑给予患者内分泌治疗的获益可能更大，术后需加强内分泌治疗，可选方案为 AI 联合 OFS。乳腺癌肺转移在临床较为常见，但双侧卵巢转移在临床少见，其确切机制尚不明确。对于乳腺癌患者，不管转移部位，只要激素受体阳性、肿瘤缓慢进展、无内脏危象，就首先考虑内分泌治疗。氟维司群在 AI 治疗失败后使用中位 PFS 时间为 8 个月，优于其他选择方案。根据 CSCO 乳腺癌诊疗指南(2018 版)，氟维司群被认为是晚期一线 AI 治疗失败后最佳的内分泌治疗选择。

▓▌ 参考文献 ▐▓

［1］Romualdo B，Danilo D，Joao V，et al．Neoadjuvant endocrine therapy in breast cancer：current role and future perspectives［J］．Ecancermedicalscience，2016，10：609．DOI：10．3332/ecancer．2016．609．eCollection2016．

［2］Munzone E，Botteri E，Esposito A，et al．Outcome and clinical-biological characteristics of patients with advanced breast cancer undergoing removal of ovarian/pelvic metastases［J］．Ann Oncol，2012，23（11）：2884—2890．DOI：10．1093/annonc/mds098．

［3］Bigorie V，Morice P，Duvillard P，et al．Ovarian metastases from breast cancer：report of 29 cases［J］．Cancer，2010，116（4）：799—804．DOI：10．1002/cncr．24807．

［4］Pimentel C，Becquet M，Lavoue V，et al．Ovarian metastases from breast cancer：a series of 28 cases［J］．Anticancer Res，2016，36（8）：4195—4200．

［5］JFR R，Bondarenko IM，Trishkina E，et al．Fulvestrant 500mg versus anastrozole 1mg for hormone receptor-positive advanced breast cancer（FALCON）：an international，randomised，double-blind，phase 3 trial［J］．Lancet，2016，388（10063）：2997—3005．DOI：10．1016/S0140-6736（16）32389-3．

［6］Zhang Q，Shao Z，Shen K，et al．Fulvestrant 500mg vs 250mg in postmenopausal women with estrogen receptor-positive advanced breast cancer：a randomized，double-blind registrational trial in China［J］．Oncotarget，2016，7（35）：57301—57309．DOI：10．18632/oncotarget．10254．

病例 9　妊娠中期局部晚期乳腺癌的处理

病例汇报：瞿丽；点评人：刘坚，郑如珍

病例提供单位：浙江大学医学院附属杭州市第一人民医院乳腺外科
网络 MDT 中心：浙江大学医学院附属妇产科医院及
浙江大学医学院附属杭州市第一人民医院

1　一般情况

患者，肖某。性别：女；首次诊断年龄：24 岁；首次治疗时间：2017 年 3 月；与疾病可能相关的既往史：无；月经状况及判断依据：中期妊娠，末次月经 2016 年 9 月 24 日；家族史：无殊。

2　初次主诉

发现左乳肿块 2 年，增大 5 个月余。

3　简要病史回顾

3.1　初诊病史

2 年前（2015 年），患者无意中发现左乳花生米大小的肿块，无不适症状，未予以重视及检查，也未关注肿块变化情况。24 周前（2016 年 10 月），患者查血证实宫内孕，孕后自觉左乳肿块明显增大。至 2017 年 3 月，肿块增大至约实心球大小，不伴红肿、疼痛，无乳头溢液等不适症状，为进一步诊治入院。

3.2　专科查体

PS 评分：1 分。在左乳外上象限可扪及一直径约 8cm 的肿块，质韧偏硬，外形不规则，边界不清，活动一般，肿块处皮肤无明显红肿和压痛，局部可及波动感。孕 24 周腹部外观。

3.3　影像学检查

患者 2017 年 3 月影像学检查见图 9-1 和图 9-2。

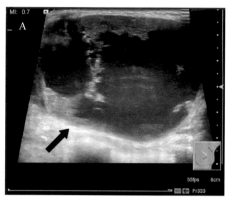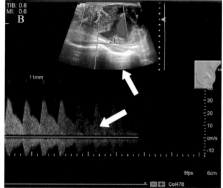

图 9-1　妊娠中期局部晚期乳腺癌患者初诊超声

图 A:左乳混合回声团 7.3cm×7.4cm,BI-RADS 4A 类;图 B:左乳团块血供丰富。

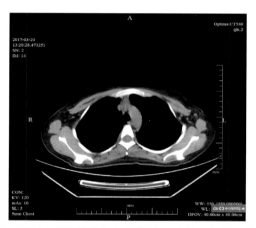

图 9-2　妊娠中期乳腺肿块患者胸部 CT 平扫:左腋下淋巴结

2017 年 3 月 20 日,其他部位超声示:双锁骨上淋巴结未及肿大,肝胆脾胰未见明显异常。

2017 年 3 月 20 日,颅脑 MRI 示:未见明显异常。

2017 年 3 月 21 日,胎儿超声示:宫内孕,单活胎,胎儿脐带绕颈 1 周。

3.4　病理、基因检测结果

穿刺病理:左乳浸润性乳腺癌伴间质淋巴细胞浸润(见图 9-3)。

免疫组化:ER(－),PR(－),HER2(0),Ki-67(70%＋),P63(－),Calponin(－),E-cadherin(＋),CK5/6(＋)。

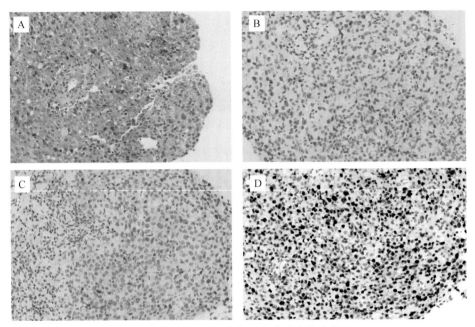

图 9-3　妊娠中期局部晚期乳腺癌患者治疗前病理

图 A:浸润性腺癌(HE 染色,20×)。图 B:免疫组化,ER 阴性。图 C:免疫组化,HER2 阴性。图 D:免疫组化,Ki-67 高表达。

3.5　初次诊断

左乳腺癌($cT_3N_0M_0$);妊娠中期(24 周＋5 天)宫内单活胎。

4　讨论点

4.1　讨论点 1:乳腺癌治疗及其与妊娠的关系处理

4.1.1　可供选择的治疗方案

(1)终止妊娠,后续行乳腺癌治疗。

(2)继续妊娠,同时行乳腺癌治疗。

4.1.2　方案依据

妊娠期乳腺癌作为一类特殊的乳腺癌,其治疗原则仍应根据乳腺癌的分期及分型决定,妊娠状态则作为一个次要考虑点。根据 NCCN、CSCO 等乳腺癌诊疗指南推荐意见,临床分期为 $cT_3N_0M_0$ 的三阴性乳腺癌优选的治疗方案为新辅助化疗后继行手术治疗及放疗,次选为先手术治疗后继行辅助化疗、放疗等相关治疗。同时,由于患者合并妊娠状态,所以在治疗过程中需平衡妊娠与乳腺癌治疗的关系,综合考虑患者本人及其家属的意愿,在治疗疾病的同时,尽可能减少治疗对胎儿的影响。

对胎儿来说，回顾性资料显示，早产与不良事件密切相关，因此足月分娩对胎儿更有利。对患者来说，迄今为止最大的一项队列研究显示，妊娠期间的乳腺癌治疗不会危害患者的预后。因此，NCCN 等乳腺癌诊疗指南推荐妊娠中晚期乳腺癌患者可在继续妊娠的同时，根据乳腺癌病情接受相应治疗。现有证据支持对此类患者可以进行手术治疗及化疗，但禁忌放疗，而内分泌治疗及靶向治疗因缺乏循证医学证据不作推荐。

本例患者初诊为局部晚期乳腺癌，根据乳腺癌病情宜先行新辅助化疗。同时，患者在妊娠中期，胎儿评估正常，如果先行手术，则易导致早产，胎儿不易存活；而在妊娠的同时进行化疗，对该时期胎儿的影响相对小。此外，患者及其家属均有保留胎儿的强烈意愿，故选择继续妊娠同时行新辅助治疗，而放疗或内分泌治疗则要在妊娠结束后进行。

4.1.3　实际治疗方案及评价

患者选择继续妊娠同时接受 AC-T 新辅助化疗，在化疗间期适时分娩，完成化疗后再接受手术治疗及放疗。患者在第 3 次化疗后 19 天，36 孕周＋3 时，接受剖宫产，顺利娩出一名健康女婴。

4.2　讨论点 2：妊娠期化疗方案选择

4.2.1　可供选择的治疗方案

①含蒽环类化疗方案；②含紫杉类化疗方案。

4.2.2　方案依据

由于妊娠期用药会对胎儿产生影响，所以为了规范妊娠期用药，各国制定了妊娠期用药分级制度。我国主要参照美国标准：A：对照研究无风险数据；B：临床数据不充分；C：对胎儿有药理作用；D：对胎儿可引起或怀疑引起损伤；X：不应在妊娠期使用。

由于化疗药物都具有一定的毒性，所以其妊娠期用药分级多数为 D 级，甚至为 X 级。目前，尚缺乏高质量的循证医学证据来指导最优的药物选择、药物剂量和用药时机，药师们的用药建议主要参考英国皇家妇产科医师学院（Royal College of Obstetricians and Gynaecologists，RCOG）的妊娠与乳腺癌诊疗指南（2011 年版）：妊娠早期禁止化疗；妊娠期中期乳腺癌可以接受化疗，但需考虑妊娠对化疗效果的影响及化疗对妊娠期妇女和胎儿安全的影响。

目前，对妊娠期化疗安全进行研究的文献较少，且样本量也不多，但也可以看出，对妊娠期的化疗多在妊娠中晚期进行，且多选用蒽环类药物。B 类证据表明，妊娠期使用蒽环类化疗药物较为安全；环磷酰胺有一定的致畸、致突变作用，但考虑到患者处于妊娠中晚期，胎儿器官分化已经完成，致畸风险较妊娠早期大大降低，虽然胎儿神经系统等仍在发育之中，依然有可能受到影响，但是这已是相对较优选的时机了。在结合文献依据及与患者家属充分沟通的情况下，我们共同选择将 AC 方案作为患者的新辅助化疗方案。

在化疗剂量上需要注意的是,妊娠期体重包括了水钠潴留及胎儿等附属物的重量,体表面积指数容易高估,因此建议将妊娠前身高体重作为衡量体表面积的依据。

在化疗治疗期间,随着孕周的增加,患者心脏负荷会增加。此外,蒽环类化疗药物对心脏也有影响。但关于两者合并是否会增加心脏毒性,是否更易出现心力衰竭而威胁患者生命等问题,目前尚缺乏研究。心脏保护剂右丙亚胺因为目前尚无在妊娠期妇女中使用的证据,所以暂时不推荐使用。因此,对该例患者的治疗建议是,在化疗期间加强对心脏的监测,根据情况适时对化疗方案进行调整。

在辅助用药方面,中枢止吐药物、地塞米松、升白药物在妊娠期可以使用;制酸剂尚无妊娠期使用的相关依据,不建议使用。

4.2.3 实际新辅助化疗方案及临床评价

AC×4+T×4(A 70mg;C 0.8g;T 155mg):含紫杉类药物的方案在分娩后使用。

因患者在妊娠期无法行乳腺 MRI 评估,故改用超声自动乳腺全容积成像(automated breast volume scanner,ABVS)对新辅助化疗做疗效评价(详见图 9-4)。

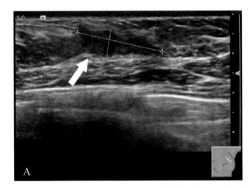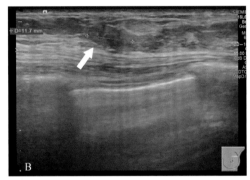

图 9-4 妊娠中期局部晚期乳腺癌患者治疗后 ABVS

图 A:2017 年 7 月 5 日评估 PR,左乳病变范围为 2.3cm×0.7cm。图 B:2017 年 9 月 6 日评估 PR,左乳病变范围为 2.1cm×0.5cm。

4.3 讨论点 3:手术方案的选择

4.3.1 可供选择的治疗方案

①左乳腺癌改良根治术;②左乳腺癌保乳手术;③左乳腺癌改良根治术+Ⅰ期乳房重建术。

4.3.2 方案依据及实际选择

根据 NCCN 及 CACA 等乳腺癌诊疗指南,局部晚期乳腺癌新辅助化疗后的手术选择有改良根治术±Ⅰ期乳房重建术或保乳手术。该患者较年轻,对手术治疗后的效果有外形需求。然而,虽然其病灶在新辅助化疗后明显缩小,可行保乳手术,但其年龄小于 35 岁,原发病灶体积大且为三阴性乳腺癌,新辅助化疗后选择保乳手术的局部复发风险相对较高。因此,患者及其家属慎重考虑后,放弃保乳手术,选择了全乳切除术＋即刻乳房重建术。此外,由于患者初始病灶在乳头乳晕区,故选择皮下腺体切除术(skin-sparing mastectomy,SSM)切除全乳;在重建方式上,考虑患者需接受术后辅助放疗,首先推荐自体皮瓣乳房重建;由于患者对侧乳房小而扁平,希望也能通过手术提升美容效果,故最终在患侧选择了背阔肌联合假体,在对侧乳房延期行对称性隆胸手术。

4.3.3　实际治疗方案

2017 年 9 月 26 日,在全麻下行左侧皮下腺体切除术＋背阔肌肌皮瓣联合假体即刻乳房重建术。

4.3.4　术后病理及疗效评价

术后病理(见图 9-5)示:乳腺组织,多灶导管囊性扩张伴散在腔内钙化,部分上皮严重退变,间质淋巴细胞浸润,未见浸润性癌或导管内癌残留,乳头下大导管和基底切缘未见癌累积,腋窝淋巴结未转移(前哨 0/1,腋下 0/14)。

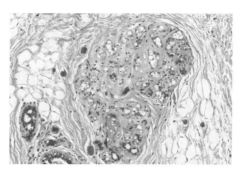

图 9-5　妊娠中期局部晚期乳腺癌患者术后病理(HE 染色,20×):终末导管小叶单位(TDLU)胶原化

疗效评价:病理学完全缓解(pCR)。

4.4　讨论点 4:妊娠期乳腺癌 T_3N_0 新辅助化疗后达到 pCR 是否需要继续接受辅助放疗

该患者初诊为妊娠中期局部晚期乳腺癌。根据初诊的病期,其有术后辅助放疗的指征。由于采用了新辅助化疗及考虑对胎儿的影响,所以将辅助放疗顺延到产后。虽然自体组织重建患者的放疗后并发症发生率会低于假体重建的患者,但放疗可能对重建乳房的外形造成一些影响。本患者采用的乳房重建方式是自体联合假体,放疗引起的假体相关并发症一般要少于单独应用假体的情况。

关于新辅助化疗后的辅助放疗决策,尚无Ⅲ期随机对照临床试验研究结果可供参考。目前,NCCN、CSCO、CBCS 等国内外指南均推荐结合新辅助化疗前的临床分期和新辅助化疗后的病理分期,按照病程中的最高分期进行放疗决策,但也有有限的临床研究提示,临床Ⅰ～Ⅱ期新辅助化疗后达到 pCR 的患者,复发风险较低,可能可以免于放疗。在 NSABP B-18 和 B-27 两项研究中,入组患者临床分期为 $T_{1-3}N_{0-1}M_0$,其中有 1071 例患者接受乳房切除术,术后未行放疗,10 年局部区域复发(local regional recurrent,LRR)风险为 12.3%(局部复发占 8.9%,区域复发占 3.4%);部分 T_3N_0 患者新辅助化疗后达到 pCR(11 例),10 年 LRR 风险为 0%。对于临床Ⅰ～Ⅱ期接受了系统性新辅助治疗的患者,美国临床肿瘤学会(American Society of Clinical Oncology,ASCO)、美国放射治疗学和肿瘤学学会(American Society for Radiation Oncology,ASTRO)、美国外科肿瘤学会(American Society of Surgical Oncology,ASSO)于 2016 年 9 月联合更新的指南推荐,腋窝淋巴结阳性、新辅助治疗后未达到 pCR 的患者应该接受乳腺切除后放疗(post mastectomy radiotherapy,PMRT)。虽然观察性的数据显示,cN₀ 的患者和新辅助治疗后达到 pCR 的患者,局部区域复发的风险很低,但目前还缺乏高级别前瞻性研究证据来指导其应该接受或可以免去 PMRT。2013 年启动的 NSABP B51/RTOG 1304 研究将有助于明确此类人群的局部区域复发风险和区域淋巴照射的价值。

结合该患者的个体特征——年轻、妊娠期、激素受体阴性、局部晚期,即使新辅助治疗后达到了 pCR,其术后局部区域复发的风险仍较高。在与患者及其家属商议后,患者于 2017 年 11 月 30 日在外院开始接受术后辅助放疗,靶区范围包括左侧胸壁、左侧乳腺假体及左侧锁骨上下区,采用 6MV-X 线,逆向调强放疗,计划:DT 50Gy/25F,2Gy/F,5F/W×5W。

5　整个治疗经过总结

化疗:方案 AC×4－T×4(A:70mg d1;C:0.8g d1)－D×4(155mg d1)。

手术:左乳皮下腺体切除术＋腋窝淋巴结清扫术＋背阔肌肌皮瓣联合假体Ⅰ期乳房重建术。

放疗:DT 50Gy/25F,2Gy/F,5F/W×5W。

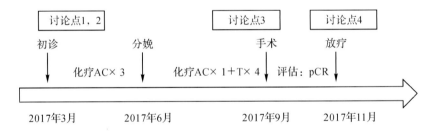

6　中心组长点评意见

(1)妊娠中期乳腺癌以肿块形式为主,常因被认为是妊娠导致的乳腺变化而延误病情。

(2)在患者妊娠期间,乳腺影像学检查首选超声,必要时在腹部铅屏障下也可行乳腺 X 线检查;因静脉影像显像剂可通过胎盘造成胎儿发育异常,故乳腺增强磁共振为相对禁忌;空芯针穿刺活检有可能引起乳瘘,但发生率低,不列为禁忌;进行进一步全身评估,肺 CT 检查可在腹部做好防护的前提下进行,但骨 ECT 及 PET-CT 检查不宜进行。

（3）决定是否终止妊娠还需要综合考虑妊娠对患者乳腺癌治疗及预后的影响，治疗对胎儿的影响，孩子万一幼年丧母的抚养问题，及患者和家属的意愿等。

（4）妊娠中期，胎儿情况相对稳定，手术、化疗均能耐受；而放疗、靶向治疗及内分泌治疗不宜采用，需待胎儿娩出后进行。治疗的顺序需根据乳腺癌初诊时的病情而决定：对于局部晚期乳腺癌，可选择先新辅助化疗，后手术；对于早期乳腺癌，则先手术或先新辅助化疗均可。

（5）关于妊娠期乳腺癌化疗药物的选择问题，目前安全性证据较多的是蒽环类药物，紫杉醇有少量数据，多西紫杉醇证据不足。化疗可能引起的血流动力学波动、粒细胞过低、肝功能损害、感染等情况会增加妊娠期风险，故化疗期间需要密切注意评估母体和胎儿的状况。

（6）妊娠期乳腺癌腋窝手术不宜选前哨淋巴结活检，而应直接行腋窝淋巴结清扫术；乳房手术可以选单乳切除±乳房重建，或保乳手术。由于患者较年轻，为保护患者术后的生活质量，故在制定手术方案时尽量考虑外科手术后不失"乳房"的方案。而对于决定行乳房重建而预计将来需要放疗的患者，建议行延期的乳房重建或采用含自体皮瓣的即刻乳房重建式。

（7）妊娠期局部晚期乳腺癌（cT_3N_0）患者在新辅助化疗后达 pCR，但伴有年轻、激素受体阴性等危险因素，可考虑行术后辅助放疗。

（8）因环磷酰胺等多数乳腺癌化疗药物可通过乳汁排出，所以在乳腺癌化疗期间应停止哺乳。

（9）对于需要内分泌治疗的乳腺癌患者，在服用他莫昔芬期间不建议哺乳。

▕▏▎ 参考文献 ▎▏▕

[1] Amant F，von MG，Han SN，et al. Prognosis of women with primary breast cancer diagnosed during pregnancy：results from an international collaborative study[J]. J Clin Oncol,2013,31（20）：2532—2539. DOI：10.1200/JCO.2012.45.6335.

[2] RCOG Green-top guideline No. 12. Pregnancy and breast cancer[J]. UK Royal College of Obstetricians and Gynaecologists,2011,13：2—17.

[3] McGrath SE，Ring A. Chemotherapy for breast cancer in pregnancy：evidence and guidance for oncologists[J]. Ther Adv Med Oncol,2011,3（2）：73—83. DOI：10.1177/1758834010392445.

[4] Lambertini M，Kamal NS，Peccatori FA，et al. Exploring the safety of chemotherapy for treating breast cancer during pregnancy[J]. Expert Opin Drug Saf,2015,14（9）：1395—1408. DOI：10.1517/14740338.2015.1061500.

[5] Krug D. Prognostic factors for locoregional recurrence after neoadjuvant chemotherapy. Results of a combined analysis from NSABP B-18 and B-27[J]. Strahlenther Onkol,2013,189（7）：594—595. DOI：10.1007/s00066-013-0350-1.

病例 10　局部晚期年轻乳腺癌的综合治疗

病例汇报：竺美珍；点评人：杨红健

病例提供单位：中国科学院大学附属肿瘤医院（浙江省肿瘤医院）乳腺外科
网络 MDT 中心：中国科学院大学附属肿瘤医院（浙江省肿瘤医院）

1　一般情况

患者，戴某。性别：女；首次确诊年龄：26 岁；首次就诊时间：2017 年 8 月；与疾病可能相关的既往史：无；月经状况：绝经前；婚育状况：未婚未育；家族史：无殊。

2　初诊主诉

发现左乳肿块 1 周余。

3　简要病史回顾

3.1　初诊病史

1 周余前（2017 年 8 月），患者无意间触及左乳肿块，约鸡蛋大小，无触痛，无乳头溢液，无乳头凹陷，无局部皮肤红肿破溃，无异常骨痛，来我院就诊。

3.2　专科查体

PS 评分：0 分。双乳皮肤无红肿破溃，无乳头凹陷，无乳头溢液。左乳多发肿块：左乳内上距乳头 1cm 处可及一 6cm×6cm 大小的肿块，质硬、界不清、活动度差；左乳下方距乳头 2cm 处可及一 2cm×2cm 大小的肿块，质硬、界不清、活动度差。左腋窝可及融合淋巴结，范围约为 2.5cm×2.5cm，可推动。右乳未及肿块，右腋下双锁骨上未及异常肿大淋巴结。

3.3　影像学检查

影像学检查见图 10-1 和图 10-2。

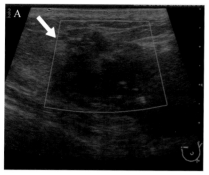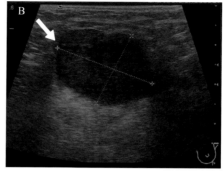

图 10-1　26 岁女性局部晚期乳腺癌患者乳腺超声检查(2017 年 8 月 16 日)

图 A:左乳内见数枚低回声团,较大的位于内上,范围较难测量,似数枚结节相连,内
回声不均,形态不规则,内见散在强回声光斑,BI-RADS 5 类。图 B:左腋窝见数枚不
均质低回声团,较大者有 26mm×19mm 大小,边界尚清。右乳未见肿块,右腋窝、双
锁骨上未见明显肿大淋巴结。

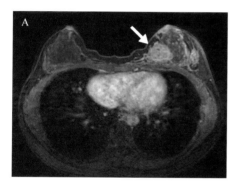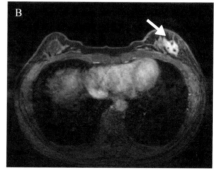

图 10-2　26 岁女性局部晚期乳腺癌患者乳腺 MRI(2017 年 8 月 19 日)

图 A:左乳内侧有较大异常强化肿块影,边界不清,6.7cm×3.2cm×4.6cm 大小,内部
强化不均,BI-RADS 5 类。图 B:左侧腺体下部见明显强化类肿块影,大小为 2.0cm,
BI-RADS 4B 类,左侧腋窝多发肿大淋巴结影,未见其他肿大淋巴结。

胸部 CT、肝胆胰脾 B 超、骨 ECT、颅脑 MRI 均未见异常。

3.4　病理、基因检查结果

2017 年 8 月 22 日,予以空芯针穿刺,病理示(见图 10-3):左乳腺内侧肿块浸润
性导管癌Ⅲ级。左腋窝淋巴结针吸病理示:转移性癌。

免疫组化:ER(3＋,90％),PR(2＋,30％),Ki-67(40％＋),C-erBb-2(＋),P53
(3＋,30％),ToPoⅡ(3＋,<10％),EGFR(－),CK5/6(－),AR(3＋,30％)。

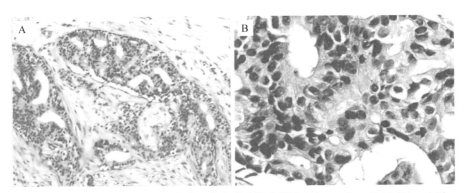

图 10-3　26 岁女性局部晚期乳腺癌患者左乳肿块穿刺病理(2017 年 8 月 22 日)。左乳下方肿块浸润性导管癌Ⅲ(HE 染色)

3.5　初步诊断

左乳腺癌(cT₃N₂M₀ⅢA 期);分子分型:Luminal B HER2 阴性型。

3.6　初始治疗

初始采取新辅助化疗(提前生育保护)、手术、内分泌治疗、放疗。

4　讨论点

4.1　讨论点 1:HR 阳性、HER2 阴性局部晚期年轻乳腺癌新辅助化疗方案选择

患者为局部晚期乳腺癌,计划先行新辅助化疗降期。在新辅助治疗前常规行病灶定位,以利于新辅助化疗后可能的保乳手术及病理取材。

4.1.1　可供选择的治疗方案

CSCO 乳腺癌诊疗指南(2017 年、2018 年、2019 年、2020 年版)指出选择同时包含蒽环类和紫杉类药物的新辅助化疗方案,且Ⅰ级推荐蒽环类和紫杉类药物的联合方案:TAC 方案和 AT 方案。但蒽环类与紫杉类药物究竟优选联合还是序贯用药,仍值得商榷。

4.1.2　方案依据及争议

4.1.2.1　蒽环类与紫杉类药物联合或序贯用药

INTENS 试验(201 例)提示,蒽环类与紫杉类药物序贯用药更能提高患者的 DFS 和 OS,且 DFS 分层分析显示,HR 阳性、HER2 阴性 Luminal B 型患者获益更多。

4.1.2.2　蒽环类与紫杉类药物密集或常规用药

CALGB 9741 研究(2005 例)提示,相比于传统化疗 3 周,剂量密集化疗 2 周能

够显著提高患者的无瘤生存率($P=0.010$)和总生存率($P=0.013$)。其中,50%以上的入组患者为 HR 阳性患者。2017 年 SABCS 会议上 EBCTCG 关于剂量密集型化疗方案的 10 年荟萃分析提示,剂量密集化疗能够进一步降低乳腺癌的复发率和患者死亡率,且在 ER 阳性患者中也有优势。

NCCN 乳腺癌诊疗指南(2017 年、2018 年、2020 年 V6 版)均指出,在 HER2 阴性、HR 阳性患者新辅助/辅助化疗方案中,推荐优选密集 AC 序贯紫杉类药物。

4.1.3 实际治疗方案

$AC_{2w} \times 4$ 序贯 $P_{2w} \times 4$ 方案:表阿霉素 $100mg/m^2$,环磷酰胺 $600mg/m^2$,紫杉醇 $175mg/m^2$,预防性 G-CSF 支持。

4.2 讨论点 2:年轻乳腺癌患者接受化疗所需的生育保护

4.2.1 可供选择的治疗方案

对年轻乳腺癌患者的生育保护有胚胎冷冻、卵子冷冻、卵巢组织冷冻等方法,也有药物治疗方法,即在化疗期间给予促性腺激素释放激素激动剂(GnRHa)。

4.2.2 方案依据及争议

在年轻患者接受化疗前,必须告知化疗可能引起的卵巢早衰(premature ovarian insufficiency,POI)和不孕的风险。建议患者至生殖遗传门诊就诊。

2018 年 JCO 上的一项荟萃分析,入组了 PROMISE-GIM6、POEMS/SWOG S0230、OPTION、GBG-37 ZORO、Moffitt-led Trial 等大型研究,提示化疗期间使用 GnRHa 患者的卵巢早衰率低,化疗后妊娠率高。

4.2.3 实际治疗方案

化疗前 1 周开始使用 GnRHa 进行生育保护。

每周期体格检查评估化疗效果,显示肿瘤缩小;每 2 个周期乳腺超声、MRI 检查评估化疗效果,显示肿瘤缩小明显;8 个周期后,MRI 提示乳房病灶长径总和由 8.7cm 缩小至 0.6cm,淋巴结短径由 1.9cm 缩小至 1.1cm。根据 RECIST 标准,评估化疗效果为 PR。

4.3 讨论点 3:手术方式的选择

4.3.1 可供选择的治疗方案

该患者可选择的手术方式有保乳根治术、改良根治术、改良根治术+乳房重建术。

4.3.2 方案依据及争议

患者为未婚未育年轻女性,因考虑到原发灶为多中心病灶,患者无保乳意愿,故选择全乳切除,但失去乳房对其社会心理影响是巨大的,需给患者乳房重建的选项,在充分沟通后,患者有重建意愿。患者病史中无乳头溢液,新辅助前/后乳腺超声、MRI 检查均未见乳头侵犯征象,可以尝试保留乳头乳晕复合体,术中乳头乳晕下组织切缘冰冻切片未见癌组织,故保留乳头乳晕复合体是安全的。

Meta 分析提示,扩张器再造与永久性假体再造相比,严重并发症和轻度并发症差异均无统计学意义;而扩张器再造的包膜挛缩率明显要小些,美观性也更好。

4.3.3　实际治疗方案

2018 年 1 月 30 日,行保留乳头乳晕复合体的皮下腺体切除+左腋窝淋巴结清扫+即刻延迟重建(扩张器-植入体二步法),计划放疗结束后 6 个月行植入体置换手术。患者术前及术后放疗前外形见图 10-4。

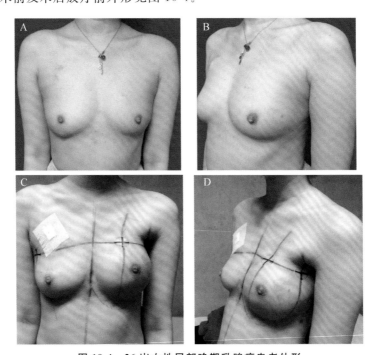

图 10-4　26 岁女性局部晚期乳腺癌患者外形

图 A:术前正面;图 B:术前侧面;图 C:术后放疗前正面;图 D:术后放疗前侧面。

4.3.4　术后病理、基因检查结果

左乳腺癌化疗后:(左)乳浸润性导管癌Ⅱ级伴退变,癌周纤维组织伴炎症细胞浸润、组织细胞反应(结合病史及形态符合化疗后反应 MP-4 级,化疗后只在左乳内侧有一个 2.5cm×1.5cm×1.5cm 大小的瘤体),转移至左腋窝(7/15),乳头乳晕下组织未见明确癌组织。

免疫组化:ER(3+,90%),PR(+,约 1%),Ki-67(约 20%+),HER2(0),AR(2+,90%),P53(2+),ToPoⅡ(+),EGFR(−),CK5/6(−)。

4.3.5 术后诊断

左乳腺癌（$ypT_2N_2M_0$ⅢA）；分子分型：Luminal B HER2 阴性型。

4.4 讨论点 4：新辅助化疗后 non-PCR 的 HR 阳性、HER2 阴性患者是否需要强化治疗

4.4.1 可供选择的治疗方案

目前尚无卡培他滨强化治疗的依据。

4.4.2 方案依据及争议

CREATE-X 研究提示，新辅助化疗后 non-PCR 患者，后续卡培他滨强化治疗能显著降低复发、转移和死亡的风险。但是 DFS 亚组分析显示，获益人群为 HR 阴性患者，HR 阳性患者的获益并不显著，所以该患者并没有接受卡培他滨强化治疗。

4.4.3 实际治疗方案

患者 HR 阳性，后续未接受卡培他滨强化治疗。

4.5 讨论点 5：HR 阳性、HER2 阴性年轻乳腺癌患者内分泌治疗

4.5.1 可供选择的治疗方案

HR 阳性、HER2 阴性Ⅲ期年轻乳腺癌患者内分泌治疗可选择 OFS 联合 AI，OFS 联合 TAM 治疗。

4.5.2 方案依据及争议

ASCO 乳腺癌诊疗指南（2016 版）针对 HR 阳性乳腺癌的辅助内分泌治疗的推荐意见指出，对于接受化疗的Ⅱ期和Ⅲ期乳腺癌患者，推荐内分泌治疗加用 OFS，加用 OFS 后，内分泌药物可选择 TAM 或 AI。2017 年 SABCS 上 TEXT&SOFT 8 年随访结果提示，OFS+AI 比 OFS+TAM 在 DFS 上绝对获益高 4%。CSCO 乳腺癌诊疗指南（2017 年、2018 年、2019 年、2020 版）均推荐，淋巴结≥4 个的绝经前患者接受 OFS+AI 方案治疗 5 年，在完成 5 年治疗后，若耐受良好可考虑延长内分泌治疗至 10 年。

4.5.3 实际治疗方案及效果评价

患者接受了 OFS+AI 治疗 5 年的方案；5 年后，换成 TAM 或继续原方案延长内分泌治疗至 10 年。

术后予以左侧胸壁＋左侧锁骨上下区＋左侧内乳放疗（PTV：5000cGy/25F）。NCCN 乳腺癌诊疗指南（2020V6 版）指出，新辅助化疗后术后辅助放疗的适应证应结合化疗前的诊断和化疗后病理的结果选择以最高的分期作为依据。该患者新辅助化疗前临床分期为 $cT_3N_2M_0$ⅢA 期，术后分期依然为 $ypT_2N_2M_0$ⅢA 期。根据 NCCN 乳腺癌诊疗指南（2020V6 版），照射靶区范围包括左侧胸壁、左侧锁骨上下区

及左侧内乳区。

自放疗结束后，每 3 个月一次常规复查，未见肿瘤复发。放疗结束后 6 个月复查外形见图 10-5。

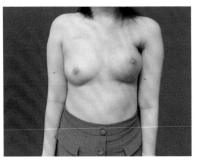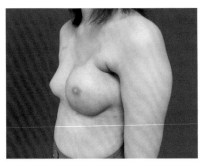

图 10-5　26 岁女性局部晚期乳腺癌患者放疗后 6 个月外形

图 A：放疗后正面；图 B：放疗后侧面。

5　治疗过程总结

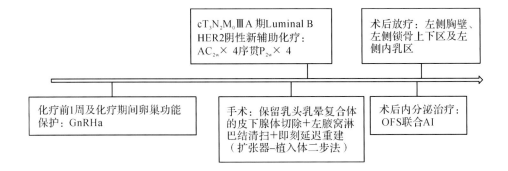

6　中心组长点评意见

该患者术前诊断为左乳腺癌（$cT_3N_2M_0$ ⅢA 期），分子分型为 Luminal B HER2 阴性型。患者年轻，未婚未育，淋巴结转移数目多，术前行 $AC_{2w} \times 4$ 序贯 $P_{2w} \times 4$ 新辅助化疗，化疗前予以卵巢功能保护，术后予以辅助 OFS 联合 AI 内分泌治疗，并采取即刻延迟重建，即扩张器-植入体二步法重建，辅助放疗结束后 6 个月行植入体置换手术。

6.1　年轻乳腺癌概述

国际共识指南将 40 岁作为界限，年轻乳腺癌患者比其他乳腺癌人群的特异性生存率明显更差。其预后差的原因有该年龄段女性患者三阴性乳腺癌（triple negative breast cancer，TNBC）和 HER2 阳性比例高，普遍分期晚，核分级高，HR 阴性比例高等。并且除生存差外，年轻乳腺癌患者可能还要承受更多的生育、心理、社会问题。

6.2　新辅助治疗前准备

新辅助治疗前需要更多、更准确地了解患者治疗前肿瘤的分期和分型。空芯针穿刺取材行病理检查需要多次进针才能多次取材，样本量小且不连续，代表性不足，给准确的病理诊断带来困难。据 Jang 等文献报道，空芯针穿刺标本的组织学低估率较高（包括将癌低估为不典型增生，将浸润性癌低估为原位癌）；与手术切除标本相比，免疫组化检查 Ki-67 和 HER2 的符合率偏低。真空辅助活组织病理检查一次进针能多次多部位取材，标本量大且连续，代表性强，低估率较低，基本能得到与手术切除相当的准确肿瘤分子生物学信息，更有助于制定精确个体化的新辅助治疗方案，值得临床推广应用。

6.3　新辅助治疗的选择

乳腺癌新辅助治疗是指未发现远处转移的乳腺癌，在计划中的手术治疗或手术加放疗的局部治疗之前，以全身系统性治疗作为乳腺癌的第一步治疗。新辅助治疗可以是新辅助化疗、内分泌治疗、靶向治疗、免疫治疗以及几种治疗方法的排列组合。在精准医学时代，乳腺癌新辅助治疗应该根据分子分型进行模式选择，以降低新辅助治疗中肿瘤进展的可能性。已有临床研究表明，对于 Luminal B HER2 阴性型乳腺癌，新辅助化疗同步新辅助内分泌治疗的模式可能比单用新辅助化疗的疗效更好。Mohammadianpanah 等在 2012 年发表的文献显示，对于绝经后局部晚期乳腺癌，CAF 化疗联合来曲唑比单用 CAF 化疗能够更加显著提高患者的 pCR 率（25.53% vs. 10.20%，$P=0.049$）。Shao 等在 2019 年发表的 CBCSG-036 全国多中心随机对照研究结果也显示，新辅助化疗同步新辅助内分泌治疗在主要研究终点（客观缓解率）上显著优于单用新辅助化疗（84.8% vs. 72.6%，$P=0.019$）。本病例也可以选用新辅助化疗同步新辅助内分泌治疗。

6.4　新辅助治疗后手术方式的选择

早期乳腺癌临床试验协作组（Early Breast Cancer Trialists' Collaborative Group，EBCTCG）大规模随机对照研究的长期随访结果证明，此类患者保乳手术与全乳切除的生存率相当。新辅助治疗和肿瘤整形外科的应用扩大了保乳治疗的适应人群。但在选择保乳治疗时仍要考虑三点：①保乳治疗后的美学效果；②保乳治疗后的放疗；③保乳治疗后局部复发问题带来的心理压力，以及补救性全乳切除时因为已接受过放疗而失去植入物重建机会的可能。因此，对于符合保乳指征且预期美学效果良好的患者，应在与患者充分沟通的前提下优先选择保乳手术；虽然符合保乳指征但预期美学效果不佳，或者患者对保乳治疗后的放疗以及局部复发率相对较高的顾虑较大，则可选择全乳切除＋重建。

6.5 新辅助治疗后的强化治疗

根据新辅助化疗中期和结束后的疗效，评估调整随后的治疗方案，体现新辅助化疗较辅助化疗的独特优势，有可能提高患者的生存率。Masuda 等的研究入组了 HER2 阴性新辅助化疗后 non-pCR 的乳腺癌患者，包括 HR 阳性和阴性的人群，将其随机分为常规辅助治疗组和加用卡培他滨组。加用卡培他滨组 5 年复发风险降低了 30%，5 年死亡风险降低了 40%。虽然亚组分析中，HR 阳性患者获益并不显著，但 HR 阳性亚组与 HR 阴性亚组之间的交互试验显示没有显著性差异（$P > 0.05$）。本病例虽为 Luminal B 型乳腺癌，但仍可考虑接受卡培他滨强化化疗。当然，针对 HR 阳性乳腺癌新辅助化疗后 non-pCR 患者的术后强化治疗，以后还有可能在内分泌治疗的同时加用 CDK4/6 抑制剂等，相关临床试验已经在进行中。

6.6 后续治疗的思考

因为患者需后续放疗，所以涉及假体植入时机的选择。即刻重建能在乳腺癌切除的同时完成乳房再造；但如果患者在术后必须接受放疗，则须慎重考虑即刻乳房再造，并且应避免采用假体进行即刻乳房再造。延迟重建则由于乳腺癌切除后局部组织的瘢痕粘连、正常解剖结构的变化以及皮肤的弹性回缩，美学效果远远不如即刻乳房再造。而即刻延迟重建用扩张器代替假体完成即刻重建，既能最大限度地保留后期再造所需的局部组织条件，扩张器也能代替假体承受放疗所造成的并发症。而且分期手术有利于包膜腔的调整，与患者沟通假体形状及大小。而扩张器置换永久性假体的时机，一般应在完成放疗后至少 6 个月以后。

▥ 参考文献 ▥

[1] 江泽飞.中国临床肿瘤学会乳腺癌诊疗指南[M].北京：人民卫生出版社，2019.

[2] Bepj V，Ijh V，Mjb A，et al. Improved survival for sequentially as opposed to concurrently delivered neoadjuvant chemotherapy in non-metastatic breast cancer[J]. Breast Cancer Res Treat，2017，165(3):593—600. DOI:10.1007/s10549-017-4364-8.

[3] Hudis C，Dang C. The development of dose-dense adjuvant chemotherapy[J]. Breast J，2015，21(1):42—51. DOI:10.1111/tbj.12364.

[4] NCCN Clinical Practice Guidelines in Oncology-Breast Cancer. //US：National Comprehensive Cancer Network；n. d. (http://www.nccn.org，2019).

[5] Lambertini M，Hcf M，Rcf L，et al. Gonadotropin-releasing hormone agonists during chemotherapy for preservation of ovarian function and fertility in premenopausal patients with early breast cancer: a systematic review and meta-analysis of individual patient-level data[J]. J Clin Oncol，2018，36(19):1981—1990. DOI:10.1200/JCO.2018.78.0858.

[6] Fornier M，Norton L. Dose-dense adjuvant chemotherapy for primary breast cancer[J]. Breast Cancer Res，2005，7(2):64—69.

［7］Lee KT，Mun GH. Optimal sequencing of postmastectomy radiotherapy and two stages of prosthetic reconstruction：a meta-analysis［J］. Ann Surg Oncol，2017，24（5）：1262—1268. DOI：10. 1245/s10434-017-5819-1.

［8］Masuda N，Lee SJ，Ohtani S，et al. Adjuvant Capecitabine for breast cancer after preoperative chemotherapy［J］. N Engl J Med，2017，376（22）：2147—2159. DOI：10. 1056/NEJMoa1612645.

［9］Burstein HJ，Lacchetti C，Griggs JJ. Adjuvant endocrine therapy for women with hormone receptor-positive breast cancer：American Society of Clinical Oncology Clinical Practice Guideline update on ovarian suppression summary［J］. J Oncol Pract，2016，12（4）：390—393. DOI：10. 1200/JOP. 2016. 011239.

［10］Pagani O，Regan MM，Fleming GF，et al. Randomized comparison of adjuvant aromatase inhibitor exemestane（E）plus ovarian function suppression（OFS）vs tamoxifen（T）plus OFS in premenopausal women with hormone receptor positive（HR＋）early breast cancer（BC）：update of the combined TEXT and SOFT trials. Cancer Research，2018，78（4）. DOI：10. 1158/1538-7445. SABCS17-GS4-02.

［11］Shani PS，Olivia P，Ann HP，et al. ESO-ESMO 3rd international consensus guidelines for breast cancer in young women（BCY3）［J］. The Breast，2017，35：203—217.

［12］Jang MJ，Cho N，Moon WK，et al. Underestimation of atypical ductal hyperplasia at sonographically guided core biopsy of the breast［J］. AJR Am J Roentgenol，2008，191（5）：1347—1351.

［13］Mohammadianpanah M，Ashouri Y，Hoseini S，et al. The efficacy and safety of neoadjuvant chemotherapy ＋/－ letrozole in postmenopausal women with locally advanced breast cancer：a randomized phase Ⅲ clinical trial［J］. Breast Cancer Res Treat，2012，132（3）：853—861.

［14］Shao ZM，Yu KD，Wu SY，et al. Concurrent neoadjuvant chemotherapy and estrogen deprivation in patients with estrogen receptor-positive，human epidermal growth factor receptor 2-negative breast cancer（CBCSG-036）：a randomized，controlled，multicenter trial ［J］. Cancer，2019，125（13）：2185—2193.

［15］Early Breast Cancer Trialists' Collaborative Group（EBCTCG）. Long-term outcomes for neoadjuvant versus adjuvant chemotherapy in early breast cancer：meta-analysis of individual patient data from ten randomised trials［J］. Lancet Oncol，2018，19（1）：27—39.

第二部分

局部复发/晚期乳腺癌

病例 11 双侧乳腺癌合并系统性红斑狼疮

病历汇报：张奕萌，顾锡冬；点评人：谢小红

病历提供单位：浙江省中医院乳腺病中心
网络 MDT 中心：浙江省中医院乳腺病中心

1 一般情况

患者·钱某。性别：女；首次确诊年龄：47 岁；首次治疗时间：2018 年 5 月；与疾病可能相关的既往史：系统性红斑狼疮 2 年；药物史：目前口服醋酸泼尼松 10mg qd，吗替麦考酚酯 0.5g qd，硫酸氢氯喹 0.1g bid；月经状况：绝经前；家族史：无殊。

2 初诊主诉

发现右乳肿块近 1 年，增大 2 个月。

3 简要病史回顾

3.1 初诊病史

患者于 1 年前（2017 年 5 月）无意中发现右乳黄豆大小肿块，无压痛，平素感经前双乳胀痛不适，经后缓解，因无明显不适症状未予以重视。2 个月余前（2018 年 3 月），患者自觉右乳肿块增大明显，如鸡蛋大小，伴压痛明显。为求进一步诊治，于 2018 年 5 月入院。

3.2 专科查体

PS 评分：0 分。双乳对称发育，外观无殊，腺体丰富；双乳各象限可及团块状颗粒增生结节，质中，界尚清，光滑，可推动，触痛（一）；右乳内中可及一 2.0cm×2.0cm 大小的肿块，质韧偏硬，界欠清，尚光滑，活动一般，触痛（＋）；左乳未及明显肿块；双乳头无溢液、溢血，无先天性凹陷畸形，橘皮征（一），酒窝征（一）；双腋下及双锁骨上淋巴结未及肿大。

3.3 影像学检查

影像学检查结果见图 11-1 至图 11-3。

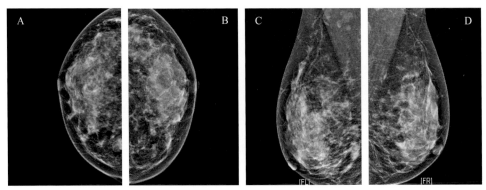

图 11-1　乳腺钼靶

图 A 和图 C:右乳内下区域见一 21mm×15mm 大小的肿块影,BI-RADS 4B 类。图 B 和图 D:左乳少量散在点状微钙化,BI-RADS 3 类。双侧腋下见多枚淋巴结影。

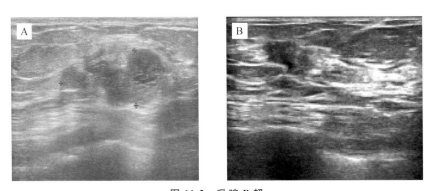

图 11-2　乳腺 B 超

图 A:右乳 3 点低回声结节,BI-RADS 4B 类。图 B:左乳 10 点低回声区,BI-RADS 4C 类。

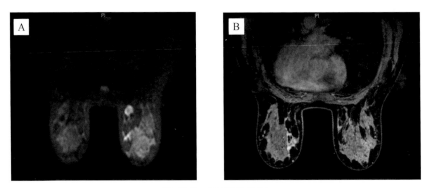

图 11-3　乳腺磁共振

图 A:右乳内侧中部后带肿块影,BI-RADS 4C 类。图 B:左乳内上区域沿导管节段性异常强化灶,BI-RADS 4C 类。

2018 年 6 月 14 日,骨 ECT(emission computed tomography)示:全身骨骼未见明显转移灶,定期复查。

2018 年 6 月 15 日,心脏超声提示:射血分数(ejection fractions,EF)60.3%,二尖瓣轻度反流,主动脉轻度反流。

3.4 初步诊断

双侧同时有乳腺癌:右乳腺癌($cT_2N_0M_0$),左乳腺癌($cT_2N_0M_0$)。

3.5 初始治疗

2018 年 6 月 1 日,行双乳肿块粗针穿刺,穿刺病理提示右乳肿块为浸润性癌,左乳肿块考虑不典型增生。

2018 年 6 月 11 日,在全麻下行右乳腺癌根治术[右乳乳房切除+前哨淋巴结活检术(sentinel lymph node biopsy,SLNB)]。

2018 年 7 月 12 日,在神经阻滞麻醉下行左乳肿块区段切除术+切缘,术中冰冻病理提示左乳肿块见不典型增生,确诊待常规病理报告,切缘阴性。

2018 年 7 月 30 日,在全身麻醉下行左乳腺癌根治术(左乳房切除+前哨淋巴结活检术)。

3.6 术后病理

2018 年 6 月 1 日,乳腺穿刺冰冻病理提示:右乳黏液癌,左乳导管内不典型增生伴乳头状瘤病。

2018 年 6 月 6 日,乳房穿刺常规病理回报。右乳肿块活检标本:右乳乳腺黏液癌;免疫组化:ER(+,80%),PR(+,20%),C-erBb-2(+~2+),Ki-67(6%+)。左乳肿块活检标本:左乳乳腺导管上皮不典型增生;伴导管内乳头状瘤病;免疫组化:ER(+),PR(+),C-erBb-2(-),Ki-67(5%+)。

2018 年 6 月 15 日,右乳单纯切除术标本常规病理提示:右乳腺黏液癌(见图 11-4)。肿块大小 1.6cm×1.5cm×2cm。镜检示:黏液组织中见条索状、梁状排列肿瘤细胞,周围乳腺组织增生症伴钙化,乳头、皮肤及基底切缘均未见癌侵犯。免疫组化:ER(50%+),PR(10%+),C-erBb-2(2+),FISH(-),Ki-67(10%+)。SLN 0/4。

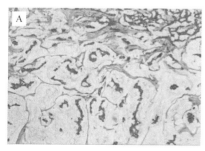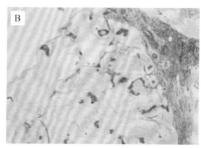

图 11-4　右乳单纯切除术标本病理切片(HE 染色,100×)

2018 年 7 月 12 日,左乳区段切除术中冰冻病理示:左乳腺多发性导管内乳头状瘤伴导管上皮不典型增生。待常规及免疫组化除外导管原位癌。

2018 年 7 月 20 日,左乳区段切除术后常规病理示:各切缘均为阴性,其中内切缘组织内可见导管原位癌及小灶浸润性导管癌Ⅰ级(浸润灶约 0.1cm)成分。免疫组化染色结果:CK5/6(−),P63(−)。

2018 年 7 月 20 日,左乳腺癌根治术后常规病理示(见图 11-5):左侧乳腺导管原位癌(中～高级别)伴浸润性导管癌Ⅰ级。肿块大小为 2cm ×1cm×1cm。镜检示:肿瘤组织极大部分呈筛状、乳头状排列,细胞明显异型,筛孔内见钙化及坏死,小灶区域肿瘤呈腺管状排列(0.4cm× 0.3cm),细胞有异型性,偶见核分裂象。免疫组化:导管原位癌区域及导管周围:ER (+ , 90%),PR (+ , 50%),C-erBb-2 (−),Ki-67 (10% +)。左腋窝 SLN 0/5。

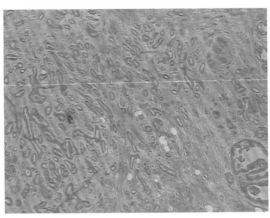

图 11-5 左乳腺癌根治术后切片(HE 染色,100×)

3.7 术后诊断

双侧同时乳腺癌。右乳黏液腺癌($pT_{1c}N_0M_0$),分子分型为 Luminal A 型;左乳浸润性导管癌($pT_1N_0M_0$),分子分型为 Luminal A 型。

4 讨论点

4.1 讨论点 1:该患者为系统性红斑狼疮合并乳腺癌,术后应如何治疗

4.1.1 方案依据

风湿免疫科评估认为,系统性红斑狼疮(systemic lupus erythematosus,SLE)是一种免疫性疾病。乳腺癌(breast cancer,BC)即乳腺恶性肿瘤,是女性常见的恶性肿瘤之一。乳腺癌患者通常免疫功能低下,其免疫系统无法识别并杀死癌细胞。然而,系统性红斑狼疮患者体内免疫系统反应过度强烈,可以产生大量抗体攻击自身细胞。可见,这两种疾病均与免疫系统息息相关,但调控结果背道而驰。目前,两者并存的机制尚不明确。理论上,两者同时出现的概率非常低,目前国外未见相关的发病率报道。系统性红斑狼疮可导致患者多脏器损害。在心血管系统受损时,患者可有心包炎、心肌炎,主要表现为充血性心力衰竭、心内膜炎,少见冠状动脉炎;在泌

尿系统受损时,肾脏可受损,肾功能测定在早期可正常,后逐渐进展,晚期可出现尿毒症;在消化系统受累时,可有食欲缺乏、恶心、呕吐、腹泻、腹水、肝大、肝功异常及胰腺炎;在血液系统受累时,可有贫血、白细胞计数减少、血小板减少、淋巴结肿大和脾大。因此,如果对该患者进行化疗,则需要规避心脏毒性,并尽量减少对肝肾和血液系统的损害。

静脉输液中心认为,患者双侧同时患乳腺癌,均行根治性手术,结合患者病史和用药史,及患者皮肤和血管条件不佳的情况,需要植入静脉输液港以供化疗,不常规推荐经外周静脉穿刺中心静脉置管(peripherally inserted central catheter,PICC)和中心静脉导管(central venous catheter,CVC)。

放疗科认为,目前患者行双侧乳腺切除手术,病理性质良好,前哨淋巴结无转移,无放疗指征。

化疗科认为,患者右侧黏液癌属于特殊类型癌,虽然是浸润性癌,但是恶性程度低,病理分期为 $T_1cN_0M_0$ ⅠA 期,分子分型为 Luminal A 型,完全可以进行内分泌治疗;患者左侧乳腺导管原位癌(中～高级别)伴浸润性导管癌Ⅰ级,浸润灶小于 0.5cm,分子分型为 Luminal A 型,因此可以免除化疗。

综合上述意见,临床建议给予患者内分泌治疗,可以口服三苯氧胺内分泌治疗 5 年。

4.2 讨论点 2:手术方式选择,能否保乳,能否重建

4.2.1 可供选择的治疗方案

在术前,已经考虑患者为双侧乳房占位,均不能完全排除乳腺癌,因此非常有必要行双侧乳腺肿块的穿刺活检。明确病理后继续制定下一步手术方案。患者第一次粗针穿刺病理提示右乳黏液癌,左乳不典型增生伴导管内乳头状瘤病。尽管受穿刺活检的限制,不能够确定左侧是恶性肿瘤,但是也不能够排除恶性。结合患者年龄因素,患者可以考虑的手术方式为双侧乳腺癌的改良根治术,腋窝淋巴结清扫术(axillary lymph node dissection,ALND)或前哨淋巴结活检术(sentinel lymphnode biopsy,SLNB);或者双乳保乳手术;或者双乳切除后乳房重建。

4.2.2 方案依据

在已有的病理证据条件下,我们选择给予根治性手术,放弃保乳和重建。病理科认为,目前右乳黏液癌诊断明确,左乳考虑导管上皮不典型增生并导管内乳头状瘤病,诊断为恶性肿瘤的可能性较大,需要手术中获取更多的病理资料来确诊。

风湿免疫科认为,患者长期口服激素等免疫抑制剂,对肺间质有一定的潜在损伤,保乳术后患者接受放疗势必会造成更大的影响。系统性红斑狼疮属于自身免疫性疾病,皮肤往往还会出现硬皮病表现。

乳腺外科认为,该患者不能够完全排除左侧乳腺癌的可能,因此双侧乳房手术

不可避免。如果一侧保乳、一侧不保乳，除非患者强烈要求，一般我们不建议这种手术方式，乳腺外科医师选择双侧同时保乳或者双侧同时根治性手术。同样，由于免疫抑制的关系，乳腺外科医师也不推荐假体植入的乳房重建。

放疗科认为，该患者可行双侧同时保乳手术。根据 NCCN 乳腺癌诊疗指南（2018 版），该患者并非属于豁免放疗的人群，因此该患者即使双侧均为导管原位癌，也需要接受放疗。而同时放疗，对于右乳瘤床、左乳瘤床都属于内乳区的乳腺癌患者而言，是有较大风险的。因此，不建议行保乳手术。

5　中心组长点评意见

该患者为绝经前年轻女性，并伴有系统性红斑狼疮，术前考虑双侧乳腺癌，因此手术方式的选择是非常棘手的。通过 MDT 讨论的模式，大家从各自的角度阐释了相关手术的优点和潜在的风险，最终结合患者的意愿，采取了双侧乳房全切的手术方式。这样的手术虽然看似残酷，但是实际上可以让患者以最小的代价获得最合理的治疗。并且对双乳行前哨淋巴结活检术（SLNB），而非腋窝淋巴结清扫术，本身对腋窝也做到了充分的保护。

或许对于以后的内分泌治疗，有些专家也存在疑问，比如可不可以进行 21 基因检测，或者三苯氧胺换成卵巢功能抑制（ovarian function suppression，OFS）＋芳香化酶抑制剂（aromatase inhibitor，AI）。这些问题我觉得还是可以探讨的，比如：21 基因检测在临床实践过程中很少用于 Ki-67 低的患者；三苯氧胺虽然的确有导致血栓的风险，但是该患者目前并没有血栓预防的指征，因此我们认为还是可以通过长期随访和监测来使用三苯氧胺。

▌▌参考文献▐▐

[1] Bernatsky S，Ramsey-Goldman R，Labrecque J，et al. Cancer risk in systemic lupus：an updated international multi-centre cohort study[J]. J Autoimmun，2013，42：130—135. DOI：10.1016/j. jaut. 2012. 12. 009.

[2] Ladouceur A，Clarke AE，Ramsey-Goldman R，et al. Malignancies in systemic lupus erythematosus：an update[J]. Curr Opin Rheumatol，2019，31(6)：678—681. DOI：10.1097/BOR. 0000000000000648.

[3] 中华中医药医学会. 系统性红斑狼疮诊疗指南[J]. 中国中医药现代远程教育，2011，9(11)：146—148. DOI：10.3969/j. issn. 1672-2779. 2011. 11. 099.

病例 12　HER2 阳性乳腺癌 术后复发伴脑转移的治疗

病例汇报：林立忠，戴岳楚；点评人：邱福铭，黄建

病例提供单位：台州市中心医院甲乳外科
网络 MDT 中心：浙江大学医学院附属第二医院乳腺疾病诊治中心

1　一般情况

患者：王某。性别：女；首次确诊年龄：43 岁；首次治疗时间：2013 年 5 月；与疾病可能相关的既往史：无；月经状况：绝经前；家族史：无殊。

2　初诊主诉

发现右乳肿块 3 个月。

3　简要病史回顾

3.1　初诊病史

3 个月前(2013 年 2 月)，患者右乳触及花生米大小肿块，无红肿及疼痛，未就诊，后肿块逐渐增大至核桃大小，于 2013 年 5 月入院诊治。

3.2　专科查体

PS 评分：0 分。右乳头内陷，右乳 6 点距离乳头 2cm 处可及一 3.0cm×4.0cm 大小肿块，质硬，边界欠清，表面欠光滑，活动欠佳，局部皮肤有酒窝征，无橘皮样改变。右侧腋下可及一枚 1.5cm×2.0cm 大小的肿大淋巴结，质地偏硬，边界清，活动可。

3.3　影像学检查

影像学检查见图 12-1 和图 12-2。

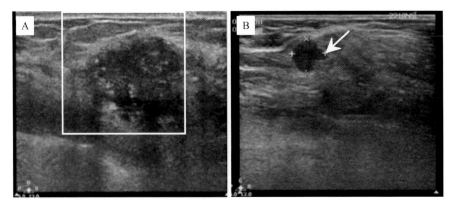

图 12-1　43 岁 HER2 阳性乳腺癌患者乳腺超声

图 A:右乳实质性占位(BI-RADS 4C 类)。图 B:右侧腋窝见一枚肿大淋巴结。

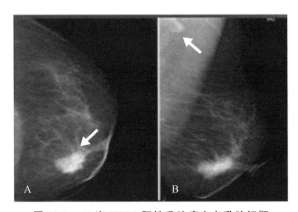

图 12-2　43 岁 HER2 阳性乳腺癌患者乳腺钼靶

图 A:右乳下象限占位(BI-RADS 4 类)。图 B:右侧腋窝可见肿大淋巴结。

余胸部 CT、肝胆 B 超、骨 ECT、头颅 MRI 无阳性发现。

3.4　初步诊断

右乳腺癌($cT_2N_1M_0$)。

3.5　初始治疗

2013 年 5 月 20 日,行右乳腺癌改良根治术。

3.6　术后病理

(右)乳腺浸润性导管癌,4.0cm×3.0cm×3.5cm,脉管内见癌栓,神经未见累及,LN(+)13/20。免疫组化:ER(+),PR(−),C-erBb-2(3+),Ki-67(20%+)。

3.7 术后诊断

右乳腺癌($pT_2N_3M_0$);分子分型为 Luminal B,HER2 阳性型。

4 讨论点

4.1 讨论点 1:激素受体(hormone receptor,HR)阳性、HER2 阳性乳腺癌术后辅助综合治疗方案选择

4.1.1 可供选择的治疗方案

(1)术后辅助治疗方案选择:根据 NCCN 乳腺癌诊疗指南(2013V2 版)的推荐,可选择 AC-TH 或 TCH 方案。

(2)内分泌治疗选择:根据 NCCN 乳腺癌诊疗指南(2013V2 版)的推荐,可选择:①TAM;②OFS+TAM;③OFS+AI。

4.1.2 方案依据及争议

根据 NCCN 乳腺癌诊疗指南(2013V2 版),对 HR 阳性、HER2 阳性乳腺癌伴有腋窝淋巴结转移的患者,术后需要行曲妥珠单抗靶向治疗、化疗、内分泌治疗以及放疗。该指南优先推荐 AC-TH 方案,该方案包含了乳腺癌常用的两大类化疗药物——蒽环类及紫杉类。而对于一些年龄较大或者有既往心脏疾病病史的患者,考虑到蒽环类药物的心脏毒性,可以考虑优选 TCH 方案,因其避免了蒽环类药物的使用。而根据目前 NCCN 乳腺癌诊疗指南(2020V6 版),推荐术后辅助化疗方案为曲妥珠单抗+帕妥珠单抗联合化疗的双靶联合化疗方案。

对于绝经前乳腺癌,5 年三苯氧胺治疗是当前的标准内分泌治疗。但对于腋窝淋巴结转移≥4 枚的患者,有研究认为内分泌治疗选择卵巢功能抑制(OFS)联合芳香化酶抑制剂(AI)的获益可能更大。根据 NCCN 乳腺癌诊疗指南(2020V6 版)推荐,5 年三苯氧胺治疗结束后,若未达到绝经,可考虑再增加 5 年三苯氧胺治疗。

4.1.3 实际选择方案

2013 年 6 月 2 日起,患者接受术后辅助化疗,共完成 4 次 EC 序贯 4 次 T 化疗。后因经济原因,拒绝曲妥珠单抗靶向治疗。化疗结束后,按计划行胸壁+锁骨上放疗。放疗结束后,因经济原因使用单药他莫昔芬内分泌治疗。

4.2 讨论点 2:HER2 阳性乳腺癌复发后一线治疗方案选择

2016 年 4 月,患者发现左锁骨上肿块。查体:右乳缺如,右侧胸壁手术疤痕愈合佳,未扪及胸壁结节,右上肢无肿胀;左锁骨上可及多发肿大淋巴结,大者 3cm×2cm,质地硬,活动欠佳;左乳未扪及肿块;右锁骨上及双侧腋下未扪及肿大淋巴结。

进一步超声检查提示:左侧锁骨上窝淋巴结肿大(部分互相融合),考虑转移(见图 12-3)。胸部增强 CT 提示:前上纵膈多发肿大淋巴结(见图 12-4)。

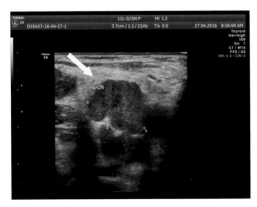 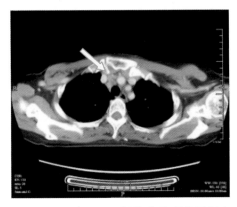

图 12-3 43 岁 HER2 阳性乳腺癌术后复查患者超声检查:左侧锁骨上窝淋巴结肿大(部分相互融合),考虑转移。

图 12-4 43 岁 HER2 阳性乳腺癌术后复查患者颈部＋胸部 CT:右乳癌术后改变;前上纵隔多发肿大淋巴结。

行超声引导下左锁骨上淋巴结穿刺活检。穿刺病理:(左锁骨上淋巴结穿刺组织)转移性癌,结合病史考虑乳腺来源。免疫组化:ER(一),PR(一),HER2(3＋),Ki-67(20%＋)。进一步完善各项检查,在肝、肺、骨、脑均未发现转移。

诊断:①右乳腺癌术后左侧锁骨上淋巴结转移;②前上纵隔多发淋巴结肿大(考虑转移)。DFS 时间:35 个月。

4.2.1 可供选择的主要治疗方案

①曲妥珠单抗＋多西他赛;②曲妥珠单抗＋紫杉醇±卡铂;③帕妥珠单抗＋曲妥珠单抗＋多西他赛;④帕妥珠单抗＋曲妥珠单抗＋紫杉醇。

4.2.2 方案依据及争议

本例患者为 HER2 阳性转移乳腺癌患者,初始治疗未使用曲妥珠单抗靶向治疗。根据 NCCN 乳腺癌诊疗指南(2016V1 版),在帕妥珠单抗不可及的情况下,首选以曲妥珠单抗为基础的治疗。同时,根据患者激素受体状况、既往辅助治疗用药情况等,综合考虑治疗方案的选择,使患者受益最大。而目前,帕妥珠单抗已在中国上市,根据 NCCN 乳腺癌诊疗指南(2020V6 版)推荐,可以考虑选择曲妥珠单抗＋帕妥珠单抗联合化疗的方案。

4.2.3 实际治疗方案及评价

该患者选用 TH 方案治疗。自 2016 年 5 月 14 日开始应用 TH 方案治疗:多西他赛 150mg(95mg/m²);曲妥珠单抗首次 8mg/kg,其后 6mg/kg。在完成 4 次 TH 后,单用曲妥珠单抗维持治疗直至病情进展,最佳疗效评估为 PR。

4.3 讨论点 3：HER2 阳性乳腺癌一线靶向治疗过程中出现脑转移的治疗方案选择

2017 年 7 月，患者出现头昏不适，头颅 MRI 提示左侧顶叶占位，考虑转移瘤（见图 12-5）。肝、肺、骨检查无阳性发现，胸壁检查无复发。超声检查提示左锁骨上区肿大淋巴结较前缩小，但未完全消退。胸部 CT 检查示纵隔内未见异常增大的淋巴结。颅外病灶保持稳定，患者一般情况良好。诊断：右乳腺癌术后左侧锁骨上淋巴结转移、脑转移（单发）。PFS 时间：14 个月。

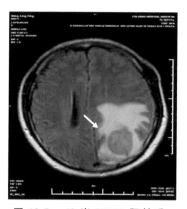

图 12-5　43 岁 HER2 阳性乳腺癌术后脑转移患者头颅 MR：左侧顶叶见结节状异常信号，大小为 2.3cm×3.4cm，T_1W 呈稍低信号，T_2W 呈稍高信号，周围呈指状，长 T_1 长 T_2 信号，相邻脑室受压、变窄，中心线向右侧移位。结论：左侧顶叶占位，考虑转移瘤

4.3.1 可供选择的主要治疗方案

4.3.1.1 全身治疗

（1）可供选择的主要治疗方案：①恩美曲妥珠单抗（T-DM1）；②拉帕替尼联合卡培他滨；③曲妥珠单抗联合拉帕替尼；④继续曲妥珠单抗靶向治疗或曲妥珠单抗联合原方案化疗；⑤继续使用曲妥珠单抗，联合其他化疗药物，如铂类、卡培他滨、长春瑞滨、吉西他滨等。

（2）方案依据及争议：根据 NCCN 乳腺癌诊疗指南（2017V3 版）推荐，对经曲妥珠单抗联合化疗后病情进展的患者用T-DM1进行解救治疗；在不能获得该药物的情况下，可考虑拉帕替尼和（或）曲妥珠单抗联合化疗方案。而 NCCN 乳腺癌诊疗指南（2020V6 版）增加了 Trastuzumab deruxtecan 的选择，该药物目前在中国还未上市。

Pegram 的临床前试验显示，曲妥珠单抗与吉西他滨之间有浓度相关的相互作用，曲妥珠单抗在吉西他滨浓度低时有协同作用，在吉西他滨浓度高时有拮抗作用。刘静冰等报道的用 GH 方案（曲妥珠单抗＋吉西他滨）治疗 HER2 阳性晚期乳腺癌入组的 9 例患者，治疗后的中位肿瘤进展时间（TTP）为 18 个月，中位总生存时间（OS）为 23 个月。Bartsch 等报道将 GH 方案用于曲妥珠单抗治疗后进展的乳腺癌患者，其 26 例患者中，26.9% 为 SD（稳定期达 6 个月），中位肿瘤进展时间（TTP）为 3 个月，中位总生存时间（OS）为 17 个月。在 O'Shaughnessy 等报道的 II 期临床试验中，对既往未用过曲妥珠单抗的 HER2 阳性晚期乳腺癌用 GH 方案化疗，RR 为 38%，SD 为 36%。

4.3.1.2 颅内病灶局部治疗

（1）可供选择的主要治疗方案：①外科手术；②立体定向放疗（SRS）；③全脑放疗（whole-brain radiation therapy，WBRT）。

（2）方案依据及争议：ASCO 推荐，对于预后良好且仅有单个病灶的脑转移患者，可根据转移灶的大小、手术切除的可行性和有无症状，选择外科手术联合术后全脑放疗或立体定向放疗；对于存在弥漫性病灶或广泛转移，以及有症状的软脑膜转移患者，推荐行全脑放疗。

据中国晚期乳腺癌临床诊疗专家共识意见，外科手术适用于浅表有1～2个转移病灶且 KPS 评分较高、无颅外转移病灶的患者；立体定向放疗适用于颅内有1～3个转移灶、最大瘤体直径＜3cm、全身疾病控制佳以及 KPS 评分较高的患者。

4.3.2　实际治疗方案及评价

患者因经济原因拒绝拉帕替尼治疗，遂继续给予曲妥珠单抗维持治疗，并给予左顶叶转移瘤立体定向放疗，在完成放疗后再行 GH 方案治疗。GH 具体方案：吉西他滨 1.6g d1,d8＋曲妥珠单抗 6mg/kg（每 3 周 1 次）。患者最佳疗效评估为 PR，肝胆超声、肺部 CT、骨 ECT 未发现转移。目前，患者病情稳定，GH 方案耐受性良好，维持治疗中（2018 年 12 月）。

影像学检查见图 12-6 至图 12-8。

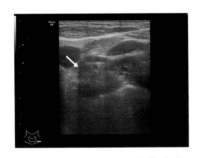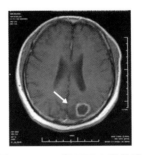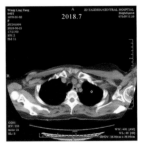

图 12-6　43 岁 HER2 阳性乳腺癌术后脑转移患者治疗后超声检查：左锁骨上窝区未探及异常肿大淋巴结，已完全消退

图 12-7　43 岁 HER2 阳性乳腺癌术后脑转移患者治疗后头颅 MR：左顶叶转移瘤复查观，对比前片相仿

图 12-8　43 岁 HER2 阳性乳腺癌术后脑转移患者治疗后胸部 CT：未发现纵隔淋巴结肿大

5　全程治疗总结

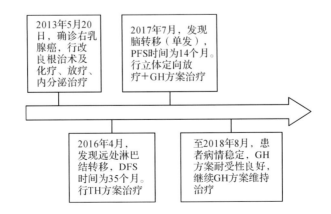

2013年5月20日，确诊右乳腺癌，行改良根治术及化疗、放疗、内分泌治疗

2017年7月，发现脑转移（单发），PFS时间为14个月。行立体定向放疗＋GH方案治疗

2016年4月，发现远处淋巴结转移，DFS时间为35个月。行TH方案治疗

至2018年8月，患者病情稳定，GH方案耐受性良好，继续GH方案维持治疗

6 中心组长点评意见

本例患者特点：术后病理分期为 $pT_2N_3M_0$，分子分型为 Luminal B 型，HER2 阳性。患者年轻，淋巴结转移数目多，有脉管癌栓，但无心脏基础疾病。其术后辅助综合治疗需要考虑化疗、靶向治疗、放疗及内分泌治疗。

6.1 关于 HR 阳性/HER2 阳性乳腺癌术后辅助综合治疗方案的选择

对于 HER2 阳性患者，标准治疗方案是术后辅助化疗联合曲妥珠单抗靶向治疗（AC-TH 或 TCH）。根据 BCIRG 006 研究，AC-TH 和 TCH 两组患者之间 DFS 的获益非常接近；而在安全性方面，TCH 方案的心脏事件发生率显著较低。鉴于此研究，NCCN 指南推荐，对于有心脏疾病的患者或无法耐受蒽环类药物的患者，可考虑 TCH 方案。本例患者无心脏基础疾病，选择 AC-TH 方案更为妥当。最新的 NCCN 乳腺癌诊疗指南（2020V6 版）推荐，对于淋巴结阳性的患者，考虑术后辅助化疗联合双靶向治疗，即曲妥珠单抗＋帕妥珠单抗＋化疗。该患者为 HR 阳性，伴有多个高危因素，NCCN 乳腺癌诊疗指南（2020V6 版）建议加强术后辅助内分泌治疗。根据 TEXT&SOFT 联合研究 8 年随访结果，OFS＋TAM 的 DFS 及 OS 较 TAM 显著延长；OFS＋AI 对 DFS 的改善作用较 OFS＋TAM 更显著。因此，如果情况允许，OFS 联合 TAM 或 AI 将是更好的选择。

6.2 关于 HER2 阳性乳腺癌复发一线治疗的选择

首先需要评估患者是否存在内脏危象。对于无内脏危象的患者，首选单药化疗＋抗 HER2 靶向治疗。单药紫杉类药物联合曲妥珠单抗是各大指南优先推荐的方案。2019 年，帕妥珠单抗在中国上市，一线治疗可考虑曲妥珠单抗＋帕妥珠单抗联合化疗。

6.3 关于 HER2 阳性乳腺癌一线靶向治疗过程中仅出现脑转移的治疗方案选择

脑转移是 HER2 阳性乳腺癌患者的常见转移，高达 $40\%\sim50\%$ 的 HER2 阳性乳腺癌患者会出现脑转移。总的来说，临床可以根据颅内转移灶的大小、数量和部位等，选择手术治疗、立体定向放疗以及全脑放疗等。而全身治疗需要结合颅外病灶的进展情况，如颅外病灶未进展，NCCN 指南推荐进行颅内病灶局部治疗而不改变全身治疗；如颅外病灶进展，考虑二线抗 HER2 治疗。

2020 年 3 月后，恩美曲妥珠单抗在中国上市，本例患者可选择恩美曲妥珠单抗治疗。本例患者在出现脑转移时，颅外病灶稳定，因此在接受左顶叶转移瘤立体定向放疗后，可考虑继续行原治疗方案，即单药曲妥珠单抗维持治疗。

║ 参考文献 ║

[1] NCCN Clinical Practice Guidelines in Oncology：Breast Cancer（Version 1. 2 016）. https：// www. nccn. org/

[2] NCCN Clinical Practice Guidelines in Oncology：Breast Cancer（Version 3. 2 017）. https：// www. nccn. org/

[3]NCCN Clinical Practice Guidelines in Oncology：Breast Cancer（Version 6. 2 020）. https：// www. nccn. org/

[4] Pegram MD，Konecny GE，O'Callaghan C，et al. Rational combinations of trastuzumab with chemotherapeutic drugs used in the treatment of breast cancer[J]. J Natl Cancer Inst，2004，96 （10）：739—749. DOI：10. 1093/jnci/djh131.

[5] 刘静冰，秦叔逵，刘秀峰，等. 曲妥珠单抗联合吉西他滨治疗 HER2 阳性的转移性乳腺癌[J]. 临床肿瘤学杂志，2009，14（10）：916—918. DOI：10. 3969/j. issn. 1009-0460. 2009. 10. 012.

[6] Bartsch R，Wenzel C，Gampenrieder SP，et al. Trastuzumab and gemcitabine as salvage therapy in heavily pre-treated patients with metastatic breast cancer[J]. Cancer Chemother Pharmacol，2008，62（5）：903—910. DOI：10. 1007/s00280-008-0682-1.

[7] O'Shaughnessy JA，Vukelja S，Marsland T，et al. Phase Ⅱ study of trastuzumab plus gemcitabine in chemotherapy-pretreated patients with metastatic breast cancer[J]. Clin Breast Cancer，2004，5（2）：142—147. DOI：10. 3816/cbc. 2004. n. 019.

[8] Slamon D，Eiermann W，Robert N，et al. Adjuvant trastuzumab in HER2-positive breast cancer[J]. N Engl J Med，2011，365（14）：1273—1283.

[9] Bernhard J，Luo W，Ribi K，et al. Patient-reported outcomes with adjuvant exemestane versus tamoxifen in premenopausal women with early breast cancer undergoing ovarian suppression （TEXT and SOFT）：a combined analysis of two phase 3 randomised trials[J]. Lancet Oncol，2015，16（7）：848—858.

病例 13 三阴性晚期乳腺癌脑转移的治疗

病例汇报：徐潮阳；点评人：黄黎明，赵文和

病例提供单位：绍兴市人民医院乳甲科
网络 MDT 中心：浙江大学医学院附属邵逸夫医院

1 一般情况

患者，冯某。性别：女；首次确诊年龄：41 岁；首次治疗时间：2012 年 7 月 31 日；与疾病可能相关的既往史：无；月经状况及判断依据：绝经前；家族史：无。

2 初诊主诉

发现左乳肿物 1 天。

3 简要病史回顾

3.1 初诊病史

患者 1 天前(2012 年 7 月 30 日)触及左乳鸡蛋样大小肿块，至我院就诊。乳腺超声提示：左乳外上象限见一大小为 14mm×17mm 的低回声肿块，形态不规则，内见数枚强光点，并见粗条血流，弹性评分 3 分，结节旁可见簇状强光点；左乳另见数枚囊性结节，大者 14mm×7mm，位于外象限，形态规则；右乳见 3 枚大小约 5mm×3mm 的低回声结节，形态规则；双侧腋下未见明显肿大淋巴结。外院钼靶示：左乳外上象限局部腺体扭曲及呈非对称致密影，伴成簇小钙化，恶性可能性大；BI-RADS 4C 类；左腋下见肿大淋巴结。为进一步诊治入我院。

3.2 专科阳性查体

PS 评分：2 分。左乳外上象限可及一大小约 2cm×1cm 的肿物，质硬，边界欠清，与皮肤无粘连，右乳未及明显肿块，腋下及锁骨上未及肿大淋巴结。

3.3 辅助影像学检查

3.3.1 乳腺超声

左乳外上象限见一大小为 14mm×17mm 的低回声肿块，形态不规则，内见数枚强光点,并见粗条血流,弹性评分 3 分,结节旁可见簇状强光点;左乳另见数枚囊性结节,大者 14mm×7mm,位于外象限,形态规则;右乳见 3 枚大小约 5mm×3mm 的低回声结节,形态规则;双侧腋下未见明显肿大淋巴结。

3.3.2 钼靶

(外院钼钯)左乳外上象限局部腺体扭曲及呈非对称致密影,伴成簇小钙化,恶性可能性大;BI-RADS 4C 类;左腋下见肿大淋巴结。

3.4 初次诊断

左乳肿块,乳腺癌?($cT_1N_0M_0$)。

3.5 初始治疗

2012 年 8 月 1 日,予行左乳肿块区段切除＋术中冰冻病理＋左乳癌改良根治术,手术顺利,术后恢复可。

3.6 术后病理

左乳浸润性导管癌,肿物大小为 3.5cm×3.5cm×2cm,WHO Ⅲ 级,淋巴结 9/12,广泛脉管内瘤栓,乳头、乳头下乳腺、皮肤切缘、基底切缘、周围乳腺未见癌累及。免疫组化:ER(－),PR(－),C-erBb-2(－),Ki-67(30％＋)。

术后肿瘤分病理分期 $pT_2N_2M_0$,Ⅲa 期。

4 讨论点

4.1 讨论点 1:初诊三阴性乳腺癌的治疗方案

4.1.1 可供选择的治疗方案

目前,对于三阴性乳腺癌患者的治疗,化疗是重点。根据前瞻性研究,一般优先选择密集型 EC-P 方案。该患者淋巴结转移 9/12,需序贯行放疗。

C9741 研究证实,在腋窝淋巴结阳性早期乳腺癌的辅助化疗中,含蒽环类和紫杉类化疗药物每 2 周一次的剂量密集化疗方案较每 3 周一次的标准化疗方案更能显著改善患者的 DFS(RR＝0.74;P＝0.10)和 OS(RR＝0.69;P＝0.13)。剂量密集化疗方案对比常规 3 周化疗方案的 4 年 DFS 分别为 82％和 75％。

4.1.2 实际治疗方案及评价

因本例患者第一次化疗出现四度粒细胞缺乏,故在治疗中我们选取了 EC(表阿霉素 100mg/m² ＋环磷酰胺 600mg/m²)-T(多西他赛 100mg/m²)3 周方案。

4.1.3 疾病进展

2015 年 8 月 31 日,患者因"突发头痛头晕伴视物模糊 3 天"入院。

2015 年 9 月 1 日,患者头颅 MR 提示:右侧颞叶及左侧枕叶占位,结合病史,考虑脑内及脑膜转移瘤。

4.2 讨论点 2:选择全脑放疗还是局部伽马刀

患者后续在外院行伽马刀治疗。

后继续在我院门诊定期复查。

至 2016 年 12 月 10 日,复查头颅 CT,颅内病灶增大、增多(见图 13-1)。

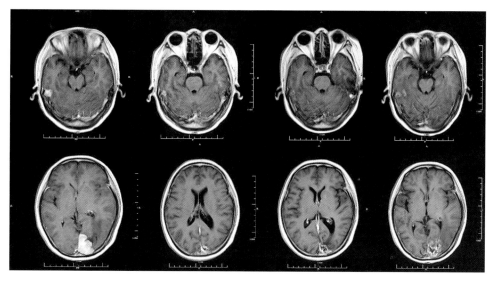

图 13-1 头颅 MR 检查

图 A:2015 年 9 月 1 日,头颅 MR 提示:右侧颞叶及左侧枕叶占位,结合病史,考虑脑内及脑膜转移瘤。图 B:2015 年 12 月 26 日,头颅 MR 示(左枕部中线占位治疗后):原肿瘤区脑膜不规则增厚及微结节状病变,性质待定。图 C:2016 年 6 月 12 日,头颅 MR 示:左枕叶、右颞叶中线旁转移瘤治疗后改变,对比 2015 年 12 月 26 日左侧枕叶强化病灶略有增大。图 D:2016 年 12 月 10 日,MR:脑转移瘤治后复查,对比 2016 年 6 月 12 日病灶增大、增多,考虑脑转移复发。

4.2.1 可供选择的治疗方案

对于颅外病灶控制稳定而单纯脑转移的患者,可以选择局部治疗和全身治疗。

局部治疗的方式包括局部手术、全脑放疗或局部伽马刀等。①局部手术:单发病灶效果好,适合于位置浅的容易切除的脑转移灶,可以取得病理结果,解决放疗后的水肿,但是需结合术后放疗。②全脑放疗:针对多发转移灶,可减少复发,预防其他新发脑转移,同时可以是对伽马刀治疗后周边亚临床灶的补充治疗,开放血脑屏障,有利于药物进入。③局部伽马刀:局部控制率可达 98%,适用范围广,不良反应轻,缓解症状快。该方法可单用,也可与全脑放疗联用或用于全脑放疗后再复发的治疗。

全身治疗可以选择化疗或靶向治疗,可能有效的药物有卡培他滨、拓扑替康、替莫唑胺、吡咯替尼等。

4.2.2　实际治疗方案及评价

患者接受全脑放疗。

放疗结束后继续随访。

4.2.3　疾病再次进展

2017 年 3 月 31 日,复查头颅 MR 示:脑转移瘤治疗后复查,对比 2016 年 12 月 10 日原右颞叶、左枕叶病灶变化不大,余病灶增大、增多。

2017 年 4 月 1 日,全腹部 CT 示:肝左内叶占位,后腹膜及左侧盆壁内肿大淋巴结,胸、腰、骶椎及两侧髂骨、髋臼、坐耻骨、左侧股骨上段骨质改变,转移考虑。

2017 年 4 月 1 日,胸部 CT 示:左乳切除术后改变;右肺中下叶及左肺上叶可疑结节影,提示转移可能。

2017 年 4 月 3 日,骨骼 ECT 示:全身多处骨转移。

疾病再次进展。

患者拒绝行肿块穿刺活检治疗方案。

4.3　讨论点 3:进一步治疗计划

4.3.1　可供选择的治疗方案

对于晚期三阴性乳腺癌的治疗,后续治疗仍以化疗为主。

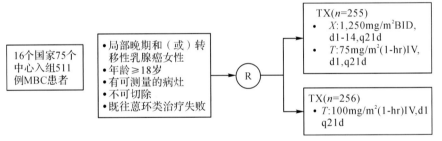

一项对比 TX 和 T 在 MBC 中的疗效与安全性的Ⅲ期研究。结果,TX 显著延长了 MBC 的无疾病进展时间和总生存。

4.3.2　实际治疗方案及评价

该患者选择 TX 方案化疗后续 X 维持。

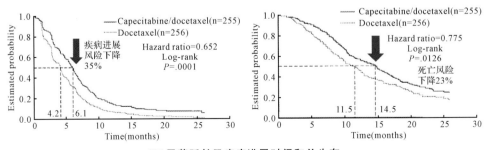

TX 显著延长无疾病进展时间和总生存

5 整个治疗经过总结

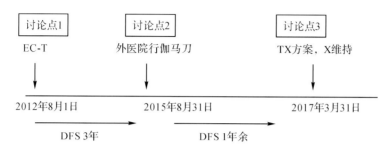

6 中心组长点评意见

6.1 关于初始治疗

本例患者为 41 岁女性,初诊 $cT_1N_0M_0$(1 期),术后病理 $pT_2N_2M_0$(3A),预后分期 3C。根据 PREDICT online,预测患者 5 年生存率为 39.1%,应用紫杉类药物辅助化疗再增加 15.6% 的 OS。针对 3C 期高危患者,经过 EC-T 标准化疗后,是否应做"加法"强化治疗? 2018 年 SABCS 公布的 C130MA/2004-01-GEICAM/2003-11 研究,早期三阴性乳腺癌卡培他滨 6~8 周期强化辅助为阴性结果。经液体活检了解肿瘤残留负荷,是否可作为"加强"的依据尚有待研究。

6.2 关于脑转移

本例患者以脑转移为首发转移,GPA 评分估计 1~2 分,预计中位生存期为 8 个月。经头颅放疗后,PFS 近 20 个月出现全身播散。关于在颅外无转移病灶的情况下是否可以应用全身治疗,目前尚无证据支持。但针对年轻三阴性乳腺癌患者进行 BRAC 基因检测或 NGS,对后续治疗选择具有重要的参考价值。在方案选择上,铂类也是优选之一;同时,在选择化疗药物时应兼顾脑转移情况。

■ 参考文献 ■

[1] Citron ML,Berry DA,Cirrincione C,et al. Randomized trial of dose-dense versus conventionally scheduled and sequential versus concurrent combination chemotherapy as postoperative adjuvant treatment of node-positive primary breast cancer:first report of Intergroup Trial C9741/Cancer and Leukemia Group B Trial 9741[J]. J Clin Oncol,2003,21 (8):1431—1439. DOI:10.1200/JCO.2003.09.081.

[2] Moebus V,Jackisch C,Lueck HJ,et al. Intense dose-dense sequential chemotherapy with epirubicin,paclitaxel,and cyclophosphamide compared with conventionally scheduled chemotherapy in high-risk primary breast cancer:mature results of an AGO phase Ⅲ study [J]. J Clin Oncol,2010,28(17):2874—2880. DOI:10.1200/JCO.2009.24.7643.

［3］Witzel I，Oliveira-Ferrer L，Pantel K，et al. Breast cancer brain metastases：biology and new clinical perspectives［J］. Breast Cancer Res，2016，18(1)：8. DOI：10. 1186/s13058-015-0665-1.

［4］O'Shaughnessy J，Miles D，Vukelja S，et al. Superior survival with capecitabine plus docetaxel combination therapy in anthracycline-pretreated patients with advanced breast cancer：phase Ⅲ trial results［J］. J Clin Oncol，2002，20(12)：2812—2823. DOI：10. 1200/JCO. 2002. 09. 002.

［5］Karachaliou N，Ziras N，Syrigos K，et al. A multicenter phase Ⅱ trial of docetaxel and capecitabine as salvage treatment in anthracycline- and taxane-pretreated patients with metastatic breast cancer［J］. Cancer Chemother Pharmacol，2012，70 (1)：169—176. DOI：10. 1007/s00280-012-1901-3.

病例 14 三阴性乳腺癌患者术后胸壁复发

病例汇报:郑书荣;点评人:郭贵龙

病例提供单位:温州医科大学附属第一医院乳腺外科
网络 MDT 中心:温州医科大学附属第一医院乳腺外科

1 一般情况

患者,李某。性别:女;首次确诊年龄:58 岁;首次确诊时间:2017 年 2 月 7 日;与疾病可能相关的既往史:无;月经状况及判断依据:绝经;家族史:无殊。

2 初诊主诉

发现左乳肿块 3 个月余。

3 简要病史回顾

3.1 初诊病史

3 个月余前(2016 年 10 月 22 日),患者无意中发现左侧乳房有一约鸡蛋大小的肿块,无局部红肿、热痛,无畏寒、发热,左乳头轻微凹陷,乳头无溢血、溢液,皮肤无溃疡,无橘皮样变。2017 年 2 月 7 日,患者到我院就诊,查乳腺超声示"左乳片状低回声区,左侧乳腺导管扩张,左侧腋下淋巴结肿大"。拟"左乳肿块:癌?"收住入院。

3.2 专科查体

PS 评分:1 分。患者左乳内下方可触及一 5cm×5cm 大小的肿块,质硬,表面不平,界限欠清楚,活动度差,乳头稍凹陷,无溢血、溢液;左腋窝未及肿大淋巴结。右乳如常,右腋窝未及肿大淋巴结。

3.3 影像学检查

影像学检查见图 14-1 和图 14-2。

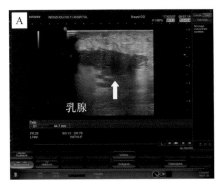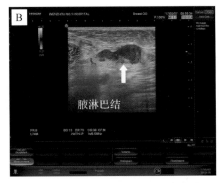

图 14-1 58 岁三阴性乳腺癌患者乳腺超声(2017 年 2 月 7 日):两侧乳腺增生症

图 A:左侧乳腺可见一 39mm×45mm 大小的低回声团块,BI-RADS 5 类;左侧乳腺导管扩张。图 B:左侧腋下淋巴结肿大,大者 25mm×11mm,边界清,皮髓质交界欠清。

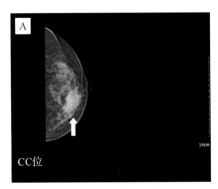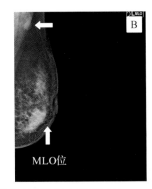

图 14-2 58 岁三阴性乳腺癌患者乳腺钼靶(2017 年 1 月 26 日)

图 A:左乳片状高密度影,范围约 42mm×27mm,边界欠清,牵拉周围腺体,局部皮肤明显增厚。图 B:MLO 位见左腋下淋巴结肿大,大者约 17mm×14mm。

2017 年 2 月 7 日,患者胸部 CT 提示:两肺散在炎性纤维灶,左侧乳腺结节,胆囊结石,左侧腋窝淋巴结。腹部超声提示:胆囊结石;余未见异常。

3.4 病理、基因检测结果等

穿刺病理(2017 年 2 月 8 日):符合浸润性导管癌。
免疫组化:ER(−),PR(−),HER2(−),Ki-67(90%)。

3.5 初步诊断

左乳恶性肿瘤($cT_2N_1M_0$ ⅡB 期);分子分型为三阴性。

3.6 初始治疗

2017 年 2 月 10 日起,予以 EC→wP 方案(环磷酰胺 600mg/m²,表阿霉素

90mg/m²,3 周方案;紫杉醇 80mg/m²,每周一次),至 2017 年 5 月 25 日共完成 6 个周期的新辅助化疗,过程顺利。

3.7　疗效评估

根据 RECIST 实体瘤疗效评价标准进行疗效评估。

专科查体:患者左乳内下可触及局部偏厚,未及明显肿块;右乳未及肿块,双腋窝未及肿大淋巴结。

2017 年 6 月 14 日,患者复查乳腺超声提示:左乳片状低回声区(10mm×4mm×11mm),左腋下见淋巴结回声(14mm×8mm)。

疗效评估为部分缓解(PR),见图 14-3。

2017 年 6 月 13 日,患者胸部 CT 示:两肺散在炎性纤维灶(见图 14-4),胆囊结石,左乳皮肤增厚,请结合临床。肿瘤标志物:CEA、CA125、CA153 在正常范围。

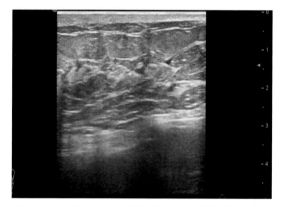

图 14-3　乳腺恶性肿瘤新辅助化疗后乳腺超声示疗效达 PR

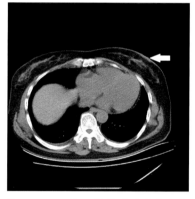

图 14-4　58 岁三阴性乳腺癌患者新辅助化疗后胸部 CT:左胸壁皮肤增厚

4　讨论点

4.1　讨论点 1:患者新辅助化疗后临床评估提示 PR,继续新辅助化疗还是手术

4.1.1　可供选择的治疗方案

①继续完成既定新辅助化疗;②手术。

4.1.2　方案依据及争议

NCCN 乳腺癌诊疗指南(2017V1 版)及中国抗癌协会乳腺癌诊疗指南与规范(2017 版)目前均推荐,对于完全缓解或者部分缓解的患者,要完成既定的新辅助治疗疗程,即便肿瘤退缩明显,也应完成原计划疗程(除非不能耐受),避免因治疗有效而临床中断新辅助治疗、立即手术的情况。专家推荐,对于新辅助化疗患者,在术前

完成化疗的总疗程数,术后可不再化疗。当然,对于术后病理检测未达到病理完全缓解(pCR)者,后续可以给予卡培他滨 6～8 个疗程的强化治疗。

4.1.3　实际治疗方案及评价

因患者坚决不愿再行新辅助化疗,并且强烈要求行手术治疗,故于 2017 年 6 月 14 日行"左乳腺癌改良根治术"。术中冰冻病理提示:上皮肤切缘、内上皮肤切缘、下切缘、外下切缘未见癌组织;左腋窝前哨淋巴结见腺癌转移(1/1)。术后石蜡病理(2017 年 6 月 22 日)提示:肿瘤大小 1cm×1.2cm,浸润性癌,非特殊类型,中分化,脉管见癌栓,乳头、底切缘、皮肤外切缘未见癌,胸肌间淋巴结 2/2 见癌转移,腋窝淋巴结 3/22 见癌转移。组织学分级:Ⅱ级,中分化。

免疫组化:ER(－),PR(－),HER2(－),Ki-67(90%)。

术后治疗:2017 年 6 月 30 日起,继续完成既定 wP 新辅助化疗方案,给予紫杉醇 120mg,80mg/m²,共 6 周,2 个周期;化疗结束后,继续口服卡培他滨 1.5g,2 次/天;2017 年 9 月 3 日起,行胸壁＋内乳＋锁骨上 50Gy/2Gy/25F 放疗。

肿瘤进展:2017 年 12 月,患者无意中发现左胸片状红肿伴疼痛,就诊于皮肤科,予以消炎治疗,效果欠佳。

进展后查体:左前胸手术疤痕周围片状红肿、质硬,部分糜烂流脓,呈黄绿色,周围见较多皮肤点状凸起(见图 14-5)。

2017 年 12 月 28 日,患者行左胸壁细针穿刺见癌细胞。

2018 年 1 月 5 日,患者胸部 CT 提示:左胸壁局部增厚,左胸腔少量积液(见图 14-6),余同前相仿。

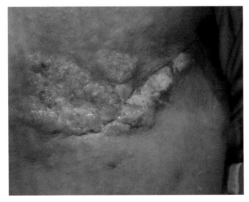

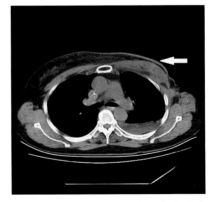

图 14-5　58 岁三阴性乳腺癌患者左乳腺癌改良根治术后疤痕病变外观:手术疤痕周围片状红肿,质硬,部分糜烂流脓,提示乳腺癌复发

图 14-6　58 岁三阴性乳腺癌患者左乳腺癌改良根治术后胸部 CT:左胸壁局部增厚,胸腔少量积液

头颅 CT(2018 年 1 月 4 日):无异常。

乳腺超声(2018 年 1 月 5 日):左胸壁皮下组织偏厚,最厚处约 6mm。

腹部超声(2018 年 1 月 5 日):胆囊结石,慢性胆囊炎,余未见异常。

4.1.4 化疗以及维持治疗总疗程

化疗总疗程:EC(环磷酰胺 600mg/m²,表阿霉素 90mg/m²,3 周方案)×4→wP(紫杉醇 80mg/m²,周疗)×12,化疗结束后继续口服卡培他滨 1.5g,2 次/天;于 2017 年 9 月 3 日起,行胸壁+内乳+锁骨上 50Gy/2Gy/25F 放疗;放疗结束后,在卡培他滨强化治疗中,肿瘤快速进展。

4.2 讨论点 2:局部胸壁进展后处理

4.2.1 可供选择的治疗方案

①解救化疗;②手术治疗;③局部放疗。

4.2.2 方案依据及争议

根据初次治疗方案的不同,乳腺癌局部-区域复发可以分为两大类:保乳术后的同侧乳房复发,及乳房切除术后的局部复发和区域淋巴结复发。5%～30%的乳腺癌患者在接受乳房切除术后会出现胸壁和区域淋巴结的复发,其中约 2/3 的患者表现为孤立性局部复发(isolated local-regional recurrence,ILRR)。其复发的相关高危因素主要包括原发肿瘤分期较晚、切缘累及、腋窝淋巴结阳性、年龄较轻、激素受体阴性、有淋巴脉管侵犯等。胸壁是乳房切除术后最常见的复发部位,占局部复发的50%～90%。研究显示,乳房切除术后的局部复发和区域淋巴结复发的总体预后远不如保乳术后的同侧乳房复发,复发后约 2/3 患者后续会发生远处转移,5 年生存率为 10%～50%。因此,及时有效地控制局部复发是非常有必要的。

乳腺癌术后局部复发的治疗方法为手术治疗、放疗和全身治疗。对于胸壁、腋窝淋巴结复发的乳腺癌,NCCN 乳腺癌诊疗指南(2018V1 版,2020V6 版)、ESMO 局部复发乳腺癌处理专家共识均认为,应将孤立性局部复发病灶视同新发可治愈的原发灶处理。首要的治疗原则是积极合理地进行局部治疗,包括尽可能的手术切除和放疗。复发灶单纯手术切除的后续再次复发率可达 60%～75%。放疗是综合治疗局部-区域复发患者的主要手段之一。局部-区域复发患者的特点之一是其他部位的再次复发。再次复发最常累及的区域是胸壁和锁骨上区,而其中最常见的是胸壁再次复发,提示对淋巴引流区复发患者进行胸壁预防性照射的必要性。本例患者在放疗结束后快速进展,已失去再次放疗的条件。

目前,对乳腺癌术后局部-区域复发后全身治疗的研究尚有限。CALOR 研究是一个前瞻性、开放式标签的随机研究,所纳入的患者均为经组织学证实的单侧乳腺癌患者,并且已经接受过乳房切除术或病灶切除术,切缘无肿瘤累及,而在手术后出现同侧胸壁孤立局部复发(ILRR)。研究所涉及的患者按照 1:1 的比例被随机分为 2 组,一组接受化疗,另一组不接受化疗。研究者根据患者既往所接受过的化疗方案、雌激素受体和孕激素受体的状态,以及 ILRR 的部位,对其分层。该研究的主要终点是无疾病生存期。结果显示,手术切除 ER 阴性 ILRR 乳腺癌患者,在接受化疗后可以有显著的获益;ER 阳性 ILRR 乳腺癌患者则需进一步随访。

总而言之,局部胸壁复发后采用系统治疗还是局部治疗,这是一个有争议的话题。目前,一些新的临床研究表明,采用何种治疗,与肿瘤的生物学特性及复发肿瘤负荷有关。如果肿瘤复发仅出现在局部,并且肿瘤的生物学行为偏惰性,那么可以考虑局部治疗(手术或放疗为主);如果肿瘤的生物学行为偏侵袭性,那么应以系统性治疗为主。

4.2.3 实际治疗方案及评价

由于该案例为三阴性乳腺癌患者,且疾病在治疗期间进展,疾病侵袭性强,同时患者胸壁复发肿瘤负荷较大,故自 2018 年 1 月 6 日起予以 NP 化疗方案(酒石酸长春瑞滨 40mg 第 1 和 8 天＋顺铂 40mg 第 1～3 天)。患者创面培养提示铜绿假单胞菌感染,治疗上予以加强局部换药及抗菌药物抗感染。化疗至第 2 周期末,患者出现Ⅳ度粒细胞缺乏合并甲型流感病毒感染伴双肺炎症,左侧胸腔积液伴部分膨胀不全(见图 14-7),于我院对症治疗后出院,此后拒绝进一步治疗。

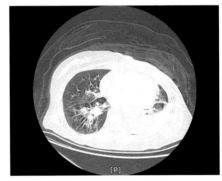

图 14-7　58 岁三阴性乳腺癌患者左乳癌改良根治术后胸部 CT(2018 年 2 月 9 日):双肺散在炎症、左侧胸腔积液伴部分膨胀不全

5　全程治疗总结

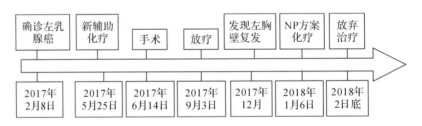

6　中心组长点评意见

三阴性乳腺癌(triple-negative breast cancer,TNBC)是根据细胞形态和细胞表面受体情况分出的一个乳腺癌亚型,指雌激素受体(ER)、孕激素受体(PR)和人表皮生长因子受体 2(HER2)均为阴性的乳腺癌。这类乳腺癌占所有乳腺癌病理类型的 12%～17%,具有特殊的生物学行为和临床病理特征,预后较其他类型差,是近几年乳腺癌基础和转化型研究领域的热点之一。三阴性乳腺癌的临床表现为病程呈侵袭性,远处转移风险较高,易发生化疗药物耐药,且目前缺乏已知的治疗靶点,不适用内分泌治疗和靶向治疗。目前,其临床和转化研究主要集中在三阴性乳腺癌的新治疗靶点探索上,但也有学者发现,对于三阴性乳腺癌,更应重视局部治疗的彻底

性。加拿大学者对单中心 768 例三阴性乳腺癌患者资料进行分析,发现 10％患者出现局部复发。进一步分析显示,与保乳联合放疗相比,不伴放疗的乳腺切除术是 $T_{1\sim 2}N_0$ 患者局部复发风险增加的唯一独立预测因子($HR = 2.53$,$P = 0.0264$)。NCCN 乳腺癌诊疗指南(2018V1 版,2020V6 版)及圣加仑国际乳腺癌会议专家共识对乳房切除术后放疗指征的推荐主要依据肿瘤大小和腋窝淋巴结状况,并未参考乳腺癌的生物学亚型。该项研究表明,临床早期的三阴性乳腺癌患者可能从术后放疗中获益。

三阴性乳腺癌患者发病时即使能接受手术治疗,考虑到肿瘤本身的生物学行为,采取新辅助化疗也仍为明智的选择。在条件允许的情况下,需要检测 BRAC1/2,如果该基因发生突变,则可以应用紫杉类联合铂类药物化疗的方案,EC(环磷酰胺＋表阿霉素)可以采取剂量密度化疗,即使出现 PR,也需要完成既定的化疗方案。早期化疗采取优化策略是十分重要的。

本例患者初治临床评估 $cT_2N_1M_0$ ⅡB 期,术后评估至少是 $pT_2N_2M_0$ ⅢA 期。首先行新辅助化疗,新辅助化疗后评估为 PR。由于患者强烈要求,故予以手术治疗,术后继续完成既定新辅助化疗方案、卡培他滨单药维持治疗及放疗。患者在放疗后出现疾病快速进展,足以证实当时的治疗方案仍无法从根本上逆转三阴性乳腺癌患者的结局。确有必要进一步开展类似病例的临床研究。此患者肿瘤侵袭性强,局部病变范围广泛,无法行胸壁扩大切除,故先行含铂类药物的系统性全身治疗,治疗方案合理、规范。

对三阴性乳腺癌患者进行全程管理也是非常重要的,包括化疗导致的血液毒性管理和药物的肝毒性管理等。对该患者在局部复发后再次予以二线化疗,尽管也采取预防性升白细胞治疗,但仍出现严重的骨髓抑制,导致免疫功能低下而合并甲型流感病毒感染。因此,加强对此类患者的全方位、全周期管理是十分重要的。

▌▌▌ 参考文献 ▌▌▌

[1] Katz A，Strom EA，Buchholz TA，et al. Locoregional recurrence patterns after mastectomy and doxorubicin-based chemotherapy：implications for postoperative irradiation[J]. J Clin Oncol,2000,18(15):2817—2827. DOI:10.1200/JCO.2000.18.15.2817.

[2] Pierce LJ. The use of radiotherapy after mastectomy：a review of the literature[J]. J Clin Oncol,2005,23(8):1706—1717. DOI:10.1200/JCO.2005.08.109.

[3] Schmoor C，Sauerbrei W，Bastert G，et al. Role of isolated locoregional recurrence of breast cancer，results of four prospective studies[J]. J Clin Oncol,2000,18(8):1696—1708. DOI:10.1200/JCO.2000.18.8.1696.

[4] Willner J，Kiricuta I C，Kolbl O. Locoregional recurrence of breast cancer following mastectomy：always a fatal event? Results of univariate and multivariate analysis[J]. Int J Radiat Oncol Biol Phys,1997,37:853—863. DOI:10.1016/s0360-3016(96)00556-1.

[5] Gradishar WJ，Anderson BO，Balassanian R，et al. Breast Cancer，Version 4. 2017. NCCN

Clinical Practice Guidelines in Oncology. J Natl Compr Canc Netw,2018,16(3):310—320. DOI:10. 6004/jnccn. 2018. 0012.

[6] Cardoso F, Senkus-Konefka E, Fallowfield L, et al. ESMO Guidelines Working Group. Locally recurrent or metastatic breast cancer: ESMO clinical practice guidelines for diagnosis, treatment and follow-up[J]. Ann Oncol,2010,21(Suppl 5):v15—v19. DOI:10. 1093/annonc/mdq160.

[7] Wapnir IL, Price KN, Anderson SJ, et al. Efficacy of chemotherapy for ER-negative and ER-positive isolated locoregional recurrence of breast cancer: final analysis of the CALOR trial[J]. J Clin Oncol,2018,36(11):1073—1079. DOI:10. 1200/JCO. 2017. 76. 5719.

[8] Abdulkarim BS, Cuartero J, Hanson J, et al. Increased risk of locoregional recurrence for women with $T_{1-2} N_0$ triple-negative breast cancer treated with modified radical mastectomy without adjuvant radiation therapy compared with breast-conserving therapy[J]. J Clin Oncol, 2011,29(21):2852—2858. DOI:10. 1200/JCO. 2010. 33. 4714.

病例 15 Luminal B 型晚期乳腺癌的治疗

病例汇报:陈彩萍;点评人:谢小红

病例提供单位:嘉兴市第一医院乳腺病科
网络 MDT 中心:嘉兴市第一医院乳腺病科

1 一般情况

患者,陆某。性别:女;首次确诊年龄:48 岁;首次治疗时间:2012 年 12 月 10 日;与疾病可能相关的既往史:无;月经状况及判断依据:绝经前;家族史:无殊。

2 初诊主诉

体检发现左乳肿块 1 个月。

3 简要病史回顾

3.1 初诊病史

患者 1 个月前(2012 年 11 月)在当地医院体检时行乳腺超声检查发现"左乳实性肿块"(报告未带,具体不详),诊断"乳腺肿瘤",建议手术。曾至外院就诊,查乳腺超声提示:双侧乳腺增生,左乳低回声团块,双侧腋下淋巴结探及,考虑"左乳肿瘤",建议手术。患者当时拒绝,后至我院治疗。

3.2 专科查体

PS 评分:2 分。左乳外上方可触及肿块 1 枚,大小约 2.5cm×2.0cm,质硬,边界欠清,可推动,无压痛,右乳未及明显肿块,双侧腋下及双侧锁骨上下未及肿大淋巴结。

3.3 影像学检查

乳腺超声示:双侧乳腺增生左乳占位? 左腋下淋巴结肿大,右腋下未见肿大淋巴结。
脑 CT 平扫:未见明显异常。
胸部 CT 示:右肺胸膜下结节,增殖灶可能性大,请随访。
腹部超声示:子宫增大,子宫肌层回声欠均匀,左卵巢囊性结构,右卵巢未探及,脾正常上限,胆囊已切除,胆总管未见明显扩张,肝、胰未见明显异常。

3.4 初次诊断

左侧乳腺癌（$T_2N_0M_0$）。

3.5 初始治疗

2012年12月16日，予以左乳腺癌改良根治术。

3.6 术后病理

（左）乳腺浸润性导管癌Ⅱ级（见图15-1），2个肿瘤大小分别为1.5cm×1.5cm×1.2cm及2.5cm×2cm×2cm。左乳腺癌改良根治标本未见癌残留。乳头、皮肤及基底切缘未见癌浸润。腋窝淋巴结（0/21）未见癌转移。非肿瘤区乳腺增生症。

免疫组化（见图15-2）：ER（＋，90％），PR（＋，90％），C-erBb-2（0，阴性），EGFR（－），CK5/6（－），Ki-67（30％＋），P53（＋，少量），E-cadherin（＋）。肿瘤分期：$pT_2N_0M_0$。

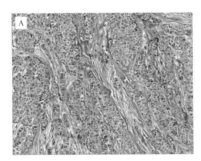
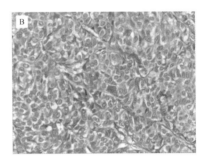

图15-1　左乳病灶镜下所见（左）乳腺浸润性导管癌

图A：HE染色，40×。图B：HE染色，200×。

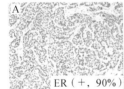
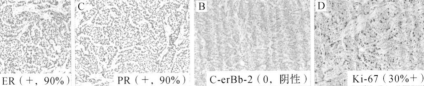
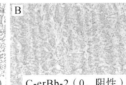
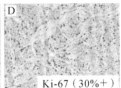

ER（＋，90％）　　PR（＋，90％）　　C-erBb-2（0，阴性）　　Ki-67（30％＋）

图15-2　乳腺浸润性导管癌免疫组化

图A：ER（＋，90％）；图B：PR（＋，90％）；图C：C-erBb-2（0，阴性）；图D：Ki-67（30％＋）。

3.7 术后诊断

左乳腺浸润性导管癌（$T_2N_0M_0$）；分子分型诊断为Luminal B型。

3.8 术后可供选择的治疗方案

术后可选择化疗＋内分泌治疗。化疗方案：CEF×6；CT（环磷酰胺）×0.8 d1＋EPI-ADM（表阿霉素-阿霉素）130mg d1＋5-Fu（氟尿嘧啶）0.75g d1，每3周1次。

内分泌治疗方案:他莫昔芬 10mg 口服,2 次/d,持续 5 年。

3.8.1　方案依据及争议

根据 2012 年 NCCN 乳腺癌诊疗指南,该患者乳腺癌分期为 $T_2N_0M_0$,且未接受 21 基因检测,应予以辅助内分泌治疗±辅助化疗,辅助化疗方案包括 CEF(环磷酰胺、表柔比星、氟尿嘧啶)。

根据 2009 年版 St Gallen 共识,该患者乳腺癌存在中危复发风险,辅助化疗方案应包括 CEF×6。

根据 CSCO 乳腺癌诊疗指南(2020 版),辅助化疗指征符合复发风险较低且肿块>2cm 的分层,I 级推荐的化疗方案包括 AC、TC,II 级推荐的化疗方案为 AC-T。辅助内分泌治疗 I 级推荐为 OFS+TAM 5 年,II 级推荐为 OFS+AI 5 年,III 级推荐为 TAM。

3.8.2　实际治疗方案及评价

综合 2012 年 NCCN 乳腺癌诊疗指南和 2009 版 St Gallen 共识,决定对患者进行辅助化疗,选择化疗方案为 CEF×6。患者 ER 阳性,未绝经,故化疗后给予他莫昔芬内分泌治疗。患者化疗结束后按时进行全身检查,连续 3 年检查均未见复发、转移表现。

4　讨论点

4.1　讨论点 1:乳腺癌骨转移的治疗

2015 年 11 月 23 日,患者全身骨扫描显示:全身多处局限性骨质代谢异常活跃,骨转移灶首先考虑(见图 15-3)。查 MRI 示:诸胸腰椎体或附件均见转移性肿瘤;胸腰椎退行性变,部分腰椎间盘轻度突出(见图 15-4)。

未见内脏转移,无明显不适症状,一般情况良好。激素检测提示未绝经。

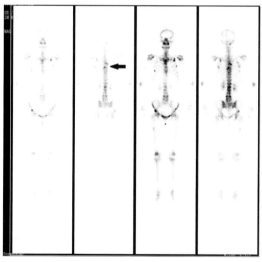

图 15-3　左乳腺癌改良根治术后 3 年全身骨扫描:全身多处局限性骨质代谢异常活跃,骨转移灶首先考虑

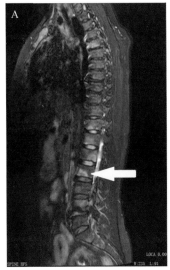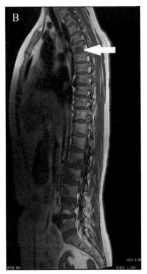

图 15-4　胸腰椎 MRI(2015 年 11 月 29 日)示:诸胸腰椎体或附件均见转移性肿瘤

图 A:箭头所指为骨转移部位;图 B:箭头所指为骨转移部位。

4.1.1　骨转移概述

在晚期乳腺癌患者中,骨转移的发生率为 65%～75%,而首发转移为骨转移者占 27%～50%。骨转移的发生与乳腺癌发病时的病理分期和激素受体状态有关。肿块≥2cm、淋巴结转移≥4 个、临床分期Ⅱ～Ⅲ期、激素受体阳性患者出现骨转移的比例较高。诊断骨转移的患者,ER 和(或)PR 阳性率可高达 76.6%。

骨痛、骨损伤等骨相关事件(skeletal related event,SRE)是乳腺癌患者骨转移常见的并发症,严重影响患者的生活质量。临床研究将 SRE 定义为:骨痛加剧或出现新的骨痛、病理性骨折(椎体骨折、非椎体骨折)、椎体压缩或变形、脊髓压迫、骨放疗后症状(因骨痛或防止病理性骨折或脊髓压迫)及高钙血症。这些改变都是影响患者自主活动能力和生活质量的主要因素。

乳腺癌单纯骨转移的预后明显好于内脏转移。如果通过全身抗肿瘤治疗,推迟了骨转移患者发生内脏转移的时间,那么患者的总生存期(overall survival,OS)将有明显改观。而骨转移常见的疼痛、骨折等骨相关事件对患者生活质量的影响较大,需要在全身抗肿瘤治疗的基础上选择合理的放疗、手术等局部治疗措施,加强镇痛治疗,以改善患者的生活质量、延长生存时间。因此,对于乳腺癌骨转移,应采取"全身治疗为主,局部治疗为辅"的原则。

4.1.2　骨转移的诊断

对于局部晚期乳腺癌患者,初诊时推荐进行骨转移的常规筛查;在术后每 1～2 年的定期检查中,也应进行骨转移的常规筛查。一旦患者出现骨痛、病理性骨折、碱性磷酸酶水平升高、脊髓或脊神经根压迫症状,或者高钙血症等临床表现,就应进一步检查明确有无骨转移病变。而这主要依靠影像学检查。

ECT 是骨转移初筛诊断方法,具有灵敏度高、早期发现异常骨代谢灶、全身成像等优点,但其也存在缺点,包括特异性较低、不能提示病变为成骨性或溶骨性病变、不能显示骨破坏程度等。

CT 骨窗、X 线检查和磁共振成像(MRI)是确诊骨转移的影像学方法。对于骨ECT 异常的患者,应该针对可疑骨转移灶进行 CT 骨窗、X 线、MRI 检查,以确认骨转移情况,并了解骨破坏的严重程度以及负重骨的稳定性。

PET-CT 的灵敏度与骨扫描相似,但特异性比骨扫描高,对乳腺癌患者骨转移治疗后病情的跟踪也优于骨扫描,但其对骨转移诊断的价值有待进一步研究,且因检查费用高,所以在临床上并不作为常规推荐。

骨活检是诊断乳腺癌骨转移的金标准。针对临床可疑骨转移灶,尤其是那些单发骨病变或者少见转移部位的骨病变,应争取进行穿刺活检以明确病理诊断。

4.1.3 骨转移的治疗

骨转移的治疗包括手术治疗、外照射、放射性核素内照射、化疗、内分泌治疗、靶向治疗、双磷酸盐治疗和地诺单抗治疗。

4.1.3.1 手术治疗

对骨转移患者,应由肿瘤内科、放疗科和骨科等进行多学科会诊,对是否需要手术治疗以及手术治疗的时机选择做出恰当的判断,争取降低截瘫、骨折的发生率,切实提高患者的生活质量。

手术治疗骨转移的适应证有:单发或多发骨转移,骨质破坏严重,伴或不伴有病理性骨折,特别是承重骨及四肢长骨;骨转移瘤局限,软组织未侵及者;短时间内发生的肿瘤压迫脊髓,需要立即手术减压;预计原发肿瘤治疗后有较长的存活期;全身状况良好,能够耐受手术治疗。

禁忌证及相对禁忌证有:预期生存期较短;全身一般情况较差,不能耐受手术治疗。

手术治疗方法包括单内固定术、病灶清除加内固定术、病灶切除加人工关节置换术、脊髓受压后的减压及脊柱稳定性的手术。固定术可考虑选择性用于治疗病理骨折,或因脊髓受压而减压后,或预期生存时间>3 个月的乳腺癌骨转移患者。预防性固定术可考虑选择性用于股骨转移灶直径>2.5cm,或股骨颈骨转移,或骨皮质破坏>50%,预期生存时间>3 个月的乳腺癌骨转移患者。对于四肢长骨病理性骨折,可行关系切开复位,肿瘤刮除内固定术。对于骨缺损处,可用骨水泥充填,以增加稳定性,便于患者活动。对骨转移压迫脊髓致不同程度瘫痪的患者,应尽早行椎减压术,多数患者术后可得以恢复。手术后,待患者身体状态好转,一般情况允许后,应尽快给予全身性抗肿瘤治疗以控制肿瘤。

4.1.3.2　外照射

外照射是骨转移姑息性放疗的首选方法,有效的外照射可以使 50％～80％患者的骨痛症状迅速缓解,近 1/3 患者的症状完全消失。其具有骨痛缓解率高、疗效持久等优势。外照射的作用原理主要是射线可以直接杀灭肿瘤细胞,控制肿瘤生长,减轻骨膜和骨髓腔的压力,缓解疼痛。主要适应证:有症状的骨转移(用于缓解疼痛及恢复功能);选择性用于负重部位骨转移的预防性放疗,如脊柱或股骨转移。

对于承重部位的单纯溶骨性转移,如果溶骨性改变影响了骨的稳定性,有塌陷或者骨折的风险,则建议先行手术以增加稳定性,再行放疗以进一步消灭局部的肿瘤细胞。

骨转移放疗的外照射常用局部单野、两野对穿、三野照射及调强放疗技术。对于预期生存期较长者,可用常规分割照射;对于预期生存期较短或行动不便者,可选择短疗程大分割照射。单次照射尤其适用于活动及搬运困难的晚期患者,以尽快获得止痛效果。立体定向放疗采用更精确的放疗技术,其优势在于更好地保护邻近转移灶的关键器官,可使患者获得更好的生活质量。

4.1.3.3　放射性核素内照射

放射性核素内照射是姑息性治疗骨转移疼痛的方法之一。其原理是将放射性核素或其标记物(放射性药物)通过代谢或其他途径引入体内,选择性地聚集在病变部位,利用其发射出的射程很短的 β 粒子或 α 粒子,对病变进行集中照射。放射性核素治疗骨转移疼痛的主要目的是缓解疼痛,提高患者的生活质量。其适应证有:明确诊断的恶性肿瘤骨转移,骨显像显示病灶有明显放射性摄取,有(或无)明显的骨痛症状且抗肿瘤治疗无明显缓解的患者。

目前,用于治疗肿瘤骨转移的放射性药物主要有两种,即钐-153(^{153}Sm)和锶-89(^{89}Sr)。它们的物理学特性,尤其半衰期和粒子能量均不相同。

4.1.3.4　化疗、内分泌治疗、靶向治疗

对于单纯的骨转移,应避免不必要的联合化疗,可选择单药化疗或内分泌治疗。原则上,对于激素受体阳性、HER2 阴性的晚期乳腺癌患者,若转移病灶局限在骨、软组织以及无症状、肿瘤负荷不大的内脏,则可以优先选择内分泌治疗。但对于内分泌治疗耐药、肿瘤快速进展、骨转移伴随广泛内脏转移的患者,应先给予化疗。对于 HER2 过表达的患者,应考虑采用含曲妥珠单抗或拉帕替尼等抗 HER2 药物的治疗方案。

4.1.3.5　双磷酸盐

双磷酸盐的主要适应证:高钙血症,骨痛,治疗和预防骨相关事件。

在关于乳腺癌骨转移患者骨相关事件治疗和预防的临床研究中,双磷酸盐的中位用药时间为 6～8 个月。Van den Wyngaert 等的研究表明,2 年以上唑来膦酸治疗的安全性高,并且可降低骨相关事件的发生率。因此,在临床实践中,推荐用药时间可达 2 年或更长时间。ZOM 研究、OPTIMIZE-2 研究和 CALGB7O604 研究均显示,对于接受双磷酸盐静脉注射治疗 1 年或以上时间的患者,继续予以唑来膦酸每

12周1次治疗的效果及安全性不劣于每4周给药组。2014年欧洲临床肿瘤学会（European Society for Medical Oncology,ESMO）强调采取个体化治疗的策略,只有对抗肿瘤治疗后控制良好的非侵袭性骨转移患者,可降低给药频率（如每12周1次）。基于现有数据,对于骨相关事件的高危患者,双磷酸盐每4周1次的标准给药方案仍是合适的治疗选择;只有对病情稳定、进展缓慢的骨相关事件低危患者,可适当延长给药间隔至每12周1次。

在双磷酸盐的使用过程中,如出现以下情况,则可考虑停药:①在用药过程中,监测到与双磷酸盐明确相关的严重不良反应;②在治疗过程中,肿瘤发生恶化,出现其他脏器转移并危及生命。另外,研究表明,患者在治疗期间出现骨痛加重或骨相关事件时,若继续接受唑来膦酸治疗,可以降低再次发生骨相关事件的风险。因此,在应用某种双磷酸盐治疗过程中,即使发生了骨相关事件,仍建议继续用药,但此时可以考虑换用另外一种双磷酸盐。

4.1.3.6　地诺单抗

地诺单抗（denosumab）是一种人源化单抗,靶向作用于核因子 κB 受体活化因子配体（receptor activator of nuclear factor-κ B ligand,RANKL）,通过阻止 RANK 配体激活破骨细胞表面的 RANK 受体发挥作用,抑制破骨细胞活化,减少骨吸收,增加骨密度和骨强度。

地诺单抗的3项关键性的Ⅲ期临床试验研究提示,在延迟或预防骨相关事件方面,地诺单抗治疗乳腺癌骨转移患者的疗效优于唑来膦酸,且患者对地诺单抗的耐受性良好。

推荐用法:120mg,每4周皮下注射1次。

地诺单抗的不良反应有头痛、皮疹、恶心、腹泻、肌痛、疲劳、低磷血症和低钙血症等,总体耐受性良好。地诺单抗最常见的严重不良反应是呼吸困难。

4.1.4　可供选择的治疗方案

在本病例中,在初次发现骨转移时,患者无骨痛症状、转移为多发性且未发现内脏转移,结合药物的可及性和经济负担等原因,选择双磷酸盐＋更换内分泌治疗方案是合理的。

对于无内脏转移的单纯骨转移患者,可以选择给予双磷酸盐对症治疗和更换内分泌治疗方案。

4.1.5　方案依据及争议

根据同时期 NCCN 乳腺癌诊疗指南,对骨转移患者需加用双磷酸盐治疗;同时,对 ER 阳性的绝经前患者,需要抑制卵巢功能并按绝经后患者进行内分泌治疗,可选的内分泌治疗药物有阿那曲唑。

根据 CSCO 乳腺癌诊疗指南（2020 版）,对于 TAM 治疗失败且绝经前的患者,可采取有效的卵巢功能抑制手段,随后遵循绝经后患者内分泌治疗指南,包括Ⅰ级推荐:AI+CDK4/6抑制剂,AI+HDAC抑制剂,氟维司群+CDK4/6抑制剂;Ⅱ级推荐:AI,氟维司群。针对骨转移,需要使用骨改良药物,Ⅰ级推荐为唑来膦酸,伊班膦酸;Ⅱ级推荐为地舒单抗,负荷剂量伊班膦酸,帕米膦酸二钠;Ⅲ级推荐为氯膦酸二钠。

4.1.6 实际治疗方案及评价

该患者自2015年11月30日起先接受唑来膦酸(每28天1次)治疗,停用他莫昔芬,并用亮丙瑞林抑制卵巢功能及用阿那曲唑进行内分泌治疗。

治疗时间:共24个月(至2017年12月27日),定期复查未见新发病灶(见图15-5)。

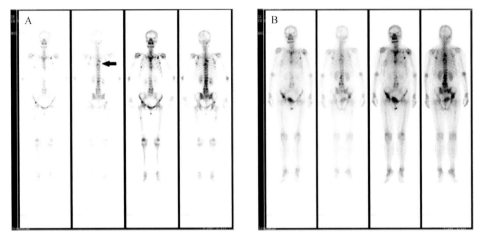

图 15-5 双膦酸盐治疗前后 ECT 骨扫描对比

图 A:2015年11月23日,ECT骨扫描。图 B:2017年5月25日,ECT骨扫描。两次扫描对比显示肿瘤无明显进展。

4.2 讨论点 2:骨转移灶的疗效评估

在乳腺癌骨转移的病程中,因为破骨细胞与成骨细胞的活性交替变化,致使骨的代谢平衡倾向于骨吸收或骨形成。因此,在评价对骨转移灶的疗效时,既需要评价肿瘤负荷,又需要评价骨结构改变。

骨扫描可以初筛有无新增部位骨转移,如果转移部位增多,结合临床症状加重,可评估骨转移进展。骨扫描和MRI检查无法显示骨质结构,对比治疗前后影像学检查结果亦无法显示原骨转移部位骨结构的变化。CT骨窗扫描是评价骨转移疗效的主要手段,可以清晰显示骨结构的变化。PET-CT将PET功能显像和CT解剖显像有机结合起来,既可以调整窗宽、窗位显示CT骨窗,又可以显示骨转移部位治疗前后代谢活性的变化,在骨转移的疗效评价中有一定优势。

1981年,根据WHO对骨转移的疗效评价标准,部分缓解(PR)是指溶骨病灶缩小、出现钙化,或者成骨性病灶密度减低时间至少有4周。对于溶骨性转移治疗后出现钙化修复,表现为成骨,甚至有成骨范围大于原有溶骨范围的影像学表现,容易被误判为肿瘤进展。因此,临床医生一定要结合影像学表现和患者的临床表现进行判断。如果患者症状减轻,再结合骨窗出现的成骨改变,就可以判断病情好转。

骨转移的影像学进展表现为:溶骨性转移出现新增部位的溶骨性改变,或者原有溶骨性病灶范围扩大;原有成骨性转移灶密度降低,逐步转化为溶骨性病灶。

在临床实践中,骨转移影像学改变相对滞后,因此,在骨转移影像无明显变化的情况下,骨转移的疗效评价需要结合症状和肿瘤标记。如果患者骨转移症状进行性加重、肿瘤标记物水平进行性升高,则即使 CT 骨窗影像学检查无明显变化,也需要考虑骨转移进展,并警惕其他部位新发转移,必要时借助 PET-CT 进行全面检查。而对于仅有骨转移症状加重的患者,需结合临床症状、查体和影像学检查明确疼痛或活动受限的具体部位,建议在不改变全身抗肿瘤治疗的情况下,进行局部放疗,或者加用负荷剂量伊班膦酸进一步控制骨转移症状,并继续密切随访和复查。如果骨转移症状和影像学检查结果稳定,那么单纯凭肿瘤标记物水平升高也不能判定骨转移进展,更不能将此作为更换全身抗肿瘤治疗的依据,但是密切随访和复查是非常有必要的。

在单纯骨转移患者中,影像学检查评估如发现新增部位的转移灶(如内脏转移),那么可以确定病情进展,并且此后需要对内脏转移的影像学变化做疗效评价。

4.3　讨论点 3:乳腺癌肝转移的治疗

2017 年 12 月 27 日,患者肝脏 MRI 检查提示肝脏多发转移瘤,腹膜后淋巴结显示,胆囊未见显示,附见部分胸腰椎椎体骨质信号异常,考虑转移(见图 15-6)。患者无明显症状,一般情况良好。

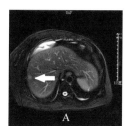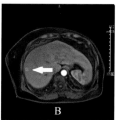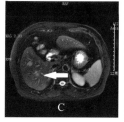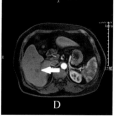

图 15-6　左乳腺癌改良根治术后 5 年肝脏 MRI 检查(2017 年 12 月 27 日)示肝脏多发转移瘤
图 A—图 D:箭头所指为肝转移瘤。

4.3.1　肝转移的诊断

4.3.1.1　超声

乳腺癌术后,患者发生脂肪肝的比例较高。在脂肪肝背景下的肝转移病灶典型表现为圆形,呈不均质低回声,边界清楚,肿块与脂肪肝之间的回声差异较明显,常无低回声晕环,多发时表现为筛网征。而无脂肪肝背景的肝转移声像图常表现为"牛眼"样结构。

4.3.1.2　CT

CT 平扫发现,绝大多数转移性肝癌病灶密度低于同一扫描层面的肝实质密度;但在少部分肝脏呈弥漫性脂肪变的病例中,转移癌的密度可高于肝实质。肝转移癌的 CT 表现复杂多样,即使在同一患者,弥漫多发性转移癌的各个病灶亦可呈大小不等、密度不同、边缘有或无强化等不同的表现。在增强 CT 扫描中,肝癌病灶和肝组织的密度均有不同程度的增强。增强后肝癌病灶的 CT 表现有以下几种:①病灶边缘强化,大部分仍低于正常肝实质;②整个病灶均匀或不均匀强化,通常低于正常肝组织,并且两者密度差异增加;③囊样改变,大的病灶中心坏死,中心密度低于边缘部分;④"牛眼"征,即病灶中心密度低,边缘强化,最外层密度又低于肝实质;⑤晕圈征,即病灶边缘强化,形似包膜。

4.3.1.3　MRI

由于正常肝组织和转移灶组织存在差异,正常解剖结构和病变结构也存在差异,所以 MRI 检查的分辨率较高。与传统检查方法相比,MRI 还有无辐射、无造影剂过敏反应等优点。

4.3.1.4　实验室检查

乳腺癌肝转移在转移初期,肝功能往往正常,碱性磷酸酶和乳酸脱氢酶水平常有升高。血清 5'-核苷核酸酶诊断肝转移癌有较高的灵敏度和一定的特异度。在部分乳腺癌肝转移患者中,血清标记 CA153、CEA 和 CA125 等水平会升高。AFP 的检测有助于鉴别诊断肝转移和原发性肝癌。

4.3.2　肝转移的治疗

4.3.2.1　手术治疗

根治性切除术的预后比非根治性切除术好。目前,对于采用何种术式进行肝切除尚无定论。

4.3.2.2　射频消融

射频消融途径有超声引导下经皮射频消融、腹腔镜下射频消融及术中射频消融3 种。射频消融术对手术无法切除的肝脏原发或转移瘤具有很好的疗效,术后并发症的发生率低,尤其适用于直径<3cm 的肿瘤病灶,可一次毁损成功。目前,已经确立了射频消融在乳腺癌肝转移治疗中的作用,但是没有数据证明这些方法可以取代肝切除手术作为金标准的治疗方法。

4.3.2.3　其他局部疗法

其他局部疗法有经皮激光热疗、瘤体内无水乙醇注射、冷治疗、高强度聚焦超声刀及放疗等。

4.3.2.4　化疗

比较有效的联合化疗方案有多西他赛联合卡培他滨,紫杉醇联合吉西他滨,吉西他滨联合顺铂等。在乳腺癌肝转移化疗过程中,要特别注意对肝脏功能的监测。

乳腺癌肝转移本身可导致肝功能异常,而大多数细胞毒药物也可引起肝损害。如乳腺癌肝转移已引起明显的肝损害,有内脏危象的风险,那么建议选择单药化疗,或在调整剂量后选择联合化疗。

4.3.2.5　内分泌治疗

对于激素受体阳性的转移性乳腺癌患者来说,内分泌治疗是一种非常有效的手段,也是部分激素受体阳性乳腺癌患者优先选择的全身治疗措施。

2016 年,ESMO 报道的 FALCON 研究显示,氟维司群 500mg 一线治疗激素受体阳性绝经后晚期乳腺癌患者的疗效显著优于阿那曲唑〔无进展生存期(progression-free survival,PFS):氟维司群 16.6 个月,阿那曲唑 13.8 个月〕。多项大规模Ⅲ期临床试验研究证明,CDK4/6 抑制剂联合芳香化酶抑制剂一线治疗激素受体阳性绝经后晚期乳腺癌患者,可以使 PFS 突破 24 个月。对于芳香化酶抑制剂治疗失败的患者,BOLERO-2 研究显示,依维莫司联合依西美坦相较于单药依西美坦,可使患者 PFS 延长至 10 个月。对于一线治疗未应用过 CDK4/6 抑制剂的患者,PAMOLA-3 研究显示,氟维司群联合帕博西尼相较于单药氟维司群可显著延长 PFS(PFS:帕博西尼 9.5 个月,氟维司群 4.6 个月)。

4.3.2.6　靶向治疗

靶向治疗不适用于该患者,略。

4.3.3　可供选择的治疗方案

在首次发现肝转移时,该患者的病灶为多发性,手术难以切除,而患者无症状、无肝功能异常、PFS 24 个月,提示内分泌治疗是首选治疗方法。由于其已经接受 AI 治疗,故可改为氟维司群 500mg 方案,而 CDK4/6 抑制剂则因可及性问题和经济问题而未被选用。

对于激素受体阳性、无症状的内脏转移患者,可以选择更换内分泌治疗药物。

4.3.4　方案依据及争议

根据同时期 NCCN 乳腺癌诊疗指南,当晚期患者内分泌治疗出现进展时,如果已接受的内分泌治疗药物超过 3 种或者患者出现内脏危象,则需进行化疗;否则,可尝试更换新的内分泌治疗方案。

根据 2017 年版 CSCO 乳腺癌诊疗指南,对 AI 治疗失败患者的基本策略是使用氟维司群。

根据 2020 年 CSCO 乳腺癌诊疗指南,对于非甾体类 AI 治疗失败的患者,Ⅰ级推荐为:甾体类 AI＋HDAC 抑制剂,氟维司群＋CDK4/6 抑制剂;Ⅱ级推荐为:甾体类 AI＋CDK4/6 抑制剂,氟维司群,甾体类 AI＋依维莫司;Ⅲ级推荐为:甾体类 AI,TAM 或托瑞米芬,孕激素。

4.3.5 实际治疗方案及评价

2018年12月25日,将该患者的治疗方案调整为:继续用唑来膦酸、亮丙瑞林治疗,而将阿那曲唑改为氟维司群500mg治疗。

4.4 讨论点4:乳腺癌肝转移治疗后再进展

4.4.1 患者治疗后病程

(1)2018年3月23日,患者复查肝脏增强MRI:肝脏多发转移瘤。对比2017年12月27日MRI检查结果,病灶明显增多、增大。腹膜后淋巴结显示见图15-7。

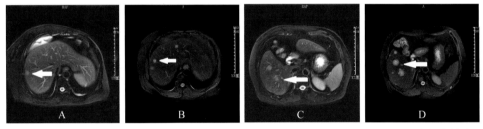

图15-7 左乳腺癌改良根治术后肝转移MRI复查结果(2018年3月23日):肝脏多发转移瘤,对比前片病灶明显增多、增大

图A:箭头所指为2017年12月27日肝脏某部位转移瘤。图B:箭头所指为2018年3月23日肝脏相同部位转移瘤增多。图C:箭头所指为2017年12月27日肝脏另一部位转移瘤。图D:箭头所指为2018年3月23日肝脏相同部位转移瘤增多。

(2)出现腰背痛,影响行走。

(3)肝穿刺活检示低分化癌,结合免疫组化及病史,考虑乳腺癌肝转移。免疫组化:ER(+),PR(+),C-erBb-2(0,阴性),Ki-67(约20%+),CK18(+),CK19(+)Hepatocyte(−),Arginase-1(−)GCDFP15(+),EGFR(−),GATA3(+),TTF1(−),CDX-2(−)(见图15-8和图15-9)。

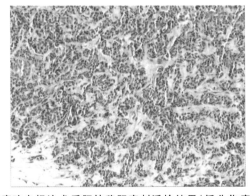

图15-8 左乳腺癌改良根治术后肝转移肝穿刺活检结果(低分化癌,HE染色,100×)

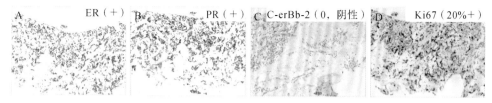

图 15-9 左乳腺癌改良根治术后肝转移肝穿刺活检免疫组化结果

图 A:ER(+)。图 B:PR(+)。图 C:C-erBb-2(0,阴性)。图 D:Ki-67(20%+)。

4.4.2 可供选择的治疗方案

①继续内分泌治疗,不换药。②继续内分泌治疗,换药。③化疗。

4.4.3 方案依据及争议

对于骨转移伴随新发内脏转移后的处理重点在于内脏危象。

关于该患者是否存在内脏危象,存在争议。

内脏危象是指根据症状、体征和实验室检查结果评估出的严重器官功能障碍,并且疾病进展迅速。内脏危象不只是存在内脏转移,也意味着一个指征:即需要一种更快速有效的治疗方法以缓解内脏转移的疾病,尤其疾病一旦继续进展可能导致另一种治疗选择变得不可能。

该定义本身比较模糊,没有明确的量化指标来判断患者当时的情况是否属于内脏危象。因此,需要由临床医生与患者充分交流沟通,解释各种治疗的利弊,由双方共同决定治疗方案。

另一项综述对内脏危象的定义包括明显的肝转移,符合本患者的情况。为免肿瘤继续进展而失去化疗机会,决定给予患者化疗。具体化疗方案参照 NCCN 乳腺癌诊疗指南(2018V1 版),采用多西他赛+卡培他滨联合用药。

根据 2020 年 CSCO 乳腺癌诊疗指南,对于 HER2 阴性晚期乳腺癌患者的解救化疗,该患者的Ⅰ级推荐为单药紫杉类(白蛋白紫杉醇、多西他赛、紫杉醇),联合化疗(TX 方案、GT 方案、TP 方案);Ⅱ级推荐为单药化疗(卡培他滨、长春瑞滨、吉西他滨、依托泊苷),联合化疗(紫杉类+贝伐珠单抗);Ⅲ级推荐为多柔比星脂质体、紫杉醇脂质体。对于出现骨痛的情况,可以选择手术或放疗缓解疼痛,减少发生病理性骨折的风险。

4.4.4 实际治疗方案及评价

(1)停氟维司群。

(2)停亮丙瑞林。

(3)TX 方案化疗共 6 次,前 14 天使用多西他赛 120mg d1+卡培他滨(早 4 粒,晚 3 粒),然后卡培他滨维持(剂量同前)。

(4)唑来膦酸治疗时间超过 2 年,为降低发生下颌骨坏死等并发症的风险,唑来膦酸治疗由每 28 天 1 次更改为每 3 个月 1 次。

4.4.5　治疗后效果评价

(1)症状：患者腰背痛症状消失，行走自如。

(2)2018 年 5 月 9 日复查 MRI 示：肝脏多发转移瘤，对比前片(2018 年 3 月 23 日)局部病灶有所变小；脂肪肝；胆囊未见显示。

(3)2018 年 7 月 17 日复查 MRI 示：肝脏多发转移瘤，对比前片(2018 年 5 月 9 日)部分病灶有所变小(见图 15-10 和图 15-11)。

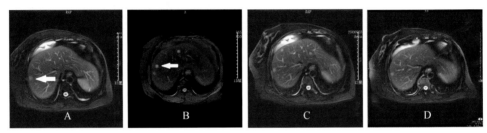

图 15-10　左乳腺癌改良根治术后肝转移病灶 MRI 动态变化过程

图 A：箭头所指为 2017 年 12 月 27 日肝脏另一部位转移瘤。图 B：箭头所指为 2018 年 3 月 23 日肝脏相同部位转移瘤增多。图 C：(2018 年 5 月 9 日)肝脏多发转移瘤，对比前片(2018 年 3 月 23 日)局部病灶有所变小。图 D：(2018 年 7 月 17 日)肝脏多发转移瘤，对比前片(2018 年 5 月 9 日)部分病灶有所变小。

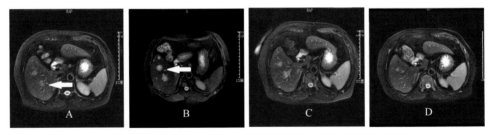

图 15-11　左乳腺癌改良根治术后肝转移病灶 MRI 动态变化过程

图 A：(2017 年 12 月 27 日)肝脏多发转移瘤。图 B：(2018 年 3 月 23 日)肝脏相同部位转移瘤增多。图 C：(2018 年 5 月 9 日)肝脏多发转移瘤，对比前片(2018 年 3 月 23 日)局部病灶有所变小。图 D：(2018 年 7 月 17 日)肝脏多发转移瘤，对比前片(2018 年 5 月 9 日)部分病灶有所变小。

5 整个治疗经过总结

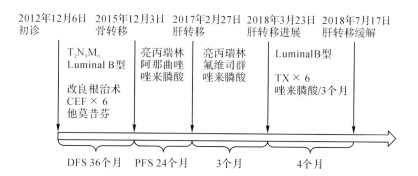

6 中心组长点评意见

该案例的诊治整体上比较规范,各种治疗方案均符合当时的指南推荐。

在发现骨转移时,由于患者当时未绝经,所以临床选择调整内分泌治疗方案,将他莫昔芬改为阿那曲唑,给予药物去势,同时加用了双磷酸盐。上述方案对患者的副作用较小,在不影响患者生活质量的前提下维持了2年。

在发现肝转移时,患者仍无临床症状,全身检查除骨转移病灶外未见其他转移病灶,一般情况良好,故首选将阿那曲唑更换为氟维司群。但由于药物可及性问题未加用CDK4/6抑制剂,比较可惜。由于肝脏病灶具有多发性,故不首先考虑手术治疗等局部治疗方式。

在肝转移进展后,临床对于患者当时的情况是否属于内脏危象存在争议。由于内脏危象的定义存在一定的模糊性,所以难以量化判断,每个临床医生可以有自己的见解,同时还需要考虑备选治疗方案的可及性问题和患者的经济承受能力。在这种情况下,通过与患者充分沟通交流,选择一个双方都能接受的方案是比较合理的。

▓▓‖ 参考文献 ‖▓▓

[1] Goldhirsch A, Ingle JN, Gelber RD, et al. Thresholds for therapies: highlights of the St Gallen international expert consensus on the primary therapy of early breast cancer 2009[J]. Ann Oncol,2009,20(8):1319—1329. DOI:10.1093/nnonc/mdp322.

[2] Van den Wyngaert T, Delforge M, Doyen C, et al. Prospective observational study of treatment pattern, effectiveness and safety of zoledronic acid therapy beyond 24 months in patients with multiple myeloma or bone metastases from solid tumors[J]. Support Care Cancer,2013,21(12):3483—3490.

[3] 孙春晓,王简,黄香,等.乳腺癌骨转移药物治疗的现状和进展[J].临床肿瘤学杂志,2016,21(9):844—848.

［4］Robertson JFR，Bondarenko IM，Trishkina E，et al. Fulvestrant 500 mg versus anastrozole 1 mg for hormone receptor-positive advanced breast cancer（falcon）：an international，randomised，double-blind，phase 3 trial［J］. Lancet，2016，388（10063）：2997—3005. DOI：10. 1016/S0140-6736(16)32389-3.

［5］Piccart M，Hortobagyi GN，Campone M，et al. Everolimus plus Exemestane for hormone receptor-positive，human epidermal growth factor receptor-2-negative advanced breast cancer：Overall survival results from BOLERO-2［J］. Ann Oncol，2014，25（12）：2357—2362. DOI：10. 1093/annonc/mdu456.

［6］Cristofanilli M，Turner NC，Bondarenko I，et al. Fulvestrant plus palbociclib versus fulvestrant plus placebo for treatment of hormone-receptor-positive，HER2-negative metastatic breast cancer that progressed on previous endocrine therapy（PALOMA-3）：final analysis of the multicentre，double-blind，phase 3 randomised controlled trial［J］. Lancet Oncol，2016，17（4）：425—439. DOI：10. 1016/S1470-2045(15)00613-0.

［7］中国抗癌协会乳腺癌专业委员会.中国抗癌协会乳腺癌诊治指南与规范（2017 年版）［J］.中国癌症杂志，2017，27（9）：695—759.

［8］Di LA，Jerusalem G，Petruzelka L，et al. Final overall survival：fulvestrant 500 mg vs 250 mg in the randomized CONFIRM trial［J］. J Natl Cancer Inst，2014，106（1）：djt337. DOI：10. 1093/jnci/djt337.

［9］Barrios CH，Sampaio C，Vinholes J，et al. What is the role of chemotherapy in estrogen receptor-positive，advanced breast cancer？［J］. Ann Oncol，2009，20（7）：1157—1162. DOI：10. 1093/annonc/mdn756.

［10］Mavroudis D，Papakotoulas P，Ardavanis A，et al. Randomized phase Ⅲ trial comparing docetaxel plus epirubicin versus docetaxel plus capecitabine as first-line treatment in women with advanced breast cancer［J］. Ann Oncol，2010，21（1）：48—54. DOI：10. 1093/annonc/mdp498.

病例 16 HER2 阳性晚期乳腺癌的综合治疗

病例汇报:叶志强;点评人:王瓯晨

病例提供单位:温州医科大学附属第一医院乳腺外科
网络 MDT 中心:温州医科大学附属第一医院乳腺外科

1 一般情况

患者,吴某。性别:女;首次确诊年龄:55 岁;首次治疗时间:2017 年 11 月 10 日;与疾病可能相关的既往史:无;月经状况及判断依据:绝经后;既往史:2000 年于外院行"子宫切除术",乙型肝炎病史 20 年;家族史:无殊。

2 初诊主诉

发现右乳肿块 3 年,破溃 1 年。

3 简要病史回顾

3.1 初诊病史

3 年前(2015 年),患者无意间扪及右乳肿块,蚕豆大小,当时未重视。后肿块逐渐增大。1 年前,肿块破溃,伴少量流脓,未就医。20 天前(2017 年 10 月 20 日),患者出现发热,至外院就诊,行胸部 CT 检查提示"右侧乳腺癌伴右侧胸腔、腋下淋巴结转移;左侧第 9 肋转移;两肺多发转移瘤;肺部感染;纵隔淋巴结稍肿大;肝内低密度影",予以"乳酸左氧氟沙星联合哌拉西林他巴唑"抗感染治疗,体温恢复正常。右乳破溃未见好转,外院穿刺活检提示"右乳浸润性导管癌",遂至我院。拟"右乳癌;肺转移性肿瘤;骨转移性肿瘤"收住入院。

3.2 专科查体

PS 评分:3 分。双乳不对称;右乳内侧及下方可见肿块伴溃烂、坏死,伴有渗液,范围约为 15cm×8cm,深达肌层,表面不平,界限不清,不活动,无压痛,无波动感。右乳头溃烂,局部可见橘皮样改变。右腋下及锁骨上可及肿大淋巴结,融合成团,大者范围为 3cm×2cm,质地硬,无压痛,不移动。

3.3 影像学检查

影像学检查见图 16-1。

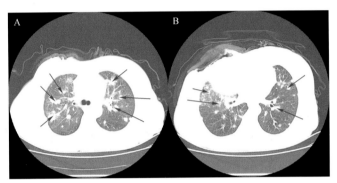

图 16-1　55 岁 HER2 阳性晚期乳腺癌患者增强 CT（2017 年 11 月 13 日）：右侧乳腺占位伴皮肤改变，乳腺癌考虑；左侧乳腺结节，请结合超声；两肺散在结节状，转移首先考虑；两肺散在炎症；右侧胸腔少量积液
图 A 和图 B 为不同层面 CT 结果，箭头所标记为部分较大转移灶。

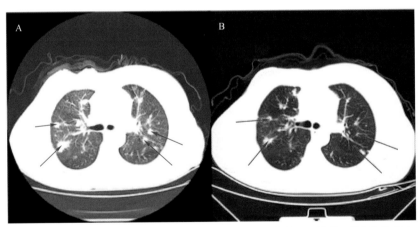

图 16-2　HER2 阳性晚期乳腺癌患者治疗 4 个周期后复查 CT 结果：双肺转移变小
图 A：治疗前 CT。图 B：治疗后 CT。

骨扫描：全身骨骼多部位（右肩关节、颅骨多处、肋骨多处、脊柱多处、骨盆多处）骨质代谢异常活跃，考虑肿瘤多处骨转移。建议放射性核素内照射治疗。

3.4 病理、分子检测结果

空芯针穿刺病理：浸润性导管癌Ⅱ级。部分脉管可见癌栓，神经可见癌累犯。
免疫组化：ER（＋，70%），PR（＋，8%），Ki-67（70%＋），HER2（2＋），FISH（＋）。

3.5　初次诊断

右乳浸润性导管癌（$cT_4cN_3cM_1$，Ⅳ期），分子分型为 Luminal B 型（2017 年）；肺继发恶性肿瘤；骨继发恶性肿瘤。

4　讨论点

4.1　讨论点 1：初诊Ⅳ期 HER2 阳性 HR 阳性型乳腺癌的治疗方案

4.1.1　可供选择的治疗方案

4.1.1.1　靶向治疗＋化疗

对于有症状的内脏转移的 HER2 阳性晚期乳腺癌患者，首选治疗是化疗加抗 HER2 靶向治疗。目前，在可选的化疗药物中，NCCN 乳腺癌诊疗指南（2020V6 版）优先推荐单药紫杉醇或者多西紫杉醇化疗（每周或每 3 周），也可以选择单药酒石酸长春瑞滨或者卡培他滨等，或采用联合化疗方案（每周或每 3 周）。目前，在国际上对 HER2 阳性晚期乳腺癌的标准一线治疗为曲妥珠单抗＋帕妥珠单抗双靶联合紫杉醇。但在该病例发病时，帕妥珠单抗在国内并未上市，当时国内一线治疗方案为曲妥珠单抗联合紫杉类药物。

4.1.1.2　靶向治疗＋内分泌治疗

如果患者不存在疾病快速进展或内脏危象，对于激素受体（hormone receptor，HR）阳性的晚期乳腺癌患者，首选内分泌治疗；对于 HER2 阳性和 HR 阳性的晚期乳腺癌患者，可考虑帕妥珠单抗＋曲妥珠单抗联合内分泌治疗。既往研究提示，内分泌治疗联合抗 HER2 治疗可以提高无进展生存期（progression free survival，PFS），但未提高总生存率（overall survival，OS）。PERTAIN 试验是研究帕妥珠单抗＋曲妥珠单抗联合芳香化酶抑制剂（aromatase inhibitor，AI）一线治疗 HER2 阳性/HR 阳性转移性或局部晚期乳腺癌疗效与安全性的随机、双臂、开放、多中心的Ⅱ期临床试验。结果提示，对于 HER2 阳性和 HR 阳性的转移性或局部晚期乳腺癌患者，与曲妥珠单抗联合 AI 相比，帕妥珠和曲妥珠双靶＋AI 能进一步改善无进展生存期。

4.1.2　方案依据及争议

NCCN 乳腺癌诊疗指南（2020V6 版）指出，对于 PS 评分为 3 分的患者，不推荐化疗。但是考虑到该患者身体状态差、有肺转移和癌性淋巴管炎的因素，只有在有效控制肺转移灶和癌性淋巴管炎的情况下，PS 评分才会有所好转，患者肿瘤负荷较大，我们选择联合化疗方案，故在紫杉类药物的基础上加用环磷酰胺针联合曲妥珠单抗治疗。

4.1.3　实际治疗方案及评价

在本例患者治疗中，我们采取的治疗方案是：紫杉醇＋环磷酰胺＋曲妥珠单抗

〔［紫杉醇 80mg/m²（每周）＋环磷酰胺 600mg/m²（每 3 周）＋曲妥珠单抗（每 3 周，初时剂量为 8mg/kg；后续为 6mg/kg）］＋唑来膦酸 4mg（每 4 周）〕。在治疗 2 个周期后评价：部分缓解，肿瘤大幅缩小，呼吸费力明显好转。继续原方案治疗 2 个周期后，肺转移灶缩小（见图 16-2），在局部癌肿缩小的基础上，周边卫星灶有进展（见图 16-3），考虑疾病进展（progressive disease，PD）。

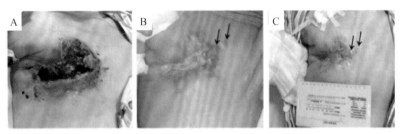

图 16-3　55 岁 HER2 阳性晚期乳腺癌患者胸部外观

图 A：初始原发灶。治疗 4 个周期后（图 C）较治疗 2 周期后（图 B）卫星灶有增大趋势，箭头所示为右乳癌肿卫星灶。

4.2　讨论点 2：HER2 阳性晚期乳腺癌的二线治疗

2018 年 4 月，在患者右乳癌肿消退的局部出现卫星癌灶增大的情况。根据 RECIST 实体瘤评价标准，若出现一个或多个新病灶，视为 PD。

4.2.1　可供选择的治疗方案

HER2 阳性晚期乳腺癌患者在一线治疗进展后，需换用二线治疗。二线治疗的标准方案是曲妥珠单抗-美坦新偶联物（T-DM1）。此外，可以选择的二线治疗方案还包括：①曲妥珠单抗＋卡培他滨：GBG26；②含拉帕替尼的治疗方案；③对于未使用过帕妥珠单抗的患者，可以用曲妥珠单抗和帕妥珠单抗双靶联合化疗。

4.2.2　方案依据及争议

T-DM1 是国际上标准的抗 HER2 二线治疗方案。EMILIA 是一项Ⅲ期临床研究，比较了拉帕替尼＋卡培他滨和 T-DM1 对经治 HER2 阳性晚期乳腺癌的疗效和安全性。该研究的最终总生存数据和描述性分析于 2017 年发表在 *Lancet Oncology* 杂志上。该研究结果显示，与拉帕替尼＋卡培他滨（$n=496$）相比，T-DM1（$n=495$）可显著改善患者的 OS，两治疗组的中位 OS 分别为 25.9 个月和 29.9 个月。研究支持 T-DM1 可作为 HER2 阳性晚期乳腺癌的二线标准治疗。

GBG26 是一项Ⅲ期临床研究，比较了曲妥珠单抗联合卡培他滨和单用卡培他滨对经含曲妥珠单抗一线治疗后病情进展的 HER2 阳性晚期乳腺癌的疗效。该研究共纳入了 156 例患者，其结果显示，曲妥珠单抗联合卡培他滨组的 PFS 显著延长，曲妥珠单抗联合卡培他滨组和卡培他滨组的中位 PFS 分别为 8.16 个月和 5.64 个月（$P<0.05$），中位 OS 分别为 24.48 个月和 20.39 个月（$HR=0.76$，$P=0.237$）。

EGF100151 研究旨在对比卡培他滨＋拉帕替尼和卡培他滨用于既往接受治疗后病情进展的 HER2 阳性局部晚期或转移性乳腺癌的疗效。结果显示,两组的中位 TTP 分别为 31.3 个周和 18.6 个周(HR＝0.50,$P<0.001$),中位 OS 分别为 75 周和 64.7 周(HR＝0.87,$P=0.206$)。

PHEREXA 旨在评估曲妥珠单抗＋卡培他滨＋帕妥珠单抗和曲妥珠单抗＋卡培他滨用于经含曲妥珠单抗一线治疗后病情进展的 HER2 阳性晚期乳腺癌的疗效。该研究共纳入 452 例患者,结果显示,两组的 PFS 无显著性差异,但曲妥珠单抗＋卡培他滨＋帕妥珠单抗组的中位 OS 延长了 8 个月(28.1 个月 vs. 36.1 个月)。

4.2.3　实际治疗方案及评价

考虑到其他靶向药物的不可及性和费用问题,该患者继续应用曲妥珠单抗靶向治疗＋更改化疗药物。实际方案:多西他赛 120mg＋卡铂 500mg＋曲妥珠单抗 400mg。在应用 2 个疗程后,患者肺部结节和胸壁结节有进展,考虑 PD。之后,患者改用吉西他滨 1600mg＋曲妥珠单抗 400mg＋拉帕替尼 1250mg 方案。患者在使用拉帕替尼后,腹泻明显,故自行停用拉帕替尼。出院后失访。

5　整个治疗经过总结

紫杉醇＋环磷酰胺＋曲妥珠单抗(4 个疗程)→多西他赛＋卡铂＋曲妥珠单抗(2 个疗程)→吉西他滨针＋曲妥珠单抗＋拉帕替尼(2 个疗程)。患者因腹泻明显自行停用拉帕替尼。全程用唑来膦酸 4mg(每 4 周)。

6　中心组长点评意见

6.1　患者治疗方面

对于 HER2 阳性晚期乳腺癌伴有内脏危象的患者,治疗方案首选化疗＋抗 HER2 靶向治疗;另外,各大指南也优先推荐单药紫杉类药物联合曲妥珠单抗和帕妥珠单抗的方案;对于肿瘤负荷大的患者,若缩小肿瘤可改善身体状态,则也可以选择联合化疗＋抗 HER2 靶向治疗。

在本病例中,考虑到患者 PS 评分较高的原因是肺转移灶和癌性淋巴管炎,只有尽快缩小肺转移灶才能改善症状,故在 PS 为 3 分时予以联合化疗。考虑到患者经济状况和药物可及性等原因,故对患者的实际治疗并没有与指南推荐一致。

6.2　HER2 阳性晚期乳腺癌治疗的进展

对该患者的治疗过程主要在 2018 年。而到 2019 年后,对 HER2 阳性晚期乳腺癌患者的治疗选择越来越多,这也给患者带来了更大的长期生存机会。这些利好的消息主要包括以下几个方面。

6.2.1 曲妥珠单抗和帕妥珠单抗的上市和医保准入,让更多患者实现药物可及

2019 年 ASCO 会议报道了 CLEOPATRA 研究的最新结果,中位随访 99 个月发现,曲妥珠单抗＋帕妥珠单抗＋多西他赛(PHD 组)一线治疗 HER2 阳性晚期乳腺癌能够显著改善患者的预后。PHD 组的中位 OS 较对照组(HD 组)显著改善(57.1 个月 vs.40.8 个月),PHD 组的 8 年 OS 达到 37%,而对照组仅为 23%。未来,可能有 1/3 的 HER2 阳性晚期乳腺癌患者可以实现 10 年长期生存。

6.2.2 吡咯替尼、奈拉替尼等 TKI 药物的出现,使得经曲妥珠单抗治疗后病情进展的患者有机会选择 TKI 单药、联合化疗或其他药物的新疗法

一项 Ⅱ 期研究比较了吡咯替尼＋卡培他滨(吡咯替尼组)和拉帕替尼＋卡培他滨(拉帕替尼组)对既往接受或未接受过曲妥珠单抗的 HER2 阳性晚期乳腺癌的疗效。结果显示,两组的中位 PFS 分别为 18.1 个月和 7.0 个月(HR＝0.36,$P<$0.001),吡咯替尼组比拉帕替尼组可以显著提高 PFS,并降低疾病进展和死亡风险(达 63.7%)。2019 年 NALA 研究提示,用来那替尼联合卡培他滨(来那替尼组)和拉帕替尼联合卡培他滨(拉帕替尼组)来治疗既往经 2 种以上抗 HER2 靶向治疗的 HER2 阳性晚期乳腺癌患者。结果,来那替尼组在延长 PFS 和 OS 方面具有更好的表现。可见,来那替尼联合卡培他滨为 HER2 阳性晚期乳腺癌三线治疗提供了新的选择。

6.2.3 T-DM1 已经在国内上市

KAMILLA 研究探索了 T-DM1 在 HER2 阳性晚期乳腺癌患者中的安全性。结果显示,治疗组的中位 PFS 为 6.9 个月,与一线、三线和四线及四线以上的多线治疗相比,T-DM1 二线使用的 PFS 和 OS 最佳。开放标签、单组、多中心的 Ⅱ 期临床研究 DESTINY-Breast01 旨在评估曲妥珠单抗重组冻干粉注射剂(DS-8201)对经 T-DM1 治疗后经病理学确认的 HER2 阳性转移性乳腺癌患者的疗效和安全性。其在 2019 年 SABCS 大会上公布的研究结果表明,对 T-DM1 耐药或难治性的 HER2 阳性晚期乳腺癌患者可从中获益,疗效理想。

6.3 总 结

随着国内靶向药物的可及性增加和医保准入,对 HER2 阳性乳腺癌的治疗已经进入了标准的靶向治疗时代。然而,对 HR 阳性和 HER2 阳性患者的治疗方案并没有统一的标准。近年来,CDK4/6 抑制剂联合内分泌治疗在 HR 阳性和 HER2 阴性乳腺癌治疗中所获得的成功经验,也为 HR 阳性和 HER2 阳性晚期乳腺癌提供了新的治疗思路。MonarcHER 研究结果表明,对于晚期 HR 阳性和 HER2 阳性乳腺癌患者,在抗 HER2 失败后采用 Abemaciclib＋曲妥珠单抗＋氟维司群的治疗方案显著优于常规化疗＋曲妥珠单抗治疗模式,开启了内分泌治疗联合 CDK4/6 抑制剂靶

向治疗对 HR 阳性/HER2 阳性乳腺癌的治疗新模式。

除全身系统治疗外，如果局部进展较快，也可考虑对局部进行放疗。推荐该患者进入临床试验。对于有乙肝病史的患者，需全程使用抗病毒治疗。

▓‖ 参考文献 ‖▓

［1］Rimawi M，Ferrero JM，de la Haba-Rodriguez J，et al. First-line trastuzumab plus an aromatase inhibitor，with or without pertuzumab，in human epidermal growth factor receptor 2-positive and hormone receptor-positive metastatic or locally advanced breast cancer (PERTAIN)：a randomized，open-label phase Ⅱ trial［J］. Journal of Clinical Oncology，2018，36(28)：2826—2835.

［2］Verma S，Miles D，Gianni L，et al. Trastuzumabemtansine for HER2-positive advanced breast cancer［J］. The New England Journal of Medicine，2012，367(19)：1783—1791.

［3］Diéras V，Miles D，Verma S，et al. Trastuzumabemtansine versus capecitabine plus lapatinibin patients with previously treated HER2-positive advanced breast cancer (EMILIA)：a descriptive analysis of final overall survival results from a randomised，open-label，phase 3 trial ［J］. Lancet Oncology，2017，18(6)：732—742.

［4］VonMinckwitz G，Du Bois A，Schmidt M，et al. Trastuzumab beyond progression in human epidermal growth factor receptor 2-positive advanced breast cancer：a german breast group 26/ breast international group 03—05 study［J］. Journal of Clinical Oncology，2009，27(12)：1999—2006.

［5］Cameron D，Casey M，Press M，et al. A phase Ⅲ randomized comparison of lapatinib plus capecitabine versus capecitabine alone in women with advanced breast cancer that has progressed on trastuzumab：updated efficacy and biomarker analyses［J］. Breast Cancer Research and treatment，2008，112(3)：533—543.

［6］Urruticoechea A，Rizwanullah M，Im SA，et al. Randomized phase Ⅲ trial of trastuzumab plus capecitabine with or without pertuzumab in patients with human epidermal growth factor receptor 2-positive metastatic breast cancer who experienced disease progression during or after trastuzumab-based therapy［J］. Journal of Clinical Oncology，2017，35(26)：3030—3038.

［7］Swain SM，Miles D，Kim SB，et al. Pertuzumab，trastuzumab，and docetaxel for HER2-positive metastatic breast cancer(CLEOPATRA)：end-of-study results from a double-blind，randomised，placebo-controlled，phase 3 study［J］. Lancet Oncology，2020，21(4)：519—530.

［8］Ma F，Ouyang Q，Li W，et al. Pyrotinib or lapatinib combined with capecitabine in HER2-positive metastatic breast cancer with prior taxanes，anthracyclines，and/or trastuzumab：a randomized，phase Ⅱ study［J］. Journal of Clinical Oncology，2019，37(29)：2610—2619.

［9］Saura C，Oliveira M，Feng YH，et al. Neratinib plus capecitabine versus lapatinib plus capecitabine in HER2-positive metastatic breast cancer previously treated with ≥2 HER2-directed regimens：phase III NALA trial［J］. Journal of Clinical Oncology，2020，38(27)：3138—3149.

［10］Montemurro F，Ellis P，Anton A，et al. Safety of trastuzumabemtansine (T-DM1) in patients with HER2-positive advanced breast cancer：primary results from the KAMILLA study cohort 1[J]. European Journal of Cancer,2019,109:92—102.

[11] Modi S，Saura C，Yamashita T，et al. Trastuzumabderuxtecan in previously treated HER2-Positive breast cancer[J]. The New England Journal of Medicine,2020,382(7):610—621.

[12] Tolaney SM，Wardley AM，Zambelli S，et al. Abemaciclib plus trastuzumab with or without fulvestrant versus trastuzumab plus standard-of-care chemotherapy in women with hormone receptor-positive，HER2-positive advanced breast cancer(monarcHER)：a randomised，open-label，phase 2 trial[J]. Lancet Oncology,2020,21(6):763—775.

病例 17　妊娠期晚期乳腺癌的处理

病例提供单位:嘉兴市妇幼保健院乳腺科

网络 MDT 中心:浙江大学医学院附属妇产科医院及

浙江大学医学院附属杭州市第一人民医院

1　一般情况

患者,吴某。性别:女;首次确诊年龄:37 岁;首次治疗时间:2015 年 9 月;与疾病可能相关的既往史:无;月经状况及判断依据:孕 30 周＋3 天;家族史:无殊。

2　初诊主诉

孕 30 周＋3 天,发现右乳肿块 2 个月余。

3　简要病史回顾

3.1　初诊病史

2015 年 7 月起,患者自觉右乳触及肿块,并逐渐增大 2 个月余。

PS 评分:0 分。双乳对称,右乳内下方可及一 10.0cm×6.0cm 肿块,质硬,边界欠清,活动差,无压痛,表面皮肤呈橘皮样改变,右乳头固定、内陷,左乳未及明显肿块,双乳头凸,无溢液,右腋下可及肿大淋巴结 1 枚(2.0cm×2.0cm),左腋下未及明显肿大淋巴结。

3.2　影像学检查

影像学检查见图 17-1。

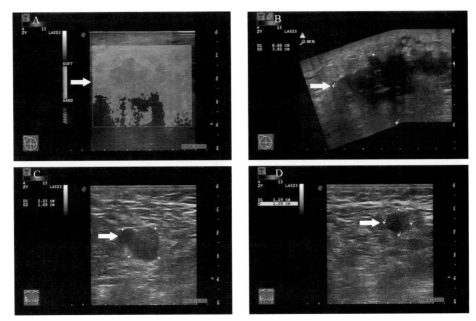

图 17-1 乳腺彩超:右乳实质性占位(BIRADS 4C 类),右腋下肿大淋巴结

3.3 病理、基因检测结果

2015 年 9 月 24 日,患者(右侧)乳腺空芯针穿刺标本病理示:(右侧)乳腺浸润性导管癌,部分为导管内原位癌。

免疫组化:ER(−),PR(−),p63(+),CK5/6(部分−),p53(++),Ki-67(约 50%+),C-erBb-2(2+~3+),E-cadherin(+),GST-π(−)。FISH 检验结果为阳性。

2015 年 9 月 24 日,右腋下淋巴结细胞学病理诊断:涂片内找到癌细胞。

3.4 初次诊断

右乳浸润性导管癌Ⅲb 期($T_{4b}N_1M_0$),分子分型为 HER2 过表达型;G2P1,孕 30 周+3 天。

4 讨论点

4.1 讨论点 1:妊娠期间是否可以进行放射性检查

Gwyn 等的研究指出,有屏蔽的乳房 X 线摄片是可以安全地完成的,并且据报道,其准确性高于 80%。

Elyce 等的研究显示,钼靶对妊娠期乳腺癌的诊断具有一定价值,但需要通过腹部保护,降低辐射剂量,以保护胎儿。

2016 年,美国妇产科医师学会(ACOG)发布的妊娠和哺乳期诊断性影像学检查指南针对怀孕和妊娠期间进行超声、MRI、CT 检查等的问题提出了 4 条推荐意见:①超声和 MRI 检查虽然没有风险,但仍需谨慎使用,建议仅用于临床确实需要,且对患者有益时。②除少数情况外,诊断性 X 线片、CT 及核医学显像带来的放射剂量远低于对胎儿的危害剂量。如果有必要,可将它们与超声及 MRI 结合起来辅助诊断,建议不要拒绝。③建议限制 MRI 中钆的使用,只有在极大程度帮助诊断或改善孕妇及胎儿预后时,才建议使用。④在使用钆对比剂后,不需要中断哺乳。

4.2 讨论点 2:妊娠期乳腺癌的鉴别诊断

妊娠期乳腺癌应与乳腺纤维腺瘤、乳腺炎性包块、妊娠哺乳期急性乳腺炎、乳腺囊性增生病等相鉴别。妊娠期乳腺癌的临床表现与非妊娠期乳腺癌相似,常为进行性增大的无痛性肿块。妊娠期或哺乳期雌激素、孕激素水平的改变可使乳腺发生生理性增生,可能会掩盖肿物,使患者的警惕性降低而影响自检,使肿物不易被发现,从而造成乳腺癌的诊断延迟。部分妊娠期乳腺癌患者表现为乳头溢液、乳头内陷、局部炎症、皮肤破溃等,乳头溢液则以血性溢液为主。少部分哺乳期患者表现为患侧乳房皮肤红肿、增厚、疼痛、皮温升高,常易被误诊为急性乳腺炎而延误治疗。临床工作中如遇到妊娠期或哺乳期妇女有肿块、乳头溢液、乳房皮肤异常改变等,应综合判断,广开思路,提高妊娠期乳腺癌的诊断正确率。

4.3 讨论点 3:疾病进展后治疗方案的选择

4.3.1 背景

患者家属坚决要求完成妊娠,回家待产。患者于 2015 年 10 月 20 日剖宫产产下一名男婴。产后影像学复查见图 17-2 和图 17-3。

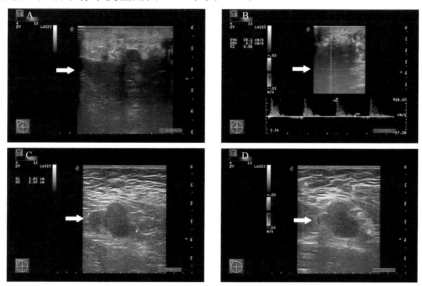

图 17-2 37 岁妊娠晚期乳腺癌患者产后乳腺超声(2015 年 10 月 25 日):右乳占位及右腋下淋巴结增大、增多

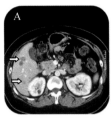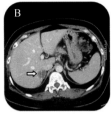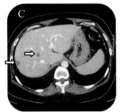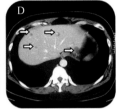

图 17-3　37 岁妊娠晚期乳腺癌患者产后上腹部 CT:肝多发低密度灶

胸部 CT、头颅 CT、ECT 检查未发现明显骨转移。

第 2 次诊断:右乳浸润性导管癌伴肝转移Ⅳ期($T_{4b}N_1M_1$),HER2 过表达型。

4.3.2　可供选择的治疗方案

①先手术还是先化疗;②寡转移灶的处理。

4.3.3　方案依据

NCCN 乳腺癌诊疗指南(2020V6 版)建议,Ⅳ期乳腺癌无骨转移的,首选全身治疗。ER/PR 阴性、HER2 阳性患者首选一线治疗方案——帕托珠单抗+曲妥珠单抗+多西他赛(1 类)/帕托珠单抗+曲妥珠单抗+紫杉醇。与曲妥珠单抗联合使用的一线化疗方案:含紫杉醇±卡铂方案/多西他赛/长春瑞滨/卡培他滨。

最新的 CSCO 乳腺癌诊疗指南(2020 版)对 HER2 阳性复发转移乳腺癌的治疗方案推荐仍然是:①THP(紫杉类+曲妥珠单抗+帕托珠单抗)(ⅠA);②TXH(紫杉类+卡培他滨+曲妥珠单抗)(ⅠA);③赫赛汀联合化疗(紫杉类、长春瑞滨、卡培他滨等)。

4.3.4　实际治疗方案及疗效评价

结合药物可及性,自 2015 年 10 月 28 日起,予以 TH 方案治疗:多西他赛 160mg+曲妥珠单抗 576mg(首次)/432mg(后续)。

4.3.4.1　治疗过程

在完成 2 个周期 TH 方案化疗后,影像学复查资料见图 17-4 和图 17-5,肿瘤指标趋于正常(见图 17-6)。

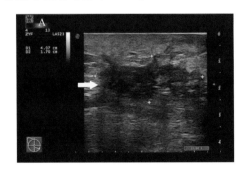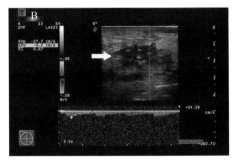

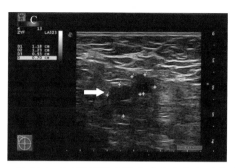
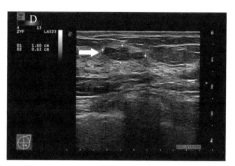

图 17-4　37 岁妊娠晚期乳腺癌患者产后乳腺超声（2 个周期 TH 方案化疗后）:右乳肿块及右腋下淋巴结明显缩小

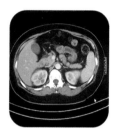
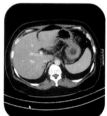
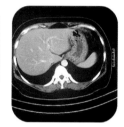
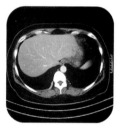

图 17-5　37 岁妊娠晚期乳腺癌患者产后上腹部 CT 检查（2 个周期 TH 方案化疗后）:与 2015 年 10 月 25 日 CT 检查结果比较,肝多发转移灶明显减小

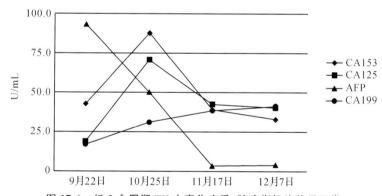

图 17-6　经 2 个周期 TH 方案化疗后,肿瘤指标均趋于正常

疗效评估为 PR。

在完成 6 个周期 TH 方案化疗后,2016 年 1 月 18 日复查乳腺超声(见图 17-7)。

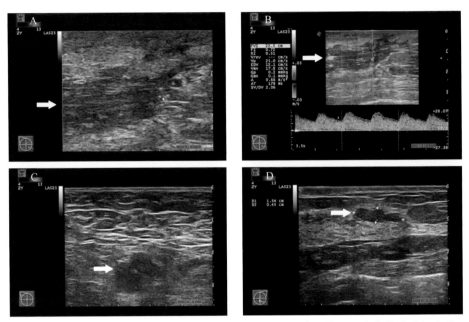

图 17-7　37 岁妊娠晚期乳腺癌患者产后乳腺超声检查(6 个周期 TH 方案化疗后):右乳肿块明显缩小,腋窝淋巴结略有缩小

上腹部 CT 检查:肝转移灶与前相仿。

肿瘤指标已全部正常。

体检肿块明显缩小(见图 17-8)。

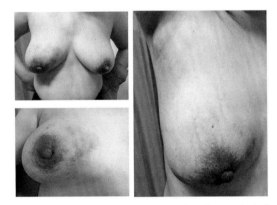

图 17-8　37 岁妊娠晚期乳腺癌患者产后乳腺外观(6 个周期 TH 方案化疗后):右乳肿块已缩小变软,皮肤橘皮样变缓解,乳头松解

继续行 4 个周期 TH 方案化疗,2016 年 5 月 5 日复查乳腺彩超(见图 17-9)。

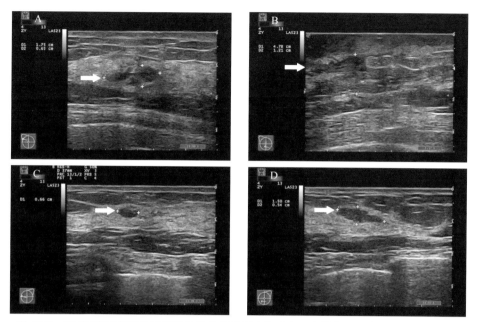

**图 17-9　37 岁妊娠晚期乳腺癌患者产后乳腺超声检查(10 个周期 TH 方案化疗后):右乳
肿块及右腋下淋巴结进一步缩小**

2016 年 5 月 7 日,肝脏 MRI 平扫＋增强(当地医院):未见明显转移病灶。

2016 年 6 月 2 日,行右乳癌改良根治术。

4.3.4.2　术后病理

(右侧)乳腺癌改良根治标本(空芯针穿刺术后):余乳腺增生症伴纤维腺瘤,未
见明确癌残留;乳头、皮肤、基底切缘均为阴性;(右腋下)淋巴结,上组 17 枚,下组
8 枚,均为阴性。

4.3.4.3　疗效评估

患者治疗后达到病理学完全缓解(pCR)。后继续接受曲妥珠单抗靶向治疗,直
至 2018 年 5 月 31 日因曲妥珠单抗药物供应问题而停药,共使用 31 个月。用药期
间,定期复查全身状况无转移复发迹象,肿瘤系列指标、生化分析指标均在正常范
围内。

5　治疗过程总结

2015 年 7 月,患者于妊娠期间发现肿块。2015 年 9 月,穿刺确诊右乳腺癌伴腋
窝淋巴结转移;拒绝治疗,回家待产;病情迅速进展,出现肝脏多发转移。2015 年 10
月,剖宫产产下一名男婴。产后开始接受 TH 方案化疗,右乳肿块、腋窝淋巴结均明
显缩小,肝脏多发转移灶消失。2016 年 6 月,行右乳癌改良根治术,病理诊断 pCR,
继续靶向治疗直至 2018 年 5 月。后续定期复查无复发转移。

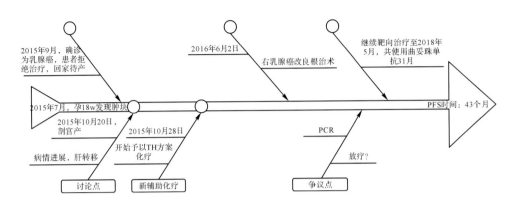

6　后续治疗

NCCN 乳腺癌诊疗指南（2020V6 版）指出，对复发或Ⅳ期（M₁）乳腺癌 ER 和（或）PR 阴性、HER2 阳性患者，应继续治疗直到疾病进展或患者无法耐受治疗毒性。该患者为妊娠期晚期乳腺癌，根据指南，目前心脏功能可耐受继续靶向治疗，且患者家庭经济条件允许，故建议继续予以曲妥珠单抗维持治疗。

7　中心组长点评意见

7.1　妊娠期乳腺癌的特点

妊娠期乳腺癌（pregnancy-associated breast cancer，PABC）是指乳腺癌发生于妊娠期和（或）哺乳期，即在妊娠期或分娩 1 年内发生的乳腺癌。妊娠期乳腺癌在临床较少见，国外报道其在乳腺癌中的总体发病率为 1/3000，发病年龄在 30～40 岁。妊娠并非是妊娠期乳腺癌发病的原因，但首次妊娠的年龄越大，乳腺癌的发病率越高。妊娠期乳腺癌具有起病隐匿、疾病进展快、恶性程度高、预后相对差等特点，临床容易漏诊，进而发展为晚期乳腺癌，且在诊疗过程中可能涉及胎儿因素，治疗相对复杂和困难，治疗过程需要慎重对待。与非妊娠期乳腺癌相比，妊娠期乳腺癌患者在确诊时年龄更小、肿瘤体积更大、癌症分期更晚，免疫组化提示 HR 阳性率更低、Ki-67 核抗原指数更高及 HER2 过表达增加。

7.2　抗癌药物对妊娠及哺乳的影响

7.2.1　化疗

回顾性研究表明，在妊娠早期，化疗易引发自发性流产或胎儿畸形，应禁止；而在妊娠中晚期，由于胎儿器官发生完成，所以化疗相对较安全。研究表明，在乳腺癌的常用化疗药物中，蒽环类药物、氟尿嘧啶、长春瑞滨等用于妊娠中晚期较为安全。到目前为止，还没有关于妊娠期乳腺癌化疗剂量减量调整的研究，因此在更多的证据出现之前,妊娠期乳腺癌的化疗剂量应等同于非妊娠期乳腺癌,以免影响化疗药物的疗效。目前,可应用于妊娠期乳腺癌的化疗方案有 FEC(氟尿嘧啶＋表柔比星＋环磷酰胺)、FAC(氟尿嘧啶＋多柔比星＋环磷酰胺)、AC-T(多柔比星＋环磷酰胺序贯多西他赛)。Elyce 等也发现,大多数化疗药物可通过乳腺分泌,所以化疗者不推荐哺乳。

7.2.2　内分泌治疗

他莫昔芬是绝经前 HR 阳性内分泌治疗的金标准药物。但在妊娠期应用他莫昔芬会导致胎儿发生两性畸形、头面部畸形、眼耳脊柱畸形等,故认为对妊娠期乳腺癌患者,在妊娠期绝对禁止内分泌治疗。

7.2.3　分子靶向治疗

分子靶向治疗主要适用于 HER2 阳性的妊娠期乳腺癌患者。有学者认为,在妊娠期间应禁用曲妥珠单抗,因为发现有患者在接受曲妥珠单抗治疗后出现脱水和肾衰竭。亦有少量的个案报道曲妥珠单抗可透过胎盘屏障引起羊水过少,停药后可自行恢复,未发现胎儿发育受影响。为安全起见,对于妊娠期乳腺癌患者,暂不建议行分子靶向治疗。

7.3　妊娠期乳腺癌整体预后趋势及影响因素

妊娠期乳腺癌患者的预后相对较差。有资料显示,其 5 年生存率为 52.1%,无病生存率为 43.9%;而非妊娠期乳腺癌患者的 5 年及 10 年生存率分别为80.0% 和 68.6%。一方面,在于妊娠期和哺乳期妇女具有较高的雌激素和孕激素水平,可能会导致更高的乳腺癌转移率;另一方面,这也与妊娠期乳腺癌诊断的延迟、转高的淋巴结转移率和激素受体阴性率相关。发病年龄是影响预后的重要因素,年轻者生存率低。既往认为,终止妊娠有助于提高预后。但也有研究表明,终止妊娠并不能使其获得生存获益;终止妊娠不仅不能改善预后,甚至会导致预后不佳。

本例患者在妊娠期间被诊断为乳腺癌;在延误治疗的 1 个月内,病情进展迅速,出现多发性肝转移,具有鲜明的妊娠期乳腺癌特点。在终止妊娠后给予多西他赛化疗＋曲妥珠单抗靶向治疗,病情迅速得到控制,最终治疗效果达到 pCR,疗效确切,产后未哺乳,整个治疗过程最大限度地保护了母子双方的健康,值得肯定。

▓▒▏参考文献 ▕▒▓

[1] Gwyn K,BondyML,Cohen DS, et al. Racial differences in diagnosis, treatment, and clinical delays in a population-based study of patients with newly diagnosed breast carcinoma[J]. Cancer,2004,100(8):1595—1604.

[2] Cardonick E. Pregnancy-associated breast cancer: optimal treatmentoptions[J]. International Journal of Women's Health,2014,6:935—943.

〔3〕 American College of Obstetricians and Gynecologists' Committee on Obstetric Practice. Committee Opinion No. 656：Guidelines for Diagnostic Imaging During Pregnancy and Lactation〔J〕. Obstetrics and Gynecology，2016，127(2)：e75—e80.

〔4〕 National Comprehensive Cancer Network，Inc〔US〕. NCCNguidelinefortreatmentofbreastcancer〔EB/OL〕.(2018-03-20)〔2018-04-16〕. https://www. nccn. org/professionals/physician＿gls/pdf/breast. pdf.

〔5〕 王雅杰，应明真. 妊娠期相关乳腺癌的诊断及治疗策略研究进展〔J〕. 医学研究杂志，2014，43(4)：1—5.

〔6〕 Cardonick E. Pregnancy-associated breast cancer：optimal treatmentoptions.〔J〕. International Journal of Women's Health，2014，6：935—943.

〔7〕 Bader A，Schlembach DK，Pristauz G，et al. Anhydramnios associated with administration of trastuzumab and paclitaxel for metastatic breast cancer during pregnancy〔J〕. The Lancet Oncology，2007，8(1)：79—81.

〔8〕 Beale JMA，Tuohy J，McDowell SJ，et al. Herceptin(trastuzumab)therapy in a twin pregnancy with associated oligohydramnios〔J〕. American Journal of Obstetrics and Gynecology，2009，201(1)：e13—e14.

病例 18　哺乳期 HER2 阳性乳腺癌脑转移的治疗

病例汇报：潘颖，陈述政；点评人：王瓯晨

病例提供单位：丽水市中心医院乳腺外科
网络 MDT 中心：温州医科大学附属第一医院乳腺外科

1　一般情况

患者：朱某。性别：女；首次确诊年龄：25 岁；首次治疗时间：2013 年 4 月 25 日；与疾病可能相关的既往史：无；月经状况：哺乳期；家族史：无殊。

2　初诊主诉

发现右乳肿块 4 个月。

3　简要病史回顾

3.1　初诊病史

4 个月前（2013 年 1 月，妊娠 8 个月），患者触及右乳外上象限约"乒乓球"大小的肿块，较硬，当地医院考虑"妊娠期积乳囊肿"，建议观察。1 个月前（2013 年 3 月，产后 1 个月），右乳肿块增大至"鸭蛋"大小，肿块表面皮肤出现红肿，当地医院考虑"哺乳期急性乳腺炎"，予以"抗感染治疗"1 周，皮肤红肿无消退。1 天前（2013 年 4 月 24 日，产后 2 个月），于我院门诊行肿块穿刺病理检查，诊断"浸润性导管癌"，于 2013 年 4 月 25 日入院诊治。

3.2　专科查体

PS 评分：0 级。右乳皮肤局部呈橘皮样改变；右乳可及一 10cm×8cm 大小的巨大肿块，侵犯整个乳腺组织，质硬，活动差，边界不清；左乳未及明显肿块。右侧腋下可及一枚直径约 2cm 的肿大淋巴结，质中偏硬，边界尚清，活动可。

3.3　影像学检查

影像学检查见图 18-1 至图 18-4。

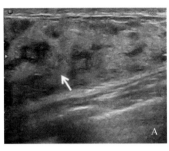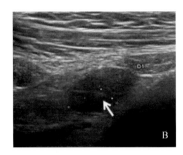

图 18-1　25 岁哺乳期 HER2 阳性乳腺癌脑转移患者乳腺及淋巴结超声

图 A:右乳见大片状不规则低回声区,BI-RADS 4C 类。图 B:右腋下探及数个淋巴结,最大者 2.0cm×1.2cm。

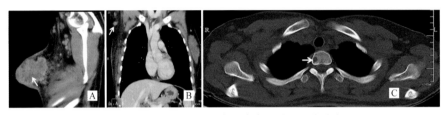

图 18-2　25 岁哺乳期 HER2 阳性乳腺癌脑转移患者胸部增强 CT

图 A:矢状位示右乳巨大肿块。图 B:冠状位示右腋窝多发肿大淋巴结。图 C:多发椎体骨质破坏。

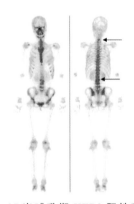

图 18-3　25 岁哺乳期 HER2 阳性乳腺癌脑转移患者乳腺 MRI 动态增强扫描:右乳巨大肿块,皮肤水肿

图 18-4　25 岁哺乳期 HER2 阳性乳腺癌脑转移患者 ECT 全身骨显像:颈 6 椎体、腰 3 椎体骨代谢异常,考虑转移

　　余肝胆胰超声、心脏超声、妇科超声及头颅 MRI:未见明显异常。

3.4　穿刺病理

(右乳)浸润性导管癌Ⅲ级。

免疫组化:ER(－),PR(－),C-erBb-2(3＋),Ki-67(30％＋)。

FISH 检测:HER2 阳性。

右腋窝淋巴结细针穿刺:符合转移性腺癌。

3.5 初步诊断

(右乳)浸润性导管癌($cT_4N_2M_1$ IV 期);分子分型为 HER2 高表达型;骨转移瘤。

4 讨论点

4.1 讨论点1:初诊 IV 期 HR 阴性 HER2 阳性乳腺癌一线治疗方案的选择

4.1.1 可供选择的治疗方案

①紫杉类＋曲妥珠单抗＋帕妥珠单抗;②化疗联合曲妥珠单抗。

4.1.2 方案依据及争议

NCCN 乳腺癌诊疗指南(2013V1 版)建议,对仅有骨转移的 HR 阴性 HER2 阳性乳腺癌,应用帕妥珠单抗＋曲妥珠单抗＋紫杉类化疗或曲妥珠单抗±化疗。

4.1.3 实际选择方案

根据 NCCN 乳腺癌诊疗指南(2013V1 版),我们选择 TCb＋H 方案(多西他赛＋卡铂＋曲妥珠单抗)作为初始治疗,同时联合唑来膦酸治疗骨转移。

4.2 讨论点2:对仅有骨转移的 IV 期乳腺癌,一线治疗后临床评估疗效为 PR,乳房原发灶的处理策略

4.2.1 可供选择的治疗方案

①放疗:全乳＋锁骨上＋腋窝(50Gy/25 次),肿块瘤床(60Gy);②外科手术。

4.2.2 方案依据及争议

对于 IV 期乳腺癌患者,NCCN 乳腺癌诊疗指南(2013V1 版)并未常规推荐局部治疗,但在某些情况下,可根据患者系统治疗后肿瘤的反应情况以及患者综合情况,考虑加用局部治疗。至于手术治疗还是局部放疗,该指南并未明确推荐最优的治疗模式。

4.2.3 实际选择方案

患者本人强烈拒绝乳房切除术。

化疗结束后,继续予以曲妥珠单抗治疗并行全乳放疗:全乳＋锁骨上＋腋窝 (50Gy/25 次);肿块瘤床(60Gy)。

4.3 讨论点3:HER2 阳性乳腺癌发生脑转移的治疗方案

该患者在曲妥珠单抗维持治疗期间(2014 年 3 月)出现头痛,伴恶心、呕吐。

查头颅 MRI 提示:颅内转移瘤(见图 18-5)。

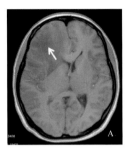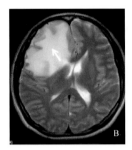

图 18-5　25 岁哺乳期 HER2 阳性乳腺癌脑转移患者头颅 MRI

图 A:T_1WI 示右侧额叶占位。图 B:T_2WI 示右侧额叶水肿范围较大。

诊断:(右乳)浸润性导管癌(HER2 高表达型);脑转移瘤;骨转移瘤治疗后。无进展生期(PFS):11 个月。

4.3.1　可供选择的治疗方案

①全脑放疗;②立体定向放疗;③颅内转移瘤切除手术。

4.3.2　方案依据及争议

该患者初诊Ⅳ期乳腺癌,治疗后出现颅内转移。根据 NCCN 乳腺癌诊疗指南(2013V1 版),对于颅内转移病灶,可选择的治疗方式有全脑放疗及立体定向放疗。若行全脑放疗,其短期内不可能出现认知改变。考虑到患者病期较晚,并且有诸多不良预后因素,当时预计生存期不长,故结合患者实际情况,选择了经济易行的全脑放疗。

患者拒绝手术治疗。

4.3.3　实际选择方案

全脑放疗(30Gy/10 次)联合曲妥珠单抗靶向治疗。

4.4　讨论点 4:HER2 阳性乳腺癌发生脑转移,经全脑放疗后达到 PR,维持性治疗方案的选择

全脑放疗后,复查头颅 MRI 提示颅内病灶完全缓解(见图 18-6)。

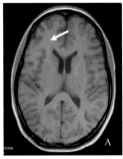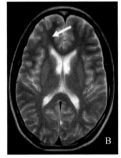

图 18-6　右乳腺癌颅内转移病灶放疗后头颅 MRI 复查

图 A:T_1WI。图 B:T_2WI。颅内病灶完全缓解。

4.4.1　可供选择的治疗方案

①拉帕替尼＋卡培他滨；②曲妥珠单抗＋卡培他滨；③曲妥珠单抗＋其他化疗药物。

4.4.2　方案依据及争议

对于 HER2 阳性乳腺癌脑转移放疗后，经多个方案治疗仍进展的患者，目前没有标准治疗方案，治疗原则是持续抗 HER2 靶向治疗。

对于 HER2 阳性乳腺癌脑转移治疗，美国临床肿瘤学会（ASCO）在 2014 年的指南中提到，若患者被诊断为脑转移，并且全身性疾病并无进展，则不应变更系统治疗方案。

欧洲肿瘤内科学会（European Society for Medical Oncology，ESMO）在 2012 年晚期乳腺癌治疗指南中提到，在第一次病情进展后，继续曲妥珠单抗联合不同化疗的方案优于单独的化疗（Ⅱ，B）。但现有的证据表明，尽可能长时间地继续抗 HER2 治疗是可以获益的。

4.4.3　实际选择方案

鉴于患者乳腺局部及全身性情况控制良好，故在全脑放疗后，我们选择拉帕替尼联合卡培他滨维持治疗。

2014 年 4 月起，应用拉帕替尼＋卡培他滨联合治疗；患者在治疗 1 周后出现严重腹泻，自行停药（拉帕替尼）；遂改用曲妥珠单抗＋"卡培他滨×8 周期"＋唑来膦酸继续治疗；在卡培他滨 8 周期结束后，用曲妥珠单抗＋唑来膦酸维持治疗。

4.5　讨论点 5：晚期多处转移，乳腺癌局部病灶进展的后续治疗，可否手术

2016 年 6 月，患者又因"右乳头溢液"到当地医院就诊。当地医院乳腺超声提示：右侧乳腺多发实性非均质性包块伴钙化（大者 1.0cm×0.8cm）；双侧腋窝未见明显肿大淋巴结。乳腺 X 线：右乳上象限异常改变，考虑恶性病变（BI-RADS 4C 类）。余头颅 MRI、全身骨显像 ECT、腹部超声未见明显异常。

2016 年 6 月 28 日，当地医院右乳肿块穿刺病理报告：（右乳）浸润性导管癌，Ⅱ级，免疫组化：ER（－），PR（＋，＜5%），HER2（3＋），Ki-67（30%＋）。

到我院就诊后的影像学检查见图 18-7 和图 18-8。

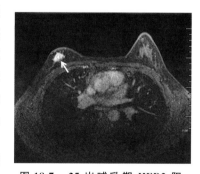

图 18-7　25 岁哺乳期 HER2 阳性（右）乳腺癌脑转移治疗后复发患者乳腺 MRI：右乳明显缩小，少量腺体型，右乳见多发肿块样强化灶，最大者 1.9cm×1.3cm，边界欠清

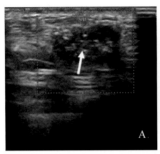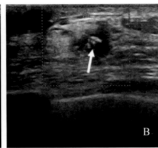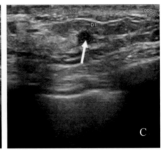

图 18-8　25 岁哺乳期 HER2 阳性(右)乳腺癌脑转移治疗后复发患者乳腺超声

图 A:右乳头上方可见一 20mm×12mm 大小的低回声团。图 B:右乳 3 点可见一 11mm× 8mm 大小的低回声团。图 C:其旁另见一 4mm×6mm 大小的低回声团。

诊断:(右乳)浸润性导管癌(HER2 高表达型);右乳肿瘤复发;脑转移瘤治疗后; 骨转移瘤治疗后。PFS:26 个月。

4.5.1　可供选择的治疗方案

①姑息性手术;②全身治疗。

4.5.2　方案依据及争议

关于初诊Ⅳ期乳腺癌是否需要切除原发病灶的问题,一直存在争议。2013 年 12 月,在圣安东尼奥乳腺癌研讨会上公布了土耳其的 MF07-01 试验和印度 Badwe 等 的Ⅳ期女性乳腺癌患者两个前瞻性随机临床试验研究结果。结果提示,Ⅳ期乳腺癌 诱导治疗后切除原发灶不会延长患者总生存期。

根据 ESO-ESMO 晚期乳腺癌国际共识(Advanced Breast Cancer 3,ABC3)中的 专家意见,一小部分晚期乳腺癌患者,如对系统高度敏感的寡转移性疾病或低负荷 转移性疾病患者,可以达到完全缓解和长期生存。对这些患者,应考虑多种治疗方 案的结合,包括局部治疗。

4.5.3　实际选择方案

因为原发病灶的存在对患者的心理影响比较大,结合患者意愿,我们考虑切除 原发病灶。

2016 年 10 月,患者在我院行"姑息性右乳全乳切除"。

术后病理:(右乳)浸润性导管癌Ⅲ级,累犯乳头输乳管,可见脉管瘤栓,皮肤及 基底切缘阴性。右乳外上象限距乳头 3cm 处见一 2cm×2cm×1.5cm 大小的肿块, 内下象限距乳头 2cm 和 3cm 处可见 2 个肿块,大小分别为 2cm×2cm×1.5cm 和 1.3cm×0.6cm×0.5cm。

免疫组化:ER(−),PR(−),C-erBb-2(3＋),Ki-67(约 50％＋)。

4.6　讨论点 6：晚期 HER2 阳性乳腺癌后线抗 HER2 治疗

4.6.1　可供选择的治疗方案

①帕妥珠单抗＋曲妥珠单抗＋紫杉类；②T-DM1；③拉帕替尼＋卡培他滨；④曲妥珠单抗＋更改化疗方案。

4.6.2　方案依据及争议

ESO-ESMO 晚期乳腺癌国际共识：在抗 HER2 一线治疗方面，ABC4 和 ABC5 一致推荐曲妥珠单抗＋帕妥珠单抗联合化疗；二线治疗推荐 T-DM1；三线用药是拉帕替尼联合卡培他滨，或拉帕替尼联合曲妥珠单抗的靶向治疗。

CSCO 乳腺癌诊疗指南（2020 版）指出，对于复发转移性乳腺癌一线治疗未使用曲妥珠单抗的患者，二线治疗仍首选以曲妥珠单抗为基础治疗，方案可参考一线治疗方案。对于复发转移乳腺癌经曲妥珠单抗治疗进展后的治疗，需要根据患者既往治疗进行判断。如果既往治疗有效，但因为毒性或经济原因停药，则优先考虑更换化疗方案，并继续使用曲妥珠单抗抗 HER2 治疗；如果疾病在治疗中进展，则优先考虑更换二线抗 HER2 治疗药物。

4.6.3　实际选择方案

根据当时 T-DM1 的实际情况，以及患者既往对拉帕替尼的反应，患者选择继续使用曲妥珠单抗。自 2016 年 11 月起，患者接受曲妥珠单抗联合卡培他滨维持治疗；卡培他滨维持治疗至 2017 年 3 月自行停药，曲妥珠单抗治疗至 2017 年 12 月自行停药。

4.7　讨论点 7：全身多处转移、病情进展后的后线治疗方案

2018 年 3 月，患者右胸壁出现多发小结节，大者直径为 0.5cm。

乳腺超声：右侧胸壁皮肤组织内见多个低回声区，大者 5mm×3mm。

头颅 MRI：左侧额叶大脑皮层及局部脑膜转移；右侧额叶异常信号，对照 2017 年 10 月 20 日 MRI 检查，结果大致相仿，有软化灶伴胶质增生的可能。

全身骨 ECT：左侧颅骨骨代谢异常增强。

乳腺 MRI：右乳腺癌术后缺如，术区胸壁多发小片状强化灶。

余腹部超声、子宫附件超声、心脏超声、腋窝及锁骨上淋巴结超声、肺 CT 等未见明显异常征象。

右胸壁肿块切除活检病理：（右胸壁肿块）低分化癌，符合乳腺癌转移。

免疫组化：ER（－），PR（－），C-erBb-2（3＋），Ki-67（约 80％＋）。

诊断：①（右乳）浸润性导管癌（HER2 高表达型）；②胸壁肿块复发；③脑转移瘤进展（左额叶新发脑及脑膜转移，右额叶脑转移瘤治疗后）；④骨转移瘤治疗后。PFS：17 个月。

4.7.1 可供选择的治疗方案

①既往未使用过的化疗方案或靶向药物;②筛选入组临床试验。

4.7.2 方案依据及争议

对于晚期乳腺癌三线治疗后,目前没有共识或指南推荐,只能依据患者既往用药获益和耐受性选择药物。

4.7.3 实际选择方案

自 2018 年 3 月开始,接受多柔比星脂质体每 2 周方案联合曲妥珠单抗治疗,联合唑来膦酸治疗;自 2018 年 7 月开始,接受左侧脑转移灶及肿瘤侵犯脑膜处调强放疗 3Gy,共 13 次。

5 全程治疗总结

时间	临床表现	治疗	疗效
2013 年 4 月（首诊）	右乳肿块伴红肿 4 个月,诊断为（右乳）浸润性导管癌伴骨转移	TC 化疗联合靶向;唑来膦酸;全乳放疗	右乳肿块缓解,骨转移灶稳定
2014 年 3 月	头痛伴恶心、呕吐,诊断为脑转移	全脑放疗;拉帕替尼＋曲妥珠单抗＋卡培他滨;曲妥珠单抗＋唑来膦酸	颅内病灶缓解;因副作用,拉帕替尼用药 1 周后停药;稳定维持
2016 年 6 月	右乳肿块复发	当地医院行肿块穿刺活检	转院治疗
2016 年 10 月	确诊右乳局部复发	姑息性右乳全乳切除;曲妥珠单抗＋卡培他滨	维持治疗
2018 年 3 月	右胸壁结节复发,颅内转移复发	多柔比星脂质体 q2w＋曲妥珠单抗＋唑来膦酸治疗＋调强放疗	疾病维持稳定

6 中心组长点评意见

初诊Ⅳ期乳腺癌患者约占新发乳腺癌患者的 5％～10％,其 5 年总生存率只有 24％。由于转移性乳腺癌是不可治愈性疾病,所以治疗的目标是控制病情、提高生活质量、延长生存期。

6.1 本例的抗 HER2 治疗

(1)依据 NCCN 乳腺癌诊疗指南（2013V1 版）,初治Ⅳ期 HER2 阳性乳腺癌患者,一线治疗推荐首选化疗＋双靶向治疗,结合 2013 年时药物的可及性因素,本病例选择曲妥珠单抗＋化疗方案。在应用一线化疗 6 个周期后，获得肿瘤原发灶的 cPR，后续维持抗 HER2 治疗。

（2）曲妥珠单抗是大分子靶向药，无法通过血脑屏障对潜在的颅脑转移灶达到抑制效果，这可能是在治疗 1 年的时间内出现脑转移灶的原因。通过全脑放疗开放血脑屏障，可继续维持曲妥珠单抗靶向治疗，最终取得颅脑转移灶的 cPR。

（3）基于脑转移灶的特点，选择小分子 TKI 药物对控制脑转移同样有效。在无法获得二线治疗药物 T-DM1 的情况下，可选方案有拉帕替尼＋卡培他滨。但由于患者无法耐受拉帕替尼的副作用，所以改用曲妥珠单抗＋卡培他滨方案。该维持治疗方案取得了 PFS 26 个月的良好临床控制率。

（4）对于复发转移灶的抗 HER2 治疗时长，目前尚不明确。国内外各大指南均建议抗 HER2 治疗可持续至疾病进展。在本病例中，乳腺肿瘤原发灶的复发及术后胸壁复发结节的消退，都体现了维持抗 HER2 治疗的重要地位。

6.2　病例原发灶及脑转移灶的局部控制

6.2.1　原发灶处理

关于Ⅳ期乳腺癌患者的原发灶外科手术，目前还存在争议。回顾性分析研究支持手术治疗所带来的预后获益，但几项前瞻性研究并未体现手术治疗的预后获益。目前的观点认为，在接受系统性全身治疗后，在原发灶及转移灶得到控制的前提下，综合考虑患者个体因素及预期获益等因素，优化选择手术治疗。

6.2.2　脑转移

约 10%～16% 的晚期乳腺癌可发生脑转移；而在既往接受曲妥珠单抗的晚期乳腺癌患者中，脑转移率高达 21%～34%。全脑放疗（whole brain radiation therapy，WBRT）不仅能使脑转移瘤缩小，而且能开放血脑屏障，更有利于提高化疗及靶向治疗的效果。

6.3　小　结

对晚期转移性乳腺癌的治疗是一个复杂过程。秉持"生命不息，治疗不止"的治疗理念，综合考虑肿瘤的生物学特性、患者机体状态及治疗手段更新等多种因素，让患者能接受长期抗 HER2 的靶向治疗，让不可治愈的晚期患者也能获得 5 年以上的生存时长。

▓▏参考文献▕▓

［1］Soran A，Ozmen V，Ozbas S，et al. Randomized trial comparing resection of primary tumor with no surgery in stage Ⅳ breast cancer at presentation：protocol MF07-01［J］. Ann Surg Oncol，2018，25(11)：3141—3149. DOI：10.1245/s10434-018-6494.

［2］Badwe R，Hawaldar R，Nair N，et al. Locoregional treatment versus no treatment of the primary tumour in metastatic breast cancer：an open-label randomised controlled trial［J］. Lancet Oncol，2015，16(13)：1380—1388. DOI：10. 1016/S1470-2045(15)00135-7.

［3］3rd ESO-ESMO International Consensus Guidelines for Advanced Breast Cancer (ABC 3). Ann Oncol，2016. DOI：10. 1093/annonc/mdw544.

［4］4th ESO-ESMO International Consensus Guidelines for Advanced Breast Cancer (ABC 4). Ann Oncol，2018. DOI：10. 1093/annonc/mdy192.

［5］5th ESO-ESMO International Consensus Guidelines for Advanced Breast Cancer (ABC 5). Ann Oncol，2020. DOI：10. 1016/j. annonc. 2020. 09. 010.

病例 19 乳腺癌术后乳房再造的 选择及局部复发的处理

病例汇报:赵梁英;点评人:胡桂女,赵文和

病例提供单位:浙江省东阳市人民医院甲乳外科
网络 MDT 中心:浙江大学医学院附属邵逸夫医院

1 一般情况

患者,许某。性别:女;首次确诊年龄:49 岁;首次治疗时间:2016 年 2 月 22 日;疾病可能相关的既往史:乙肝病毒携带病史;月经状况及判断依据:47 岁停经,初诊时激素水平检测结果提示绝经状态。平时为严格素食主义者。家族史:无。

2 初诊主诉

发现左乳头凹陷 3 个月余。

3 简要病史回顾

3.1 初诊病史

患者 3 个月余前发现左乳头内陷。于外院查乳腺彩超提示:左乳低回声团块,癌待排,左腋下淋巴结肿大;钼靶提示:左乳头后下方不规则高密度影,癌考虑。未行穿刺。

3.2 专科查体

PS 评分:0 分。双乳不对称,左侧偏大;左乳头凹陷,无乳头溢液,左乳头后方可触及一大小约 3cm×4cm 的肿块,质硬,活动可,界尚清;右乳头无凹陷,未及明显肿块;双腋下未及明显肿大淋巴结。

3.3 影像检查结果

肺 CT、肝胆脾彩色超声等:未见明显异常。

乳腺彩超检查:左乳 7 点钟方向探及 27mm×27mm 大小低回声结节,BI-RADS 5 级;腋窝未见明显肿大淋巴结,双侧锁骨上扫查未见明显肿大淋巴结。

乳腺 MRI：左乳头后方略偏内下象限见一 2.6cm×3.0cm×3.0cm 大小肿块，BI-RADS 5 级。

3.4 初次诊断

左侧乳腺癌（$cT_2N_0M_0$ ⅡA 期）。

慢性乙型肝炎病毒携带者。

3.5 诊疗方案

2016 年 2 月 24 日，行左乳癌改良根治术加带蒂腹直肌肌皮瓣转移乳房重建。

3.6 术后病理

（左）乳腺浸润性导管癌Ⅲ级（瘤体 3.0cm×2.6cm×1.5cm），累犯乳腺周围纤维、脂肪组织，可见脉管瘤栓；淋巴结 11/17 只见癌转移（左腋窝 10/12 只，后送腋上组 1/3 只，后送胸肌间 0/2 只）；乳头、皮肤及基底切缘均为阴性，乳头下见个别脉管瘤栓；病理分期：$pT_2N_3M_0$。

免疫组化：ER（3＋，60％），PR（3＋，40％），C-erBb-2（－），Ki-67（约 25％＋），E-cadherin（3＋），D2-40（＋），CK5/6（－）。

3.7 术后并发症

术后，患者出现再造乳房皮瓣部分坏死，外院于 2016 年 3 月 15 日至 2016 年 5 月 16 日予以 AC 方案（脂质体阿霉素 40mg＋环磷酰胺 890mg）化疗 4 个疗程；2016 年 6 月 2 日，在予以紫杉醇 3 周方案化疗 1 个疗程后，患者出现明显肝功能损伤，经护肝、降酶以及抗病毒治疗，肝功能好转。

化疗后，患者左乳再造乳房坏死面积扩大，腹部切口愈合不良；2016 年 8 月 27 日，予行左乳清创术。

清创组织送病理示：左乳腺癌术后腹直肌再造术后，（左乳腺区）腺癌（浸润性导管癌Ⅲ级）。

免疫组化：ER（2＋，约 40％），PR（2＋，约 30％），C-erBb-2（2＋），Ki-67（约 25％＋），E-cadherin（3＋），D2-40 脉管（＋），GCDFP-15（＋）。FISH 阴性。

结合免疫组化结果及病史，考虑为乳腺癌复发，部分肿瘤呈微乳头生长，侵犯真皮层，伴癌周炎症细胞浸润及多核巨细胞反应，可见脉管瘤栓。

患者拒绝化疗，且未行内分泌治疗及放疗。

4 讨论点

4.1 讨论点 1:乳房切除术后再造时机及方式的选择

4.1.1 可供选择的重建方式与时机

在乳房切除术后实施乳房重建时,可以采用假体或自体组织重建,或者假体联合自体组织重建。重建时机分为即刻重建、延期重建和延迟的即刻重建。即刻重建即在乳腺癌切除手术同时完成乳房重建手术。延期重建是指在乳腺癌术后恢复一段时间,一般在手术至少 1 年后或放疗后半年至 1 年左右,再行乳房重建手术。延期重建可以避免放疗对重建乳房的不利影响。延迟的即刻重建是指在肿瘤切缘或分期尚不能明确时,通过植入扩张器,最大限度地保留乳房区域皮肤和美学结构。

4.1.2 乳房重建方式选择的依据及争议

NCCN 乳腺癌诊疗指南(2017)乳房重建原则:除炎性乳腺癌以外,局部进展期乳腺癌并不是即刻重建的禁忌,不管何种方式的重建都不能影响术后的放疗。对于术后需要放疗的,无论是自体重建还是植入物重建,都推荐在放疗前放置组织扩张器并进行二期重建,或者在放疗后进行自体重建。NCCN 乳腺癌诊疗指南(2017)提到,某些有经验的团队仍在进行放疗前的即刻自体重建,但不推荐。

2018 年中国乳腺肿瘤整形与乳房重建专家共识指出,对于肿瘤负荷较大或全身情况较差的患者,延期重建是更好的选择。在肿瘤切缘或分期尚不能明确时,可采取延迟的即刻重建,先放置扩张器,延期选择重建术式。

4.1.3 实际重建方式及评价

该患者接受了术后即刻带蒂腹直肌肌皮瓣转移乳房重建术,术后出现皮瓣坏死。其在术后重建方式及重建时机的选择上都存在较大问题,忽略了该患者是严格的素食主义者,其在手术时营养状态不佳、肿瘤分期不明确,故应首先考虑延期重建。

4.2 讨论点 2:脂质体阿霉素临床应用的思考

4.2.1 脂质体阿霉素的优缺点

脂质体阿霉素是将阿霉素包裹在脂质体结构中进行剂型改善,以达到减毒增效的目的,改变药物在人体内的分布,达到既杀伤肿瘤细胞又不伤害正常组织的效果,减少化疗的毒副作用。与传统阿霉素相比,脂质体阿霉素具有更低的心脏毒性,并且在减少化疗导致的脱发、呕吐等不良反应中具有优势;但脂质体阿霉素倾向于在皮肤黏膜上聚集,半衰期更长,皮肤毒性、口腔毒性相对比普通阿霉素高。

4.2.2 脂质体阿霉素临床应用研究

脂质体阿霉素在晚期乳腺癌的多项应用研究显示,相较于阿霉素,脂质体阿霉素在 PFS、OS、RR 方面的差异均无统计学意义，但是在减低心脏毒性方面显优，总体可以减低心脏毒性，减少临床心力衰竭的发生。NCCN 乳腺癌诊疗指南（2016）推荐将脂质体阿霉素应用于晚期乳腺癌患者。脂质体阿霉素在早期乳腺癌中应用的临床研究甚少，缺少大样本研究，故其在早期乳腺癌辅助治疗中的应用尚缺乏强有力的循证医学证据。

4.2.3 实际临床应用及评价

本例患者初诊为局部晚期乳腺癌，无心血管合并症。目前，关于术后辅助化疗选择脂质体阿霉素，尚缺乏足够的循证医学证据，并且该患者乳腺再造术后皮瓣部分坏死、切口愈合不良，在选择皮肤聚集性相对较高的脂质体阿霉素时，需要考虑是否会影响局部切口愈合。

4.3 讨论点 3：局部复发不可切除乳腺癌的治疗

2017 年 7 月 4 日，患者因左乳巨大肿块伴破溃至我院就诊。

乳腺超声：左乳巨大实质性占位，BI-RADS 5 类，考虑乳腺癌术后复发的可能性大。左乳乳腺区可见一 125mm×65mm×45mm 大小的团块，水平位生长，呈不规则形，团块边缘成角，内部为低回声，可见多发散在细点状强回声，团块后方伴声衰减，团块周围结构扭曲。

胸腹部增强 CT：①左乳腺癌术后：左侧胸壁占位，术后复发可能大，请结合临床。②右肺小结节灶，建议复查。③肝脏小囊肿。④盆腔 CT 扫查未见明显异常。

全身骨扫描：左侧胸壁异常骨外放射性分布异常浓聚灶，考虑术后复发灶。

左乳肿块粗针穿刺病理：腺癌，根据组织形态，结合病史，考虑乳腺癌复发。

4.3.1 可供选择的治疗方案

本例患者因未遵医嘱完成术后辅助化疗，未进行放疗以及内分泌治疗，导致局部复发，经临床评估不可切除。根据 ESO-ESMO 指南，手术切除在技术上不可行，考虑全身治疗直至出现最佳缓解，然后如有可能，再行手术切除。

4.3.2 方案的依据及争议

本例患者为经不规范的初始治疗导致局部胸壁复发的病例，无远处转移，局部肿块大，现有技术无法完整切除，首选全身治疗，先将复发乳癌组织由不可切除变为可切除。该患者虽为激素受体阳性乳腺癌，但考虑到肿瘤负荷大，伴局部破溃，需要迅速缩小肿瘤瘤体，故首选 NCCN 指南推荐的化疗方案（包括序贯化疗或联合化疗）。与单药化疗相比，联合化疗通常有更好的客观缓解率和疾病进展时间。对于需要使肿瘤迅速缩小或症状迅速缓解的患者，首选联合化疗。常用的联合化疗方案包括 FAC/CAF、FEC、TC、TX 等。

4.3.3 实际治疗方案及评价

我们给予 TC 方案（多西他赛 112mg＋环磷酰胺 845mg）化疗，3 周为 1 个疗程。

4 周期 TC 方案化疗后,复查乳腺彩超结果显示:左乳部分切除+皮瓣组织移植术后,化疗后,原低回声肿块消失,显示不清;左乳局部再造组织脂肪层增厚水肿,不排除出血坏死可能。复查肺部 CT 显示:左乳腺癌术后,左侧胸壁肿块对照老片(2017年 6 月 22 日)明显缩小。头部 MRI、肝胆脾彩超:未见明显异常。查体:左乳可见约 10cm 皮肤缺损,未及明显肿块。

2017 年 9 月 30 日,予行左胸壁肿瘤切除加邻位皮瓣转移修复术,手术顺利,术后切口愈合良好。术后常规病理:左乳腺癌根治术后及化疗后,(左乳)浸润性导管癌Ⅲ级(瘤体大小 11cm×7cm×1.5cm),结合病史及免疫组化考虑乳腺癌复发,部分肿瘤呈微乳头状生长,可见脉管瘤栓,累犯皮肤真皮层;皮肤周切缘及基底切缘均为阴性。免疫组化:ER(3+,约 30%),PR(3+,约 10%),C-erBb-2(+),E-cadherin(3+),P63(−),EMA(+),CD31(+),D2-40(+),Ki-67(约 10%+)。

2017 年 10 月 26 日,开始予以针对锁骨区的 9MeV 电子线(50Gy/25Fx),胸壁二野 6MeV 电子线(50Gy/25Fx)放疗,并予以阿那曲唑内分泌治疗。目前,每 3 个月复查一次,未见肿瘤复发转移。

5 整个治疗经过

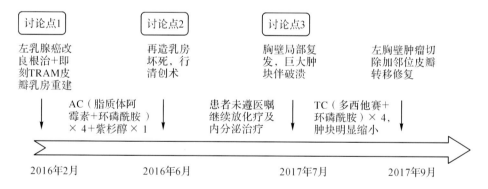

6 中心组长点评意见

6.1 初始治疗

(1)患者术前分期为 $cT_2N_0M_0$(ⅡA),术后病理分期为 $pT_2N_3M_0$(ⅢC),腋窝是否存在淋巴结转移,术前评估存在低估的可能。

(2)患者有乙肝病史,化疗开始前未行针对乙肝病毒的预防措施;化疗后,乙肝病毒出现复制以及肝功能损伤,使化疗未能按计划完成。

(3)据文献报道,乳房切除患者的切缘阳性率为 3%。该患者在术后 6 个月,辅助化疗且切口换药期间发现术野肿瘤,故尚不确定为原肿瘤残留抑或复发。

(4)中期或局部进展期乳腺癌是否适于乳房重建? 2018 年,SABCS 报告自体组织乳房重建结果，ⅢB期（无ⅢC期患者）5年无局部复发生存率为62.5%，Ⅲ期乳腺癌局部复发率（SFR）为15.6%。局部进展期乳腺癌一期乳房重建手术是否绝对获益，尚待观察。ⅢC期乳房切除自体组织重建后，放疗不能省略。

6.2 局部区域复发

乳腺癌局部区域复发后，约1/3同时存在远处转移；在初始HR阳性患者，约5%复发灶HR转阴，HER2阴性有1.2%转阳。故针对复发患者的诊疗，需对其全身及复发灶组织学进行重新评估。

对于不能切除的局部区域复发，尤其在该患者辅助治疗阶段紫杉醇未完成，复发灶Ki-67 25%，选择多西他赛降期化疗也是合理的。降期后手术未见切缘评估。二次术后，胸壁是否需要局部放疗，应有多学科讨论意见。

局部区域复发手术后是否需全身治疗？根据COLOR研究10年结果，HR阳性组化疗获益不明显，该患者后续内分泌治疗应加强。

▌‖ 参考文献 ‖▌

[1] Kronowitz SJ，Robb GL. Radiation therapy and breast reconstruction：a critical review of the literature［J］. Plast Reconstr Surg，2009，124（2）：395—408. DOI：10.1097/PRS.0b013e3181aee987.

[2] Tran NV，Chang DW，Gupta A，et al. Comparison of immediate and delayed free TRAM flap breast reconstruction in patients receiving postmastectomy radiation therapy［J］. Plast Reconstr Surg，2001，108（1）：78—82. DOI：10.1097/00006534-200107000-00013.

[3] Mehta VK，Goffinet D. Postmastectomy radiation therapy after TRAM flap breast reconstruction［J］. Breast J，2004，10（2）：118—122. DOI：10.1111/j.1075-122x.2004.21286.x.

[4] O'Brien ME，Wigler N，Inbar M，et al. Reduced cardiotoxicity and comparable efficacy in a phase Ⅲ trial of pegylated liposomal doxorubicin HCl（CAELYX/Doxil）versus conventional doxorubicin for first-line treatment of metastatic breast cancer［J］. Ann Oncol，2004，15（3）：440—449. DOI：10.1093/annonc/mdh097.

[5] Cardoso F，Senkus E，Costa A，et al. 4th ESO-ESMO International Consensus Guidelines for Advanced Breast Cancer（ABC 4）［J］. Ann Oncol，2018，29（8）：1634—1657. DOI：10.1093/annonc/mdy192.

病例 20 异时性双侧乳腺癌的鉴别诊断

病例汇报:唐小万;点评人:陈莉莉

病例提供单位:浙江台州第一人民医院肿瘤内科
网络 MDT 中心:浙江大学医学院附属妇产科医院及
浙江大学医学院附属杭州市第一人民医院

1 一般情况

患者:陈某。性别:女;首次确诊年龄:48 岁;首次治疗时间:2007 年 3 月;与疾病可能相关的既往史:无;月经状况:绝经后;家族史:无殊。

2 初诊主诉

左乳腺癌术后 11 年余,右乳腺癌术后 6 年余,发现肺肿块 4 年。

3 简要病史回顾

3.1 初诊病史

2007 年 3 月,患者因发现左乳肿块在我院就诊;并于 2007 年 3 月 15 日全麻下接受"左乳区段切除+左乳腺癌改良根治术"。术后病理提示:左乳内上象限 2cm×1cm×1cm 肿块,浸润性导管癌,累及乳头下方大导管类癌,肿块表面皮肤、基底筋膜以及乳头均无殊,切缘阴性,同侧腋下 6/7 颗淋巴结转移阳性。免疫组化:ER(2+),PR(2+),HER2(2+),Ki-67(40%+)。HER2 未经 FISH 进一步检测。当时术后诊断:左乳腺癌术后($pT_1N_2M_0$),术后予以 CEF(CTX 0.75g d1+5-FU 0.75g d1+表阿霉素针 130mg d1)方案化疗 6 次。化疗后,行放疗以及他莫昔芬内分泌治疗 5 年。

在术后第 5 年(2012 年 3 月)内分泌治疗期间,患者发现右乳肿块(直径1.5cm),在上海某医院接受右乳肿块切除术。2012 年 3 月 3 日术后病理示:(右乳)浸润性导管癌,Ⅲ级,肿块大小 1.5cm×1.2cm×1.0cm,脉管(−),切缘阴性,下切缘邻近导管原位癌,前哨淋巴结未见癌转移。免疫组化:ER(2+),PR(+),C-erBb-2(3+),Ki-67(25%+)。首先考虑原发右侧乳腺癌,但不排除乳腺癌对侧转移。术后于 2012 年 3 月 11 日起接受长春瑞滨(35mg d1、8)化疗 4 个周期联合曲妥珠单抗HER2 治疗 1 年以及来曲唑内分泌治疗 2 年余。

在来曲唑内分泌治疗期间(2014 年 9 月),患者出现左侧胸部疼痛,行肺部 CT 提示右肺多发占位。2014年9月11日,省内某医院给予CT引导下肺部肿块穿刺。穿刺病理示:转移性乳腺浸润性导管癌。免疫组化:PR(2+),ER(2+),HER2(2+)。进一步FISH检测HER2基因未发生扩增。2014年10月27日起,给予TC方案化疗4个疗程,末次化疗时间为2015年2月10日,疗效评估示部分缓解(PR)。其后给予氟维司群内分泌维持治疗,期间进行多次疗效评估,最佳疗效均为PR。目前,患者无任何不适,但随访复查右肺占位增大、增多,为求进一步诊治,于2018年10月至我科就诊。

3.2 专科查体

PS评分:0分。全身浅表淋巴结未及肿大,两肺听诊未及啰音,腹部平软、无压痛,肝脾肋下未及,四肢肌力5级,肌张力正常。

3.3 影像学检查

影像学检查见图20-1。

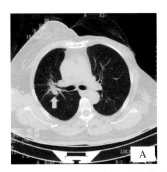 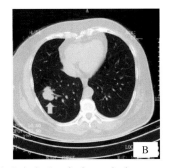

图 20-1 异时性双侧乳腺癌患者术后4年余CT复查

图A:右肺门可见一肿块。图B:右肺下叶可见一约2.5cm×2.1cm的肿块。

3.4 病理学检查

肺穿刺病理见图20-2。

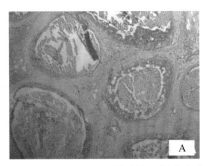 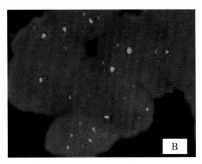

图 20-2 异时性双侧乳腺癌患者术后4年余肺穿刺病理

图A:肺实质内见异形细胞呈巢团状,细胞圆形或椭圆形,核大深染,胞质呈嗜酸性,核分裂像多见,异型性显著。图B:FISH检测提示本例HER2基因无扩增。

3.5　诊　断

左乳腺癌术后($pT_1N_2M_1$);肺继发性肿瘤;右乳癌术后。

4　讨论点

4.1　讨论点 1:判断右侧乳腺癌为原发性还是继发性

4.1.1　右侧乳腺肿块为原发乳腺癌的依据

(1)从乳腺癌生长方式来看,原发癌灶经常为单发、浸润性生长,边缘为毛刺状;而转移癌灶常为多发,呈膨胀性生长,周边界限较清楚。

(2)从右侧乳腺癌发生时间来看,本例右侧乳腺癌发生于左侧乳腺癌术后 5 年,除右侧乳腺病灶之外,当时其余部位包括淋巴结在内的评估均未见转移灶,所以左侧乳腺癌仅仅转移至右侧乳腺的可能性极小。

(3)从组织病理类型来看,左侧乳腺癌免疫组化提示 HER2(2+),未经 FISH 证实;而右侧乳腺癌 HER2(2+),经 FISH 检测证实扩增。肺转移病灶的病理免疫组化显示,HER2(2+),FISH 证实未见扩增。所以两侧乳腺癌的分子分型可能有所不同。

(4)患者右侧乳腺癌术后发现导管原位癌成分,更加印证了右侧原发乳腺癌的可能性。

综合以上因素,考虑右侧原发乳腺癌的可能性大。

4.1.2　右侧乳腺肿块为转移性乳腺癌的依据

患者右侧病灶出现时间为左侧乳腺癌术后 5 年,从复发的高峰时间上来说有转移的可能,并且当时左侧乳腺癌术后病理为 N_2,发生复发转移的概率较大。重要的是,两次的病理以及激素受体分型一样,唯一缺陷为左侧乳腺癌术后的 HER2(2+)未经 FISH 进一步检测;如果经过检测,并且其结果一致,则更提示转移的可能,只是现在无法证实了。

4.1.3　基于实际考虑选择的处理策略

对于该患者,考虑右侧原发乳腺癌的可能性大,故术后给予辅助化疗以及辅助内分泌治疗,并予以曲妥珠单抗靶向抗 HER2 治疗 1 年。

4.2　讨论点 2:乳腺癌肺部寡转移的治疗

患者肺部肿块经过穿刺检查,证实为 HER2 阴性的乳腺癌异时性复发,复发病灶为肺内寡转移。转移性乳腺癌的治疗以全身系统治疗为主。但本例患者肺内转移病灶局限,呈寡转移改变,在全身治疗控制良好的基础上,理论上可考虑加用局部治疗。然而,关于乳腺癌寡转移的局部治疗,存在一定的争议。部分研究认为局部治疗虽可改善乳腺癌患者的局部症状,但无进展生存(progression free survival,PFS)以及总生存(overall survival,OS)获益不明显。综合考虑,目前患者肺部无明显症状,故采取全身系统治疗。

4.3 讨论点 3:内分泌治疗的再选择问题

4.3.1 可供选择的治疗方案

依维莫司联合依西美坦或 CDK4/6 抑制剂治疗。

4.3.2 方案依据

目前,患者发生肺内转移,但疾病进展缓慢,没有症状,肿瘤负荷不大,无内脏危象,治疗方案上倾向以内分泌治疗为主。基于 PALOMA,MONALEESA 以及 MONARCH 系列研究的结果,CDK4/6 抑制剂无论是联合 AI 还是联合氟维司群,均可显著延长患者 PFS 以及 OS。

目前,已经获批上市的 CDK4/6 抑制剂有 Palbociclib(哌柏西利)、Ribociclib 和 Abemaciclib,三者均可用于治疗 HR 阳性的晚期乳腺癌,但考虑到药物的可及性以及费用问题,患者家属拒绝使用 CDK4/6 抑制剂治疗。除此之外,患者还可选择芳香化酶抑制剂依西美坦联合依维莫司治疗,依维莫司可以逆转内分泌治疗的耐药。依维莫司是一种口服的 mTOR 抑制剂。BOLERO-2 临床试验证实,对于 HR 阳性/HER2 阴性的已对非甾体类 AI 耐药的晚期乳腺癌患者,依西美坦联合依维莫司治疗组的 PFS 较依西美坦单药组显著延长(7.8 个月 vs. 3.2 个月,HR=0.45,$P<0.001$)。目前,患者对来曲唑耐药,在氟维司群治疗中疾病进展,故可考虑依西美坦联合依维莫司治疗。

4.3.3 实际治疗方案以及评价

患者于 2018 年 7 月 23 日开始采用依西美坦联合依维莫司治疗,肺部病灶无增大,无新发病灶。疗效评估持续稳定。

影像学检查见图 20-3。

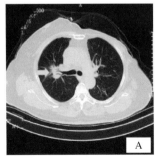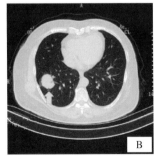

图 20-3 异时性双侧乳腺癌患者术后肺转移灶治疗后 CT

图 A:右肺门可见一肿块。图 B:右肺下叶可见一约 2.6cm×2.2cm 的肿块。

5　整个治疗过程总结

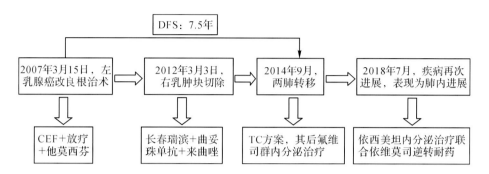

6　中心组长点评意见(综合现有讨论点)

在治疗后,该患者对侧乳房出现病变,经过病理证实为"乳腺癌"。在这种情况下,关键之处是需要鉴别是异时性原发对侧乳腺癌还是乳腺癌伴对侧转移,但临床鉴别有时存在一定困难,需要综合各种因素进行判断,要看对侧乳腺癌出现的时间,两侧乳腺癌的病理类型以及分子分型是否一致,当时确诊乳腺癌的分期,确诊后是否接受了规范的手术以及术后辅助治疗等。本例患者两侧乳腺以及肺内转移灶的激素受体状态都是阳性表达,但左侧 HER2(2+),右侧 HER2(3+),肺内转移灶 HER2(2+)。肺内转移灶 FISH 证实 HER2 没有扩增,尽管左侧没有经过 FISH 证实,但有理由相信两侧乳腺的分子分型有可能是不一致的。因此,综合考虑,右乳病灶为原发乳腺癌的可能性大。该患者肺转移灶的病理以及分子分型与左侧乳腺癌可能一致,所以其肺部病灶考虑为左侧乳腺癌转移所致。

该患者在出现肺内转移后,经过前期的化疗以及来曲唑、氟维司群内分泌治疗,疾病仍继续进展。但进展主要表现在肺内,并且没有相应症状。因为乳腺癌不同于其他肿瘤,局部治疗的地位偏低,所以仍然以全身治疗为主。该患者没有内脏危象,故仍选择继续内分泌治疗。对于内分泌继发耐药者,可考虑 mTOR 抑制剂或者 CDK4/6 抑制剂联合 AI 或者氟维司群。但当时由于 CDK4/6 抑制剂的费用和药物可及性问题,所以根据 BOLERO-2 临床试验结果,患者选择了依维莫司联合依西美坦治疗,并取得了良好的治疗效果。截至 2020 年 5 月,患者在持续依维莫司联合依西美坦治疗中,疾病保存稳定。如果后续出现进展,除化疗之外,CDK4/6 抑制剂(如 Palbociclib 等)也是比较好的后续治疗选择。

▓▐ 参考文献 ▐▓

[1] Badwe R, Hawaldar R, Nair N, et al. Locoregional treatment versus no treatment of the primary tumour in metastatic breast cancer: an open-label randomised controlled trial[J]. Lancet Oncol,2015,16(13):1380—1388.

［2］Finn RS. PALOMA-3 trial in HER2-negative metastatic breast cancer：challenge of moving beyond estrogen receptor positivity. June 10，2016. ascopost. com.

［3］Tripathy D，Im SA，Colleoni M，et al. Ribociclib plus endocrine therapy for premenopausal women with hormone-receptor-positive，advanced breast cancer（MONALEESA-7）：a randomised phase 3 trial. Lancet Oncol，2018，19：904—915.

［4］Slamon DJ，Neven P，Chia S，et al. Phase Ⅲ randomized study of ribociclib and fulvestrant in hormone receptor-positive，human epidermal growth factor receptor 2-negative advanced breast cancer：MONALEESA-3. J Clin Oncol，2018，36：2465—2472.

［5］Sledge GW Jr1，Toi M，et al. MONARCH 2：Abemaciclib in combination with fulvestrant in women with HR＋/HER2-advanced breast cancer who had progressed while receiving endocrine therapy. J Clin Oncol，2017 Jun 3：JCO2017737585. DOI：10. 1200/JCO. 2017. 73. 7585.

［6］Yardley DA，Noguchi S，Pritchard KI，et al. Everolimus plus exemestane in postmenopausal patients with HR（＋）breast cancer：BOLERO-2 final progression-free survival analysis［J］. Adv Ther，2013，30（10）：870—884. DOI：10. 1007/s12325-013-0060-1.

病例 21 炎性乳腺癌(IBC)综合治疗后局部复发

病例汇报:陈恩东;点评人:郭贵龙

病例提供单位:温州医科大学附属第一医院乳腺外科
网络 MDT 中心:温州医科大学附属第一医院乳腺外科

1 一般情况

患者,张某。性别:女;首次确诊年龄:47 岁;首次治疗时间:2012 年 5 月;与疾病可能相关的既往史:无;月经状况:正常;家族史:无殊。

2 初诊主诉

发现左乳皮肤增厚伴红肿疼痛 3 天。

3 简要病史回顾

3.1 初诊病史

3 天前(2012 年 5 月 11 日),患者触及左乳鸽蛋大小肿块,伴红肿及疼痛,遂来我院诊治。

3.2 专科查体

PS 评分:0 分。视诊:左乳头略凹陷,其乳头周围及外上方表皮明显红肿,范围 5cm×8cm。触诊:左侧乳头周围及外上方表皮局部增厚,范围 5cm×8cm,局部皮温升高。左腋下可及 1cm×1cm 肿大淋巴结,质偏硬,活动度尚可(见图 21-1)。

3.3 影像学检查

影像学检查见图 21-2 和图 21-3。

乳腺超声:2012 年 4 月 11 日,双侧乳腺腺病;2012 年 5 月 14 日,左乳腺回声改变,BI-RADS 4B 类。

钼靶:2012 年 5 月 14 日,左乳外上象限见结节状不对称致密影,BI-RADS 4A 类。

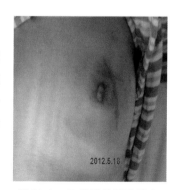

图 21-1 47 岁炎性乳腺癌患者乳腺外观:左乳红肿热痛

胸部 CT、腹部超声、骨 ECT 及头颅 CT 等均未见异常。

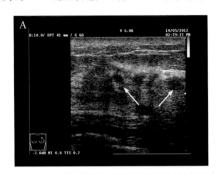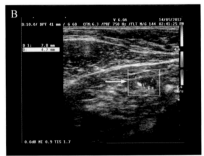

图 21-2　47 岁炎性乳腺癌患者乳腺超声(2012 年 5 月 14 日)

图 A:左乳病灶 BI-RADS 4B 类。图 B:左侧腋窝可见一枚肿大淋巴结。

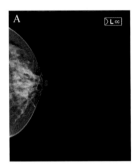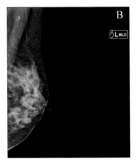

图 21-3　47 岁炎性乳腺癌患者乳腺钼靶图(2012 年 5 月 14 日)

图 A:头尾位(CC 位)。图 B:内外侧斜位(MLO)摄片。

3.4　病理、基因检测结果

组织学检查(左乳空芯针活检):左乳浸润性导管癌,组织病理学分级Ⅲ级。

细胞学检查(左腋窝细针吸取细胞学):见数团乳腺上皮,显示中-重度异型,左腋下淋巴结转移性癌。

免疫组化:ER-α(−),PR(−),Ki-67(20%+),HER2(3+),P53(+)。

3.5　初次诊断

左侧炎性乳腺癌($cT_{4d}N_1M_0$ ⅢB 期);分子分型为 HER2 阳性型乳腺癌。

4　讨论点

4.1　讨论点 1:炎性乳腺癌的诊断及处理

4.1.1　炎性乳腺癌的临床表现和诊断

原发性炎性乳腺癌的首发症状常为乳房肿大,皮肤发红、变坚实,可伴有疼痛。

典型临床表现为全乳弥漫性肿大,乳腺 1/3 或以上面积的皮肤充血、水肿(橘皮征),且充血水肿区域有明显可触及的边界,肿瘤的边界多触诊不清,可伴有皮肤丹毒样边缘或斑纹状色素沉着,皮温增高及有触痛。部分患者可见局部肿瘤破溃引起的皮肤溃疡,这类情况往往系局部晚期乳腺癌继发所致。

除常规的实验室检查外,患者还应接受双侧乳房钼靶 X 线摄片、双乳及相应引流区域(双腋下及锁骨上下)淋巴结超声检查、胸/腹/盆腔 CT 扫描、全身骨骼 ECT 扫描等必要的辅助检查,以明确病情并排除远处转移。细针或空芯针穿刺活检,包括皮肤、皮下淋巴管组织以及肿瘤实质的切取活检,可作为炎性乳腺癌的确诊手段。但因为炎性乳腺癌的组织学类型无特殊性,各种组织学类型的乳腺癌均可见炎性乳腺癌,所以炎性乳腺癌的诊断仍主要基于患者的临床表现。同时,炎性乳腺癌需与急性化脓性乳腺炎、乳房蜂窝织炎、恶性淋巴瘤及白血病的乳腺浸润相鉴别。

4.1.2 可供选择的治疗方案

(1)新辅助化疗与靶向治疗:①AC-TH;②TCbH。

(2)术前或术后放疗。

(3)手术治疗(全乳切除+腋窝淋巴结清扫)。

4.1.3 方案依据及争议

4.1.3.1 新辅助化疗与靶向治疗

(1)指南:①根据 2011 版 CBCS,新辅助化疗的适应证是临床Ⅱ～Ⅲ期的乳腺癌患者(2019 版 CBCS 的新辅助治疗适应证与上述相同)。②根据 NCCN 乳腺癌诊疗指南(2020V6 版),在临床病理诊断为炎性乳腺癌后,建议术前行新辅助化疗,化疗方案首选蒽环类+紫杉类,若 HER2 为阳性则加用靶向治疗药物。在新辅助化疗结束后,行全乳切除+Ⅰ/Ⅱ区腋窝淋巴结清扫+放疗,然后继续完成化疗方案,根据激素受体情况行内分泌治疗,并完成 1 年的抗 HER2 靶向治疗。③根据 ESO-ESMO 进展期乳腺癌国际共识,对炎性局部进展乳腺癌的整体治疗策略与非炎性局部进展乳腺癌类似,应当将系统性治疗作为首选;乳腺癌根治术联合腋窝淋巴结清扫适用于绝大多数病例;不推荐术后立即重建;即使达到 pCR,胸壁+淋巴结的局部放疗也是有必要的。

(2)文献报道:①【新辅助化疗】i.几乎所有的炎性乳腺癌女性患者在就诊时有淋巴结受累,大约 1/3 伴有远处转移。新辅助化疗的应用改善了炎性乳腺癌的结局。过去单一形式的炎性乳腺癌治疗所达到的 5 年总生存率不到 10%。而在采取新辅助化疗后手术治疗和放疗之后,所报道的 5 年总生存率在 30%～70%。更长的随访也显示,炎性乳腺癌患者的结局有所改善。来自美国国立癌症研究所监测、流行病学和结果(Surveillance, Epidemiology, and End Results,SEER)数据库的一项分析显示,在 1975 年接受治疗的炎性乳腺癌患者的 20 年癌症特异性生存率为 9%,而在

1995 年接受治疗的炎性乳腺癌患者的 20 年癌症特异性生存率为 20%。ⅱ.BCIRG 006 研究显示,在经 AC-TH 或 TCbH 方案治疗的患者中,83% 以上的患者达到了 10 年以上的生存期;但在经 AC-T 方案治疗的患者中,该比率低于 79%。②【靶向治疗/双靶向治疗】:ⅰ.曲妥珠单抗新辅助/辅助治疗 HER2 阳性局部进展或炎性乳腺癌的国际、开放性Ⅲ期研究(NOAH)显示,相比于单纯化疗,联合曲妥珠单抗可以显著提高患者的 EFS 和 OS。ⅱ.多中心随机Ⅱ期临床试验 NeoSphere 针对可手术、非炎性乳腺癌局部晚期或炎性乳腺癌患者进行新辅助治疗,检验了在曲妥珠单抗及多西他赛中加入帕妥珠单抗的疗效。在 198 例患者中,29 例炎性乳腺癌患者(15%)被随机分到临床试验组。其 pCR 率(15%)在帕妥珠单抗、曲妥珠单抗双靶向治疗联合多西他赛中是最高的。因此,如有条件,可选择双靶向治疗。ⅲ.François Bertucci 及其同事在《柳叶刀肿瘤学》杂志上发表的文章报道了一项前瞻性、多中心、单臂、Ⅱ期研究 BEVERLY-1 的结果。该研究旨在评估新辅助治疗联合方案中抗血管生成药物贝伐单抗对 HER2 阴性原发性(非转移性)炎性乳腺癌的疗效,或其在辅助治疗中单独使用的疗效。该研究有 100 例炎性乳腺癌患者入组,这对于这种罕见且诊断和转诊有困难的疾病来说很了不起。此外,研究人员还完成了一项平行研究,BEVERLY-2,即对 HER2 阳性的炎性乳腺癌患者使用抗血管生成药物的研究。研究者在相似的时间段内招募了 52 位患者。但结果令人失望,结果显示贝伐单抗不会增加获得病理完全缓解的患者的比例,也不能降低 HER2 阴性炎性乳腺癌患者的复发或死亡的风险。结果证实,加入贝伐单抗不能改善炎性乳腺癌的早期复发。

4.1.3.2　术前或术后放疗

应对所有炎性乳腺癌患者进行放疗。对新辅助化疗有反应的患者,一般给予术后放疗而不是术前放疗,因为更容易达到更高的剂量。

虽然放疗的生存获益尚未在炎性乳腺癌患者中得到明确证实,但局部控制的改善使放疗成为炎性乳腺癌患者管理的重要组成部分。如果考虑肿瘤无法切除,可尝试进行术前放疗,有助于降低肿瘤的分期。根据 Gustave Roussy 研究所的报道,与 60 例单纯接受放疗的患者相比,91 例接受化疗序贯放疗患者的 4 年局部复发率从 53% 下降至 32%($P = 0.01$)。因此,与单纯放疗相比,新辅助化疗序贯放疗可以提高对炎性乳腺癌的局部控制率。另一项小规模的随机临床试验比较了新辅助化疗序贯放疗和新辅助化疗后全乳切除术的疗效。在这项试验中,与早期未接受新辅助化疗的患者相比,57 例完成 CMF 方案新辅助治疗患者的 DFS 得到了明显延长。但在新辅助化疗后施行放疗和全乳切除术的两组中,DFS 没有显著性差异。

全乳切除达到最佳局部控制的时机应该是在化疗控制皮肤炎症后,且无固定的乳腺肿块和淋巴结。如果在经全身治疗后乳腺或淋巴结的肿块还不可手术,那么强烈推荐采取放疗,扩大的放射野可以有助于达到切缘阴性,这也是可选择术前新辅助放疗的重要原因之一。

标准的放疗靶区应由 CT 确定,每日对胸壁皮肤进行相应组织等效剂量的照射,至皮肤出现轻微的红斑反应为准。胸壁、锁骨上区、锁骨下区及内乳淋巴结区都应包括在照射范围内。腋窝淋巴结清扫之后应对腋床进行个体化照射。

4.1.3.3　手术治疗

由于炎性乳腺癌具有广泛的皮肤浸润和肿瘤高侵袭性,所以目前炎性乳腺癌的手术方式以改良根治术为主。且根据有限的数据,与乳房切除术相比,保乳术(Breast conservation therapy,BCT)的炎性乳腺癌局部失败率更高。有一项研究包括了23名先接受新辅助化疗然后接受放疗和保乳术或乳房切除术的患者,在接受乳房切除术的10名患者和接受保乳术的13名患者中,分别有2名和7名未能控制局部疾病。

鉴于炎性乳腺癌的高侵袭性和腋窝淋巴结转移的可能性很大,以及炎性乳腺癌病例中SLNB的高假阴性率,建议采取腋窝清扫而不是SLNB。在一项关于新辅助化疗后SLNB疗效的研究中,8例炎性乳腺癌女性患者中有2例在术中未找到明显的前哨淋巴结,2例为假阴性。

4.1.4　实际治疗方案及评价

4.1.4.1　实际治疗方案

EC(CTX 800mg+表柔比星120mg)×4→TH(多西他赛120mg+曲妥珠单抗)×4(2012年5—10月);左乳放疗50Gy/25fx,加锁骨上10Gy/5fx(2012年11—12月);期间继续予以曲妥珠单抗维持治疗(3周疗法)。2013年1月18日,行左乳腺癌改良根治术,术后予以曲妥珠单抗维持治疗1年(3周疗法,末次使用时间为2013年5月)。

4.1.4.2　疗效评价

①术前放化疗期间超声评估(新辅助化疗前后评估一次,新辅助放疗后评估一次,见图21-4),受累区域明显缩小[从大片状低回声区,到数处小片状低回声区,再到11mm×8mm×10mm和8mm×9mm×17mm的低回声结节,RECIST(Response Evaluation Criteria in Solid Tumours)1.1评估为PR],左腋下未见明显肿大淋巴结。由于患者有幽闭症,故无法行乳房的磁共振检查以评估新辅助化疗前后的效果。②术后石蜡病理显示达pCR。乳头、切口旁皮肤、乳房底切缘未见癌浸润;肿块为导管上皮不典型增生,乳腺组织未见癌浸润;送检"腋下"淋巴结(0/13)未见癌转移;送检"左乳内上、内下、外上、外下皮肤切缘"均未见癌累及。

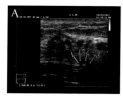
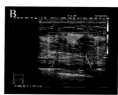
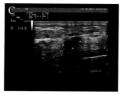
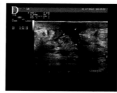

图 21-4　47岁炎性乳腺癌患者乳腺超声检查

图A:新辅助化疗前。图B:新辅助化疗后。图C和图D:新辅助放疗后(从大片状低回声区退缩为2个低回声结节)。

4.2 讨论点2：炎性乳腺癌术后局部复发的处理

2013年5月初（术后4个月复查），患者复查发现左侧胸壁结节。组织学检查："左胸壁"皮肤真皮内见癌浸润，脉管内见癌栓，结合临床，符合乳腺浸润性导管癌图像。免疫组化：ER-α（－），PR（－），Ki-67（20％＋），HER2（3＋），P53（＋，100％）。PET-CT示无明显远处转移。

4.2.1 可供选择的治疗方案

①继续化疗＋靶向药物；②手术治疗。

4.2.2 方案依据

如果患者在完成以曲妥珠单抗为基础的辅助治疗12个月内复发或在曲妥珠单抗辅助治疗期间复发，则临床医生应该遵循晚期二线抗HER2治疗；如果患者在12个月后复发，那么临床医生应该遵循晚期一线抗HER2治疗，继续给予以曲妥珠单抗为基础的治疗。

HER2阳性复发转移乳腺癌治疗I级推荐：抗HER2一线治疗TXH（多西他赛＋卡培他滨＋H）/NH（长春瑞滨＋H）；抗HER2二线治疗LX（拉帕替尼＋卡培他滨）。

4.2.3 实际治疗方案及评价（当时无法购到拉帕替尼）

2013年5月，患者应用紫杉醇（紫杉醇120mg，周疗×12次）＋曲妥珠单抗（周疗法）方案。化疗期间，左侧胸壁转移性结节增多，肿瘤进展。

2013年8月，患者使用长春瑞滨（40mg，第1、8天）＋曲妥珠单抗（3周疗法）方案；4个疗程后，患者左胸壁转移性结节缩小，考虑从解救二线化疗转为维持治疗，故改为XH（卡培他滨3♯bid＋曲妥珠单抗3周疗法）维持治疗。

2013年12月，患者自觉症状缓解明显，决定回外省当地医院接受继续治疗。后续治疗不详。术后第4年死于肺、骨转移。

5 整个治疗经过总结

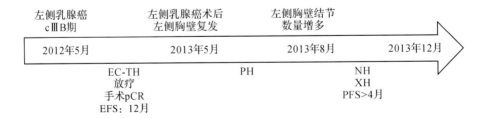

6 中心组长点评意见

炎性乳腺癌发病急骤，进展快，恶性程度高，需尽早诊断和治疗。虽然炎性乳腺癌的预后较差且早期复发风险较高，但有证据表明新辅助化疗后局部治疗可以改善结局。

对炎性乳腺癌的诊断基于以下临床标准：①伴有或不伴有可触及肿块的，短期内进展迅速的乳房红斑、水肿和（或）橘皮样改变和（或）乳房皮温升高；②病史不超过 6 个月；③红斑至少占乳房的 1/3；④病理证实的浸润性乳腺癌。

对非转移性炎性乳腺癌患者，推荐新辅助化疗和局部治疗。尽管以蒽环类和紫杉类为基础的化疗方案被推荐，但最佳的新辅助化疗方案尚未明确，包括药物顺序和疗程。曲妥珠单抗用于 HER2 阳性型炎性乳腺癌。

乳房切除术加腋窝淋巴结清扫是炎性乳腺癌手术的最重要部分。手术仅在炎性乳腺癌病变可于肉眼下完全切除的情况下可以尝试进行。由于炎性乳腺癌局部复发率较高，所以即使对于临床反应完全的患者，也建议行乳腺癌改良根治术而不是保乳手术。鉴于炎性乳腺癌具有侵袭性，常累及腋窝淋巴结，且炎性乳腺癌患者的 SLNB 假阴性率较高，建议进行腋窝淋巴结清扫而非 SLNB。

p53 突变的存在，与炎性乳腺癌诊断时肿瘤体积较大及播散性肿瘤显著相关。有研究表明，存在 p53 基因突变和细胞核 p53 蛋白过表达的炎性乳腺癌患者的死亡风险，是既无突变也无蛋白过表达的炎性乳腺癌患者的 8.6 倍。p53 的直接突变及细胞内野生型 p53 蛋白的胞质隐匿（cytoplasmic sequestration）是破坏 p53 在炎性乳腺癌中发挥正常抑癌作用的 2 种可能机制。

7　经验与教训

炎性乳腺癌进展快，常累及皮肤，多见三阴性和 HER2 阳性乳腺癌。对于无远处转移的患者，首选新辅助化疗或放疗，并且早期规范的诊断和治疗十分重要。尽管该患者 8 年前接受了规范的新辅助化疗、放疗、手术及靶向治疗，术后病理显示已获得 pCR，但在曲妥珠单抗靶向治疗 1 年内仍很快出现胸壁复发。对于炎性乳腺癌，足够大的受累皮肤切除有助于减少局部复发。尽管术中我们也对皮肤切缘进行了检测，但仍不足以评估整个胸壁皮肤受累的情况。以后需用加细致的检测手段和方法来综合评估皮肤切缘。

若在曲妥珠单抗靶向治疗过程中出现皮肤转移，首先应考虑原发性靶向治疗耐药，需要更换帕妥珠或拉帕替尼，也可考虑用 TDM-1，但当时该药物无法获得。现在情况得到了改善，希望这些新药可以帮助 HER2 阳性炎性乳腺癌患者进一步提高 OS。

炎性乳腺癌累及皮肤，很难控制病情，为获得更加长久的生存期，仍需要积累更多的应对经验，并在临床研究中积极寻求突破。

▓▎参考文献▕▓

［1］ RouësséJ，Friedman S，Sarrazin D，et al. Primary chemotherapy in the treatment of inflammatory breast carcinoma：a study of 230 cases from the Institut Gustave-Roussy［J］. J Clin Oncol，1986，4(12)：1765—1771. DOI：10. 1200/JCO. 1986. 4. 12. 1765.

［2］ Stearns V，Ewing CA，Slack R，et al. Sentinel lymphadenectomy after neoadjuvant chemotherapy for breast cancer may reliably represent the axilla except for inflammatory breast cancer［J］. Ann Surg Oncol，2002，9(3)：235—242. DOI：10. 1007/BF02573060.

［3］ Dawood S，Merajver SD，Viens P，et al. International expert panel on inflammatory breast cancer：consensus statement for standardized diagnosis and treatment［J］. Ann Oncol，2011，22 (3)：515—523. DOI：10. 1093/annonc/mdq345.

［4］ Network NCC. NCCN Guidelines Version 1. 2 012/Version 6. 2020 Breast Cancer. National Comprehensive Cancer Network. 2012/2020.

［5］ Cardoso F，Senkus E，Costa A，et al. 4th ESO-ESMO International Consensus Guidelines for Advanced Breast Cancer(ABC 4)［J］. Ann Oncol，2018，29(8)：1634—1657. DOI：10. 1093/annonc/mdy192.

第三部分

特殊类型乳腺癌

病例 22　乳腺导管内原位癌的治疗

病例汇报：张婷；点评人：邱福铭，黄建

病例提供单位：浙江大学医学院附属第二医院肿瘤内科
网络 MDT 中心：浙江大学医学院附属第二医院乳腺疾病诊治中心

1　一般情况

患者，韦某。性别：女；首次确诊年龄：67 岁；首次治疗时间：2018 年 7 月；与疾病可能相关的既往史：无；月经状况：绝经后；家族史：无殊。

2　主　诉

发现左侧乳腺肿物 1 年。

3　简要病史回顾

3.1　初诊病史

患者 1 年前（2017 年 8 月）无意中发现左侧乳腺肿物，如拇指头大小，伴有阵发性隐痛，无畏寒、发热，无皮肤红肿，无乳头溢液等，未予以重视。1 年来，患者自觉肿物逐渐增大，有鸡蛋大小，间断有左侧乳腺隐痛，遂前来我院，于 2018 年 7 月 23 日行超声引导下乳腺肿物粗针穿刺活检，病理示：（右肿块）导管内癌。为进一步诊治，患者于 2018 年 7 月入院。

3.2　专科查体

PS 评分：1 分。左乳外上象限可扪及一 4cm×2.5cm 大小的肿块，质硬，边界不清，与皮肤无粘连，有压痛，乳头正常无凹陷，双腋下未及肿大淋巴结。

3.3　影像学检查

影像学检查见图 22-1 和图 22-2。

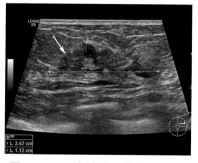

图 22-1　67 岁乳腺导管内原位癌患者乳腺超声：左乳外上象限片状散在强光斑，较大范围者为 3.42cm×1.12cm，CDFI 示血流信号较丰富，BI-RADS 4B 类

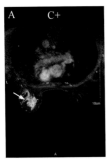
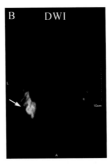
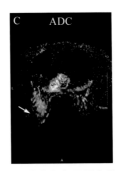
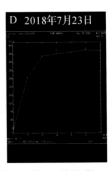

图 22-2　67 岁乳腺导管内原位癌患者乳腺 MRI：左乳外上象限见条片状长 T_1 长 T_2 信号影，形态不规则，DWI 呈高信号，增强扫描后呈明显不均匀强化，强化曲线呈 1 型时间信号曲线，BI-RADS 4C 类

3.4　病理、基因检测结果

穿刺病理结果：（左乳肿块）导管内癌。

3.5　初始诊断

左乳腺癌（$T_{is}N_0M_0$）。

3.6　病理讨论点：导管内原位癌的病理特征与预后

3.6.1　形态特征

导管内原位癌（ductal carcinoma in situ，DCIS）的病理分级是按照肿瘤的核分级，兼顾坏死、核分裂象以及组织结构，分为 3 级，即低级别、中级别和高级别。低级别导管内原位癌由小的单形性细胞组成，细胞核呈圆形，大小一致，染色质均匀，核仁不明显，核分裂象少见，肿瘤细胞排列成僵直搭桥状、微乳头状、筛状或实体状。高级别导管内原位癌往往由较大的多形性细胞构成，核仁明显，核分裂象常见，管腔内常出现伴有大量坏死碎屑的粉刺样坏死。中级别导管内原位癌结构表现多样，细胞异型性介于高级别与低级别导管原位癌之间。少数导管内原位癌由大汗腺细胞、印戒细胞、神经内分泌细胞、梭形细胞、鳞状细胞或透明细胞构成。这些少见类型没有公认的分级标准。大汗腺导管内原位癌多被列为高级别导管内原位癌，透明细胞型和梭形细胞型常有中度异型性的核而被归为中级别导管原位癌，伴有高级别的梭形或透明细胞型导管原位癌极为罕见。

3.6.2　免疫表型特征

低级别导管原位癌的细胞增殖指数低，常呈弥漫强阳性表达 ER 和 PR，无 HER2 蛋白过表达和基因扩增。而高级别导管原位癌的细胞增殖指数高，ER 和 PR 可为阳性或阴性，常出现 HER2 蛋白过表达及 p53 阳性。CK5/6 在低级别、中级别和大多数高级别导管原位癌中不表达，但在少数高级别导管原位癌可含有 CK5/6 阳性细胞。

3.6.3 预后

导管原位癌被普遍认为是浸润性导管癌(invasive ductal carcinoma,IDC)的前驱病变,导管原位癌不经治疗最终可能会发展为浸润性导管癌。有文献报道,低级别导管原位癌进展为浸润性导管癌的风险为13%,而高级别导管原位癌进展为浸润性导管癌的风险为36%。导管原位癌进展为浸润性导管癌的危险因素与患者年龄、肿瘤体积、切缘状况和组织病理学分级有关,但它们的相对重要性以及彼此的关系尚未明确。

4 讨论点

4.1 讨论点1:乳腺导管内原位癌的手术方案

4.1.1 可供选择的手术方案

乳腺导管内原位癌的治疗以局部治疗为主。关于乳腺导管内原位癌采取何种手术方式进行治疗,目前仍然存在争议,可供选择的手术方案有:乳房肿瘤切除术＋全乳放疗,全乳切除术±前哨淋巴结活检,乳房肿瘤切除术等。

4.1.2 方案依据及争议

全乳房切除和保乳手术的总生存率并无显著性差异,但保乳手术的局部复发率较高,术后全乳放疗可以降低局部复发率。因此,对于相对于乳房尺寸较大的肿瘤、多发性肿瘤、弥漫性恶性微钙化、二次或多次局部切除后切缘持续阳性、有放疗禁忌的患者,需进行全乳切除术。否则,可建议行乳房肿瘤切除术＋术后放疗。

导管原位癌患者腋窝淋巴结转移率低,因此常规腋窝淋巴结清扫是不必要的。然而,穿刺活检对侵袭性成分的低估率较高。有报道称,穿刺活检为导管原位癌的患者,术后前哨淋巴结的阳性率为14%。因此,如果导管原位癌患者存在直径较大(>4cm)、有高级别病变,穿刺活检证实存在微浸润成分,或超声提示腋下有可疑淋巴结转移等情况,那么说明患者发生腋下淋巴结转移的风险增加,建议行前哨淋巴结活检以评估腋下淋巴结情况。但是并不推荐对所有导管原位癌患者常规进行前哨淋巴结活检。

4.1.3 实际治疗方案及评价

在本例患者治疗中,考虑到肿块较大、病理级别高,在与患者充分沟通后,选择了(左)单乳切除＋左前哨淋巴结活检＋术中冰冻＋任意皮瓣成形术。术后病理见图22-3。

免疫组化:肿块A1,ER(2＋～3＋,70%),PR(＋～2＋,20%),C-erBb-2(BC)(3＋),Ki-67(10%),AR(＋～2＋,70%),CK5/6(－),P63(导管周围＋);肿块A4,ER(2＋～3＋,60%),P63(导管周围＋),CK8(＋),GATA(3＋);淋巴结CD3淋巴细胞＋(副皮质区),CD20淋巴细胞＋(滤泡少于CD3),CD4淋巴细胞＋(副皮质区),CD8淋巴细胞＋(副皮质区少于CD4)。

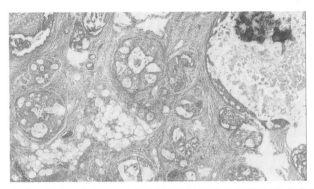

图 22-3　67 岁乳腺导管内原位癌患者（左乳腺）乳腺癌单纯乳腺切除术术后病理（HE 染色，40×）：高级别导管内原位癌，3.5cm×2.5cm 大小，贴壁型/粉刺型/筛孔型/微乳头型，中央可见坏死及钙化；乳头及基底切缘均为阴性；（前哨淋巴结 1）0/1 阳性，（前哨淋巴结 2）淋巴结 0/2 阳性，（前哨淋巴结 3）淋巴结 0/1 阳性。

4.2　讨论点 2：激素受体阳性绝经后导管原位癌患者预防复发的药物选择

4.2.1　可供选择的内分泌药物

NCCN 乳腺癌诊疗指南（2018V1 版及 2020V6 版）指出，对于 HR 阳性的导管原位癌患者，建议术后 5 年行内分泌治疗以预防复发；对于绝经前的患者，建议给予他莫昔芬；对于绝经后的患者，建议给予他莫昔芬或者芳香化酶抑制剂。

4.2.2　方案依据及争议

IBIS-Ⅱ研究比较了他莫昔芬和阿那曲唑治疗术后 ER 和（或）PR 阳性的导管原位癌患者的预后，随访 7.2 年，局部复发和死亡风险在两组之间没有区别，阿那曲唑组发生骨相关事件的风险更高，而他莫昔芬组发生深静脉血栓、子宫内膜癌的风险更高。

NSABPB-35 研究将行保乳术后放疗的绝经后导管原位癌患者随机分为他莫昔芬 5 年治疗组和阿那曲唑 5 年治疗组。10 年无乳腺癌复发患者的比例在他莫昔芬组为 89.1%，在阿那曲唑组为 93.1%，两组间的差异有统计学意义。分层分析发现，绝经后至 60 岁的保乳术后行放疗的导管原位癌患者，口服阿那曲唑的获益更佳。

4.2.3　实际治疗方案及评价

综合 IBIS-Ⅱ、NSABPB-35 两项研究的提示，阿那曲唑可能是绝经后 HR 阳性导管原位癌患者的更好选择。我们建议患者术后口服阿那曲唑内分泌治疗 5 年。

5　中心组长点评意见

本例患者特点：术后病理分期为 $pT_{is}N_0M_0$，病理类型为导管原位癌。其治疗方案需要考虑手术方式、术后辅助化疗、靶向治疗、放疗及内分泌治疗。

5.1　导管原位癌手术治疗

导管原位癌是指肿瘤位于乳腺导管系统内，未侵犯基底膜和周围间质阶段的乳腺癌。目前，对导管原位癌患者的手术方式并没有统一的标准。早年，全乳切除术被认为是导管原位癌患者的标准治疗方法，并且可达近 100％ 的疾病控制。但随着影像筛查的普及，越来越多的小病灶被发现。对于一部分病变范围小的导管原位癌患者来说，全乳切除术可能意味着过度治疗。因此，NCCN 专家建议对于相对于乳房尺寸较大的肿瘤、多发性肿瘤、弥漫性恶性微钙化肿瘤、二次或多次局部切除后切缘持续阳性、有放疗禁忌的患者，需进行全乳切除术。并且全乳切除术也可以作为保乳术后局部复发的补救治疗方式。

无论切缘宽度如何，与全乳切除术相比，单纯肿物切除术的同侧乳腺肿瘤复发率（ipsilateral breast tumor recurrence rate，IBTR）显著增高；而无论术后是阴性切缘（26.0％ vs. 12.0％；$P<0.001$）还是阳性切缘（48.3％ vs. 24.2％；$P<0.001$），局部切除术后全乳放疗能明显降低同侧乳腺肿瘤 10 年复发率。然而，仍有一些低危患者可能行单纯肿物切除术就足以。中国抗癌协会乳腺癌诊疗指南与规范（2017 版）指出，临床医师评估为复发风险低的患者可以免于放疗。但对于复发风险高低的判断，目前尚未有统一标准。Van Nuys 预后指数（van Nuys prognostic index，VNPI）根据肿瘤大小、肿瘤分级、切缘等，将患者分为低、中、高危复发风险组，低危复发风险组可免于放疗。Swe 导管原位癌研究中根据 7 个分子指标（HER2、PR、Ki-67、COX2、p16/INK4A、FOXA1 和 SIAH2）和 4 个临床病理学指标（年龄、肿瘤大小、边缘、可触及性），综合形成复发风险评分（DS 评分 0～10），评分≤3 分的低危复发风险组可免于放疗。尽管如此，目前还没有大规模的前瞻性临床研究来明确导管原位癌复发风险的判断标准。

至于单纯肿物切除术的切缘问题，2016 年外科肿瘤学会/美国放射肿瘤学会/美国临床肿瘤学会发表的关于导管原位癌保乳术加全乳放疗切缘共识指南指出，与阳性切缘相比，阴性切缘可以使同侧乳腺肿瘤复发率降低一半；与更小的阴性切缘相比，2mm 的切缘使同侧乳腺肿瘤复发的风险最小化；而切缘宽于 2mm 的同侧乳腺肿瘤复发风险也并不会比 2mm 切缘的显著降低。

导管原位癌患者腋窝淋巴结转移率低，因此常规腋窝淋巴结清扫是不必要的。但是若导管原位癌患者存在直径较大（>4cm）的病变、高级别病变、穿刺活检证实有微浸润成分的病变，或超声提示腋下有可疑淋巴结转移的病变，则可考虑行前哨淋巴结活检以评估腋下淋巴结情况。但是并不推荐对所有导管原位癌患者常规进行前哨淋巴结活检。

5.2　导管内原位癌的术后辅助治疗

为降低发生同侧和对侧导管原位癌以及浸润性乳腺癌的风险，对 HR 阳性导管原位癌患者建议术后予以 5 年内分泌治疗。他莫昔芬能明显降低发生同侧和对侧乳腺相关事件的风险。因此,对绝经前患者,建议给予他莫昔芬。而绝经后的患者,应该如何选择内分泌治疗药物？ IBIS-Ⅱ研究比较了他莫昔芬和阿那曲唑治疗术后 ER 和(或)PR 阳性导管原位癌患者的情况,结果其局部复发和死亡风险无差异。NSABPB-35 研究将绝经后患者随机分为他莫昔芬 5 年组和阿那曲唑 5 年组,认为阿那曲唑预防对侧乳腺复发的效果更好。

　　本病例为高龄患者,已行单乳切除术。关于术后的内分泌治疗,目前没有前瞻性临床研究证据支持。考虑到 60 岁以上的患者口服阿那曲唑的全因死亡率高,也可以选择他莫昔芬。

▓▓▌ 参考文献 ▐▓▓

[1] Guillot E，Vaysse C，Goetgeluck J，et al. Extensive pure ductal carcinoma in situ of the breast：identification of predictors of associated infiltrating carcinoma and lymph node metastasis before immediate reconstructive surgery[J]. Breast，2014，23(2)：97—103. doi：10. 1016/j. breast. 2013. 12. 002. Epub 2013 Dec 31. PMID：24388733.

[2] NCCN Clinical Practice Guidelines in Oncology：Breast Cancer(Version 2. 2 018). https：//www. nccn. org/.

[3] NCCN Clinical Practice Guidelines in Oncology：Breast Cancer(Version 6. 2 020). https：//www. nccn. org/.

[4] Forbes JF，Sestak I，Howell A，et al. Anastrozole versus tamoxifen for the prevention of locoregional and contralateral breast cancer in postmenopausal women with locally excised ductal carcinoma in situ (IBIS-Ⅱ DCIS)：a double-blind，randomised controlled trial[J]. Lancet，2016，387(10021)：866—873. DOI：10. 1016/S0140-6736(15)01129-0.

[5] Margolese RG，Cecchini RS，Julian TB，et al. Anastrozole versus tamoxifen in postmenopausal women with ductal carcinoma in situ undergoing lumpectomy plus radiotherapy(NSABP B-35)：a randomised，double-blind，phase 3 clinical trial[J]. Lancet，2016，387(10021)：849—856. DOI：10. 1016/S0140-6736(15)01168-X.

[6] Gilleard O，Goodman A，Cooper M，et al. The significance of the Van Nuys prognostic index in the management of ductal carcinoma in situ[J]. World J Surg Oncol，2008，6：61. DOI：10. 1186/1477-7819-6-61.

[7] Correa C，McGale P，Taylor C，et al. Overview of the randomized trials of radiotherapy in ductal carcinoma in situ of the breast[J]. J Natl Cancer Inst Monogr，2010，2010(41)：162—177. DOI：10. 1093/jncimonographs/lgq039.

[8] Morrow M，Van Zee KJ，Solin LJ，et al. Society of Surgical Oncology-American Society for Radiation Oncology-American Society of Clinical Oncology Consensus Guideline on margins for breast-conserving surgery with whole-breast irradiation in ductal carcinoma in situ[J]. Pract Radiat Oncol，2016，6(5)：287—295. DOI：10. 1016/j. prro. 2016. 06. 011.

病例 23　乳腺癌保留乳头乳晕的乳房切除术(NSM)术后复发

病例汇报:张硕;点评人:高秀飞,谢小红

病例提供单位:浙江省中医院乳腺病中心
网络 MDT 中心:浙江省中医院乳腺病中心

1　一般情况

患者,吴某。性别:女;首次确诊年龄:42 岁;首次治疗时间:2014 年 10 月;与疾病可能相关的既往史:无;月经状况及判断依据:绝经前;家族史:无殊。

2　初诊主诉

发现右乳溢血 3 天。

3　简要病史回顾

3.1　初诊病史

2014 年 10 月 25 日,患者于 3 天前开始发现右侧内衣有暗红色血迹,挤压右侧乳头有暗红色液体流出,3 天以来无改善,为求诊治来我院门诊就诊。

3.2　专科检查

右乳上中可及局部增厚,范围约为 3cm×4cm,边界不清,挤压右乳乳头中央孔可见少量暗红色液体渗出。

3.3　影像学检查

影像学检查见图 23-1 和图 23-2。

2014 年 10 月 25 日,钼靶提示:右乳呈簇多形性钙化灶,考虑(右)乳腺癌;双腋下多发淋巴结。乳腺超声提示:双乳腺增生;右乳不规则低回声区伴多发细小钙化。右乳上中可见一 5.21cm×1.29cm 大小的低回声团,边界不清,边缘毛刺状,与乳头相连,内部回声不均,可见强光点;BI-RADS 4B 类,建议穿刺。乳管镜:右乳乳管狭窄伴乳管炎。

2014 年 10 月 29 日,MRI 提示:①右乳团片状异常强化灶伴主导管扩张,性质难定,请密切结合临床;BI-RADS 4B 类。②双乳腺体增生伴多发良性小结节形成;BI-RADS 2 类。

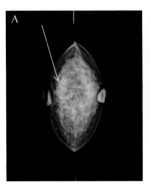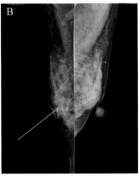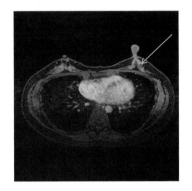

图 23-1　双乳钼靶(2014 年 10 月 25 日)
图 A:头尾 CC 位。图 B:侧斜 MLO 位。右乳呈簇多形性钙化灶,考虑乳腺癌。

图 23-2　双乳 MR 平扫＋增强 (2014 年 10 月 29 日):右乳团片状异常强化灶伴主导管扩张

3.4　初次诊断

右乳肿块伴溢血:乳腺癌待排。

3.5　初始治疗

排除手术禁忌,于 2014 年 11 月 3 日在全麻下行右乳区段切除术＋右乳癌根治术(右乳保留乳头乳晕复合体乳房切除术＋前哨淋巴结活检术)。术中快速冰冻病理提示:右乳导管原位癌。

3.6　术后病理、基因检查结果

右乳高级别导管内癌,局灶浸润(浸润性导管癌Ⅰ～Ⅱ级);肿块大小为 11cm×6cm×2cm,多灶性局灶浸润,最大浸润区直径为 0.6cm。右腋下前哨淋巴结 0/4。

免疫组化:ER(－),PR(－),C-erbB-2(3＋),P53(＋,5％),Ki-67(30％＋);右腋下前哨淋巴结 0/4。FISH 检查提示:HER2 阳性。

3.7　术后治疗

2014 年 11 月 13 日起,予以 4 次 AC 方案化疗(多柔比星脂质体 40mg＋CTX 0.8g)。

2015 年 2 月 9 日起,予以多西他赛 120mg 化疗 1 次。

2015 年 3 月 3 日,予以 TH 方案化疗(多西他赛 120mg＋曲妥珠单抗 400mg)化疗 1 次。后予以 TH 方案(多西他赛 120mg＋曲妥珠单抗 300mg)化疗 2 次。

化疗结束后,放疗 25 次,曲妥珠单抗 300mg 每 21 天注射 1 次至 2016 年 2 月结束治疗。每 3 个月定期复查。

3.8 明确诊断

右乳导管内癌伴局灶浸润($pT_3N_0M_0$,ⅡB 期);分子分型:HER2 阳性型。

4 讨论点

4.1 讨论点 1:右乳导管内癌伴局灶浸润(0.6cm)情况的处理

4.1.1 可供选择的治疗方案

①化疗;②靶向治疗;③放疗。

4.1.2 方案选择的依据及争议

Benediktsson 等研究了 261 例接受保留乳头乳晕的乳房切除术(nipple-sparing mastectomy,NSM)的原发性单侧乳腺癌患者 13 年随访结果,结果显示局部复发率为 19.1%,接受放疗的局部复发率为 8.5%,与保乳手术相似,并且局部复发对远期生存的影响不大。Sakurai 等随访 21 年 NSM 和改良根治者两组的局部复发率、DFS 和 OS,结果并没有差异,NSM 组局部复发率为 8.2%。随着系统治疗手段以及放疗技术的进步,NSM 的局部复发率基本控制在 5% 以下。目前,NSM 是一种安全的手术方式,关键是严格把握手术适应证:肿瘤直径＜5cm,腋窝淋巴阴性,肿瘤距离乳头≥2cm。

在乳腺体格检查有乳头乳晕(nipple areola complex,NAC)异常表现的患者,如乳头凹陷、乳头部位可以扪及肿块、乳头溢液或溢血等的患者中,61% 存在 NAC 的癌累及,这类患者在绝大多数的文献和教材被列为 NSM 的禁忌。但也有研究认为肿瘤距乳头 1cm 也是安全的。可能是由于这些争议的存在,所以即使肿瘤到乳头的距离(tumor to nipple distance,TND)＜2cm,只要乳头后方切缘病理检查未发现恶性证据,患者仍然可以接受 NSM。

从钼靶检查结果上可见,该患者钙化发生在乳头乳晕附近,磁共振下可见肿瘤贴近乳晕,并且伴有乳头溢血,行 NSM 有较高的复发风险。术中快速冰冻病理提示为导管内癌。送乳头下组织行快速病理提示无肿瘤侵犯后,给予 NSM 是较为合理的。

4.1.3 实际治疗方案及评价

右乳癌 NSM 术后行化疗(AC×4 个周期＋TH×4 个周期)、放疗、靶向曲妥珠单抗治疗 1 年。

疗效评价:鉴于该患者的病灶为直径 0.6cm 的浸润性导管癌,HER2 过表达型,给予化疗和靶向治疗。

鉴于患者超声下病灶范围大于5cm,NSM术后给予放疗。该患者术后接受了充分的放疗、化疗。

4.2　讨论点2:多灶性局灶浸润怎么评估浸润灶大小

目前各类指南规定,当浸润性癌和原位癌混合存在时,需明确浸润灶的范围,以最大浸润灶最大径为依据,评估病理分期和综合治疗方案。

4.3　讨论点3:HER2阳性小肿瘤的术后辅助治疗

NCCN乳腺癌诊疗指南(2012年)建议,对于HR阴性、HER2阳性、病灶直径0.6cm的导管癌,考虑辅助化疗+曲妥珠单抗(BINV-7)。

2014年中国抗癌协会乳腺癌诊疗指南与规范指出,乳腺癌术后辅助化疗的适应证为HR阴性、HER2阳性(T_{1a}不考虑使用曲妥珠单抗,T_{1b}考虑使用曲妥珠单抗,T_{1c}推荐使用曲妥珠单抗)。

针对HER2阳性小肿瘤,尤其T_{1b}的治疗,目前还有争议:从至今的研究结果来看,HER2阳性是影响预后的独立危险因素;但从几个回顾性试验可见,加用化疗和靶向治疗可以提高小肿瘤患者的RFS或BCSS率,但由于小肿瘤患者本身预后已经很好,所以患者的绝对获益没有分期较晚的患者那么明显。从2014年复旦大学癌症中心的Meta分析中我们看到,小肿瘤T_{1a}、T_{1b}加用靶向治疗在DFS的改善上具有统计学差异,但它们在死亡率、局部复发率、远处转移方面无明确获益,鉴于研究数据全部来源于回顾性、非随机试验,以及入组人数和随访时间差异大,我们不能确定对小肿瘤应用靶向治疗是否存在明确获益。2015年JCO发表的Meta分析结果表明,靶向治疗明显获益,是来自随机对照试验均为T_1,但绝大部分有淋巴转移。针对HER2阳性小肿瘤的前瞻性APT试验中位随访4年结果显示,3年的DFS为98.7%,RFS为99.2%,对于T_{1a}、T_{1b}都得到了很好的生存结果。综合回顾性资料和APT试验结果,NCCN乳腺癌诊疗指南(2012版)指出对$T_{1b}N_0M_0$患者可考虑化疗联合靶向治疗。

4.4　讨论点4:患者右乳癌术后2年余再现右乳头湿疹样癌属于复发还是原发

2017年6月,患者出现右乳乳头反复糜烂,逐渐缩短。

2017年7月25日,门诊行右乳乳头组织活检,病理提示:(右乳头)表皮深层及真皮层可见异型上皮样细胞,Paget's病不能除外,建议免疫组化进一步明确诊断。

2017年8月3日,于局麻下行右乳乳头乳晕复合体切除术,并做病理切缘。常规病理提示:(右侧)乳腺高级别导管内癌合并乳头Paget's病,上、下、内、外、基底切缘均为阴性。免疫组化:ER(−),PR(−),C-erBb-2(3+),P53(+,1%),Ki-67(10%

＋）。手术后定期观察，至手术后 3 年余未发现复发和转移。补充诊断：右乳癌术后右乳头湿疹样癌。

4.4.1　同侧乳腺癌复发还是原发的鉴别点

同侧乳腺癌复发的特点：一般在术后 5 年内，病理免疫组化与前一致。

原发性乳腺癌的特点：一般在术后 5 年后，病理免疫组化分型不同，肿瘤内有原位癌成分。

鉴于患者第 2 次手术病理右侧乳腺高级别导管内癌合并乳头 Paget's 病，有原位癌成分，考虑原发的可能性大。

4.4.2　治疗方案依据及争议

对于原发性右乳乳腺高级别导管内癌合并乳头 Paget's 病，参考 NCCN 乳腺癌诊疗指南（2020V6 版）：右乳全切术后，按合并乳腺导管内癌处理，无须放疗、化疗。对于复发性右乳癌乳腺高级别导管内癌合并右乳头 Paget's 病，做右乳全切手术也足矣。

4.4.3　实际治疗方案及评价

乳头 Paget's 病是一种罕见的恶性肿瘤，发病率约占乳腺恶性肿瘤的 1％～4％。1874 年，美国派杰首先描述此病，因此又可称为派杰癌（Paget's carcinoma）。其常在乳头、乳晕区有湿疹样病变，常合并乳腺导管内癌。有研究表明，乳头 Paget's 病免疫组化多表现为 ER（－）、PR（－），仅有少部分表现为 ER（＋）、PR（＋）。本研究患者免疫表型与文献报道一致。乳头 Paget's 病又称乳腺湿疹样癌，是一种特殊类型的乳腺癌，恶性程度较低，发病率也低。目前没有专门针对 Paget's 病局部处理的 1 类证据，全身治疗是根据任何潜在癌症的分期和生物学特征，并被相关的特定分期乳腺癌治疗指南所引用的证据支持。文献报道，Paget's 病术后复发率达 7.6％，根治术后复发率约为 5.6％，保乳术后复发率约为 13.2％。

本患者于 2014 年因右乳癌已行右乳皮下单纯切除术，现出现右乳头 Paget's 病，给予手术切除右乳头乳晕复合体，属于根治术。

5　整个治疗经过总结

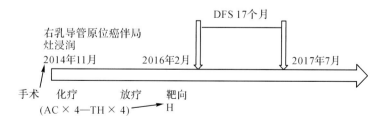

6 中心组长点评意见

该患者为右乳导管内癌伴局灶浸润,经过保留乳头乳晕复合体的右乳单纯切除术后,足疗程的化疗和放疗后 2 年出现同侧"右侧"乳腺高级别导管内癌合并乳头Paget's病,不管是原发还是复发,手术切除右乳乳头乳晕复合体是合理的治疗方案。但注意的是,对于乳头溢血的患者、乳房 MR 可见病灶紧贴乳头的患者,在保留乳头乳晕复合体时需慎重,因为其复发概率会更高。

⫴ 参考文献 ⫴

[1] Benediktsson KP，Perbeck L. Survival in breast cancer after nipple-sparing subcutaneous mastectomy and immediate reconstruction with implants：a prospective trial with 13 years median follow-up in 216 patients[J]. Eur J Surg Oncol,2008,34(2)：143—148. DOI：10.1016/j.ejso.2007.06.010.

[2] Sakurai T，Zhang N，Suzuma T，et al. Long-term follow-up of nipple-sparing mastectomy without radiotherapy：a single center study at a Japanese institution[J]. Med Oncol,2013,30(1)：481. DOI：10.1007/s12032-013-0481-3.

[3] 共识专家讨论组.保留乳头乳晕复合体乳房切除术的专家共识与争议(2015 年版)[J].中国癌症杂志,2016,26(5)：476—479. DOI：10.3969/j.issn.1007-3969.2016.05.022.

[4] Zhou Q,Yin W,Du Y,et al. For or against adjuvant trastuzumab for $pT_{1a-b}N_0M_0$ breast cancer patients with HER2-positive tumors：a meta-analysis of published literatures[J]. PLoS One，2014,9(1)：e83646. DOI：10.1371/journal.pone.0083646.

[5] Choudhury B，Bright-Thomas R. Paget's disease of the male breast with underlying ductal carcinoma in situ('DCIS')[J]. J Surg Case Rep,2015,2015(4). DOI：10.1093/jscr/rjv037.

[6] Billar JA，Dueck AC，Gray RJ，et al. Preoperative predictors of nipple-areola complex involvement for patients undergoing mastectomy for breast cancer[J]. Ann Surg Oncol,2011,18(11)：3123—3128.

[7] Li YJ，Huang XE，Zhou XD. Local breast cancer recurrence after mastectomy and breast conserving surgery for Paget's disease：a metaanalysis[J]. Breast Care(Basel),2014,9(6)：431—434.DOI：10.1159/000368431.

[8] Jones SE，Collea R，Paul D，et al. Adjuvant docetaxel and cyclophosphamide plus trastuzumab in patients with HER2-amplified early stage breast cancer：a single-group，open-label，phase 2 study[J]. The Lancet Oncology，2013，14(11)：1121—1128.

病例 24　乳腺微浸润性癌的治疗

病例汇报：陈武臻；点评人：邱福铭，黄建

病例提供单位：浙江大学医学院附属第二医院乳腺疾病诊治中心
网络 MDT 中心：浙江大学医学院附属第二医院乳腺疾病诊治中心

1　一般情况

患者，金某。性别：女；首次确诊年龄：55 岁；首次治疗时间：2018 年 1 月；与疾病可能相关的既往史：无；月经状况及判断依据：绝经后；家族史：无殊。

2　初诊主诉

发现右乳肿块 2 个月余。

3　简要病史回顾

3.1　初诊病史

患者于 2 个月前（2017 年 11 月）体检乳腺超声发现右乳肿块，于当地医院行右乳肿块穿刺活检病理，提示乳腺腺病。患者为进一步治疗，来我院就诊，查乳腺超声提示双乳囊性增生伴右乳囊肿，右乳外上象限低回声区伴钙化，BI-RADS 4A 类，双侧腋下未见明显肿大淋巴结；钼靶提示右乳外上象限细小钙化灶，性质不肯定，建议穿刺活检，BI-RADS 4A 类。门诊拟"右乳肿块"收住入院。

3.2　专科查体

PS 评分：0 分。双侧乳房对称，右乳穿刺部位未见明显瘀青，双侧乳房未及明显肿块，双侧乳头无凹陷，挤压双侧乳头未及溢液；双侧腋下未及肿大淋巴结。

3.3　影像学检查

影像学检查见图 24-1。

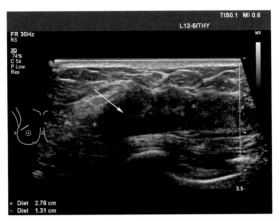

图 24-1　55 岁乳腺微浸润性癌患者乳腺超声:右乳外上象限低回声区伴钙化,BI-RADS 4A 类

乳腺钼靶:右乳外上象限细小钙化灶,BI-RADS 4A 类。

胸部 CT:右上肺结节,建议随访。

3.4　病理、基因检测结果

2018 年 1 月 5 日,右乳肿块穿刺活检:(右乳腺)导管内癌,伴小灶可疑浸润。

3.5　初次诊断

右乳肿块:乳腺癌?

3.6　治　疗

2018 年 1 月 8 日,予以右侧单纯乳腺切除术。

3.7　术后病理

(右乳腺)乳腺癌单纯乳腺切除术标本:微浸润性乳腺癌(肿块大小为 2.5cm×0.9cm,可见多灶浸润,最大浸润灶的最大径<0.1cm),伴导管内癌(约 90%,粉刺型/筛状型,中-高级别核,伴中央坏死),未见明确脉管侵犯,乳头及基底切缘阴性,(右腋窝淋巴结)0/5 阳性。

免疫组化:肿瘤细胞 ER(−),PR(−),C-erBb-2(BC),浸润性癌(3+),Ki-67(50% +),P63(肌上皮 +),Calponin(肌上皮+),见图 24-2。

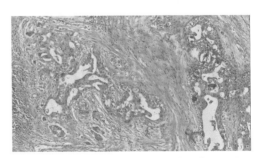

图 24-2　微浸润性乳腺癌术后病理提示:导管内癌伴微浸润性乳腺癌,呈多灶浸润,最大浸润灶的最大径<0.1cm(HE 染色,100×)

3.8 术后诊断

右乳腺癌（$pT_1N_0M_0$），分子分型为 HER2 过表达型。

4 讨论点：导管原位癌伴微浸润的病理特征与预后

4.1 病理特征

导管原位癌伴微浸润的病灶常见于病变范围较大的高级别导管原位癌。其细胞学与导管原位癌自身的细胞具有相同特点，浸润灶可呈单个细胞、小簇实性细胞或形成腺体，浸润灶的最大径≤0.1cm。如果为多灶浸润，测量大小时不应行多灶病变的最大径累加，只需测量最大浸润灶的最大径，如果最大浸润灶的最大径＜0.1cm，则符合微小浸润癌的诊断。病变导管周围可发生促结缔组织增生性间质反应、淋巴细胞浸润和高级别导管原位癌累及小叶结构。

对所有微小浸润癌都应该做免疫组化检测 ER、PR、HER2，但由于浸润性癌的病灶很小，在重新切片时可能不再出现微浸润病灶的情况，所以应当报告导管内原位癌的免疫组化结果，并作为微浸润病灶检测结果的替代物，因为伴发的原位癌的免疫组化结果总能反映微浸润病灶的表达。

4.2 预 后

由于临床以往对微小浸润癌的定义不一致，所以对前哨淋巴结的处理和评估也不一致。文献表明，微小浸润癌腋窝淋巴结累及的比例为 0%～20%。若应用 2017年美国癌症联合委员会（American Joint Committee on Cancer，AJCC）分期有关微小浸润癌的定义，其腋窝淋巴结累及率很低。并且导管原位癌伴微小浸润患者，与相同病变范围和分级的纯导管原位癌患者相比，局部复发率和生存率可能应当相似，但在研究中并未达成一致结论。

5 中心组长点评意见

本例患者特点：导管内原位癌术后病理分期为 $pT_1N_0M_0$，分子分型为 HER2 过表达型，病理类型为导管内原位癌伴微浸润。诊断方面，我们需要考虑如何判断有无微浸润病灶、微浸润病灶的大小及治疗方案，需要考虑如何处理前哨淋巴结。

5.1 乳腺导管内原位癌微浸润的定义，预后及诊断方法

乳腺导管内癌微浸润（ductal carcinoma in situ with microinvasive，DCIS-MI）是介于导管内原位癌（ductal carcinoma in situ with microinvasive，DCIS）与导管浸润癌（invasive ductal carcinoma，IDC）之间的乳腺癌，其预后也大致居于两者之间。基

于美国流行病监测与最终治疗结果（The Surveillance，Epidemiology，and End Results，SEER）数据库的研究结果表明，在未进行变量调整时，乳腺导管内癌微浸润的 5 年肿瘤特异生存率（cancer specific survival，CSS）与导管原位癌、导管浸润癌（T_{1a}）相当，均为 99%；5 年总生存率（OS）与导管浸润癌（T_{1a}）相当（93%），而稍低于导管原位癌（95%）；待调整临床变量（年龄、种族、组织学分级、激素受体状态、HER2 状态、诊断年限、医保状态和既往史等）后，乳腺导管内癌微浸润的 5 年肿瘤特异生存率显著低于导管原位癌，而高于导管浸润癌（T_{1a}），5 年总生存率显著低于导管原位癌而与导管浸润癌（T_{1a}）相当。NCCN 乳腺癌诊疗指南（2020V6 版）中，乳腺导管内癌微浸润定义为在导管内癌中存在单个或多个浸润灶，其中最大浸润灶的最大径不超过 1mm。除超声、钼靶、MRI 等辅助检查外，乳腺导管内癌微浸润的诊断主要依赖病理学检测，免疫组化检测细胞角蛋白有助于定位局灶的肿瘤细胞，免疫组化检测肌上皮细胞及相关标记物（SMM-HC、钙调蛋白、p63 等）可以辅助诊断导管内癌，免疫组化检测基底膜组分（如层黏连蛋白和 IV 型胶原纤维）则可辅助判断是否存在浸润。

5.2　乳腺导管内癌微浸润前哨淋巴结的处理

在既往研究中，乳腺导管内癌微浸润的腋窝淋巴结转移率在 0 至 20% 不等，因此大多数研究者认为前哨淋巴结活检是有获益的。

▓‖ 参考文献 ‖▓

[1] Shatat L，Gloyeske N，Madan R，et al. Microinvasive breast carcinoma carries an excellent prognosis regardless of the tumor characteristics[J]. Hum Pathol，2013，44（12）：2684—2689. DOI：10.1016/j.humpath.2013.07.010.

[2] Gooch JC，Schnabel F，Chun J，et al. A nomogram to predict factors associated with lymph node metastasis in ductal carcinoma in situ with microinvasion[J]. Ann Surg Oncol，2019，26（13）：4302—4309. DOI：10.1245/s10434-019-07750-9.

[3] Champion CD，Ren Y，Thomas SM，et al. DCIS with microinvasion：is it in situ or invasive disease？[J]. Ann Surg Oncol，2019，26（10）：3124—3132. DOI：10.1245/s10434-019-07556-9.

[4] Werling RW，Hwang H，Yaziji H，et al. Immunohistochemical distinction of invasive from noninvasive breast lesions：a comparative study of p63 versus calponin and smooth muscle myosin heavy chain[J]. Am J Surg Pathol，2003，27（1）：82—90. DOI：10.1097/00000478-200301000-00009.

[5] NCCN Clinical Practice Guidelines in Oncology：Breast Cancer（Version 6.2 020）. https://www.nccn.org/.

病例 25　乳腺小叶原位癌的病理分析

病例汇报：陈武臻；点评人：邱福铭，黄建

病例提供单位：浙江大学医学院附属第二医院乳腺疾病诊治中心
网络 MDT 中心：浙江大学医学院附属第二医院乳腺疾病诊治中心

1　一般情况

患者，俞某。性别：女；首次确诊年龄：64 岁；首次治疗时间：2016 年 5 月；与疾病可能相关的既往史：无；月经状况：绝经后；家族史：无殊。

2　初诊主诉

发现右乳肿块 3 周时间。

3　简要病史回顾

3.1　初诊病史

患者 3 周前（2016 年 4 月 10 日）出现右乳疼痛，无畏寒、发热，无胸闷、气促。到当地医院门诊检查时发现右乳肿块，无局部红肿，无乳头溢血、溢液，无皮肤改变，无局部外伤史。为进一步治疗来我院，乳腺超声提示：双乳结节伴钙化，BI-RADS 4B 类。建议患者手术治疗，门诊遂拟"双乳肿块"收入院。

3.2　专科查体

双侧乳房对称，无红肿，未见橘皮征、酒窝征，双侧乳头无凹陷；触诊双侧乳房质地偏韧，未触及明显肿块；双侧腋窝淋巴结未触及明显肿大。

3.3　影像学检查

影像学结果见图 25-1 至图 25-3。

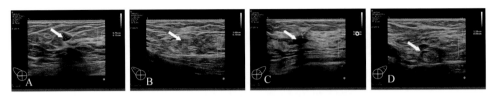

图 25-1　64 岁女性乳腺小叶原位癌患者双侧乳腺超声

图 A 和图 C:双乳结节伴钙化,BI-RADS 4B 类;图 B 和图 D:双侧腋下淋巴结探及。

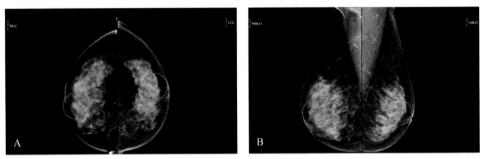

图 25-2　64 岁女性乳腺小叶原位癌患者双侧乳腺钼靶

图 A:双侧乳腺 CC 位;图 B:双乳 MLO 位。两乳多发钙化灶,建议 MRI。

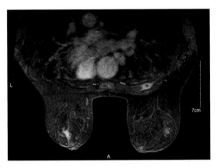

图 25-3　64 岁女性乳腺小叶原位癌患者乳腺 MRI:左乳外上象限团片影,建议穿刺活检,BI-RADS 4B 类;右乳外下象限异常强化灶,良性病变可能,BI-RADS 4A 类

3.4　病理、基因检测结果

3.4.1　左侧乳腺穿刺病理

导管内癌,浸润不能完全除外。免疫组化:ER(3+),PR(2+),P63(+),P53(+/-),C-erBb-2(BC)(2+),CK5/6(-),Ki-67(2%),EGFR(+)。FISH 检测结果:HER2 基因扩增呈阴性。提示导管上皮异型增生,呈克隆性增生。HER2 表达增高。导管上皮巢周围可见肌上皮细胞。病变符合导管内癌。(右侧乳腺穿刺标本)少量嗜酸性物质。

3.4.2　（左乳腺）乳腺癌区段切除术标本

（1）肿块病理（见图 25-4）：经典型小叶原位癌（大小 0.5cm×0.5cm），上、下、内、外、表面及基底切缘均为阴性。（前哨淋巴结 1）0/1 阳性，（前哨淋巴结 2）0/2 阳性，（前哨淋巴结 3）0/1 阳性。（右乳腺）纤维腺瘤。

（2）免疫组化：

A1：ER（3＋，80％），PR（3＋，40％），C-erBb-2（BC）（2＋），Ki-67（2％），AR40％（3＋），CK5/6 周围（＋），P120 浆（＋），E-cadherin（－），P63 周围（＋），CD10 周围（＋）。

B2：ER（3＋，80％），PR70％（2＋～3＋），C-erBb-2（BC）（2＋），Ki-67（2％），E-cadherin（－），P120 胞浆（＋），CK34BE12（＋）。

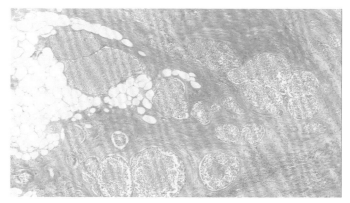

图 25-4　64 岁女性乳腺小叶原位癌患者术后病理：经典型小叶原位癌，腺泡结构呈不同程度扩张，瘤细胞体积小而一致，黏附性差（HE 染色，40×）

3.5　初次诊断

双乳肿块：乳腺小叶原位癌。

4　讨论点：小叶原位癌的病理特征与预后

4.1　形态特征

小叶原位癌（lobular carcinoma in situ，LCIS）是指终末导管小叶单位的上皮非典型增生病变范围＞50％的病变。根据其形态特征，主要分为经典型、多形型及旺炽型三种亚型。

经典型小叶原位癌的小叶结构保存或大致保存，小叶中腺泡结构呈不同程度扩张。肿瘤细胞体积小而一致，黏附性差；细胞核呈圆形或卵圆形，染色质均匀，核仁不明显；细胞质淡染或呈嗜酸性。多形型小叶原位癌瘤细胞多形性明显，细胞核大小一般是淋巴细胞的 4 倍以上，患者可出现粉刺样坏死、大汗腺分化，需要与高级别导管内原位癌相鉴别。旺炽型小叶原位癌细胞学特征与经典型小叶原位癌类似，但累犯的终末导管小叶单位（terminal ductal lobular unit，TDLU）或导管明显膨胀，诊断时至少符合以下两个结构特征的其中一个标准：①扩张的腺泡或导管直径达 40～50 个细胞；②被累犯的腺泡显著扩张，其缺乏间质或间质成分很少。

由于多形性小叶原位癌和旺炽型小叶原位癌的组织学、免疫表型、临床特征均与经典型小叶原位癌有不同之处，所以 2019 版 WHO 乳腺肿瘤分类不推荐在临床诊断时使用"非经典型小叶原位癌"或不加注明的小叶原位癌亚型，而应报告具体类型，以便临床决策。

4.2　免疫表型特征

经典型小叶原位癌癌细胞的增殖指数低，常表现为 ER 和 PR 阳性，但少见 HER2 过表达和 P53 蛋白表达。在肿瘤细胞，细胞黏附分子 E-cadherin 表达通常缺失，而连环蛋白 P120-catenin 则异常地定位于胞浆内（可与导管原位癌鉴别：后者 E-cadherin 阳性，P120-catenin 表现为膜阳性）。多形型小叶原位癌癌细胞的增殖指数高，ER 可以为阴性，HER2 阳性比例增加。大部分旺炽型小叶原位癌 ER/PR 阳性，罕见 HER2 阳性，Ki-67 较低。

4.3　预　后

小叶原位癌发展为浸润性癌的风险相对较小，小叶原位癌具有癌变间期长及双侧乳房、多个象限发病的特点。既往研究显示，小叶原位癌患者随访 5、10、15、20 和 25 年的癌变率分别为 4.1%、7.1%、10.6%、13.8% 和 17.6%。双侧乳房小叶原位癌发生癌变的机会均等，且不仅仅局限于小叶原位癌原发部位。多数学者认为，小叶原位癌是乳腺癌变的危险因素。有些学者则认为，小叶原位癌是癌前病变。流行病学调查发现，小叶原位癌多数进展为浸润性小叶癌，但也可进展为浸润性导管癌。因此，小叶原位癌是需要重视的一种癌前病变，对小叶原位癌需要更有效且确切的治疗方法。

5　中心组长点评意见

本例患者特点：术后病理分期为 $pT_{is}N_0M_0$，分子分型为 Luminal A 型，病理类型为乳腺小叶原位癌。在诊断方面，我们首先要明确这类疾病的性质，是良性还是恶性；治疗方案需要考虑手术方案，并考虑术后是否需要辅助治疗（如化疗、放疗及内分泌治疗）。

5.1　乳腺小叶原位癌的病理分期

根据第 8 版，国际抗癌联盟（Union for Internation Cancer Control，UICC）TNM

分类和美国癌症联合会（American Joint Committee on Cancer, AJCC）癌症分期指南，小叶原位癌不再被纳入原位癌，多形型小叶原位癌不再包含于原位癌分类中，而被视为良性病变。不过，小叶原位癌患者再发乳腺癌的风险比一般人群高 7～10 倍；在确诊小叶原位癌后，发生乳腺癌的总体风险以每年 1％ 递增，10 年增加 10％，20 年增加 20％。近年来，小叶原位癌也被视为癌前病变，其同侧发生浸润性癌的风险是对侧的 2～3 倍，伴浸润性小叶癌的概率是导管原位癌的 5 倍。一项包含粗针穿刺诊断的 121 例多形型小叶原位癌病例的综述文献显示，后续手术切除标本中仅 33％ 不伴有其他病变，而高达 40.5％ 的患者伴有浸润性癌（主要为浸润性小叶癌），其他患者伴有浸润性导管癌或微浸润性癌。因此，在 2019 年 WHO 乳腺肿瘤分类中，小叶原位癌疾病编码仍为"2"，即原位癌。

5.2　乳腺小叶原位癌的治疗

2019 年 WHO 乳腺肿瘤分类将小叶原位癌分为经典型、多形型及旺炽型三种亚型。对于空芯针穿刺诊断的小叶原位癌，可以选择定期随访复查，而非手术治疗，尤其对于病理学与影像学表现一致的经典型小叶原位癌。但对于多形型小叶原位癌和旺炽型小叶原位癌的预后及治疗，目前循证医学证据有限，因此关于手术是否需要达到阴性切缘及放疗的价值，目前尚不肯定。然而，在粗针穿刺诊断为伴有多形型小叶原位癌和旺炽型小叶原位癌的病例中，有 25％～60％ 在手术切除后升级为浸润性。因此，基于目前已有证据，WHO 还是建议对旺炽型小叶原位癌和多形型小叶原位癌行手术切除。

NCCN 乳腺癌诊疗指南（2020V6 版）未对小叶原位癌的术后辅助治疗进行常规推荐，但建议对患者进行乳腺癌发病风险评估；对于高风险患者，内分泌药物可作为一种一级预防治疗选择。小叶原位癌多表现为 HR 阳性表型，因此内分泌药物是目前诸多临床试验共同关注的风险预防措施。NSABBP P-1 临床试验发现，小叶原位癌患者接受 5 年他莫昔芬治疗（20mg/d）后，可使未来发生浸润性乳腺癌的风险降低。NCIC CTG MAP.3 临床试验中，依西美坦也可降低小叶原位癌患者（穿刺术后）未来发生浸润性乳腺癌的风险。King 等通过对小叶原位癌患者的 29 年随访，进一步肯定了多种内分泌治疗药物在降低乳腺癌发生风险中的显著效果。因此，对于乳腺癌患病风险较高的患者，内分泌治疗药物可作为一种降低风险的选择，但目前多应用于临床试验，还并非是指南共识的常规推荐。

▓▓ 参考文献 ▓▓

[1] Giuliano AE, Connolly JL, Edge SB, et al. Breast Cancer-Major changes in the American Joint Committee on Cancer eighth edition cancer staging manual[J]. CA Cancer J Clin, 2017, 67(4): 290—303. DOI:10.3322/caac.21393.

[2] Dupont WD, Page DL. Risk factors for breast cancer in women with proliferative breast

disease[J]. N Engl J Med,1985,312(3):146—151. DOI:10. 1056/NEJM198501173120303.

[3] Fisher B, Costantino JP, Wickerham DL, et al. Tamoxifen for prevention of breast cancer: report of the National Surgical Adjuvant Breast and Bowel Project P-1 Study[J]. J Natl Cancer Inst,1998,90(18):1371—1388. DOI:10. 1 093/jnci/90. 18. 1371.

[4] Goss PE, Ingle JN, Alés-Martínez JE, et al. Exemestane for breast-cancer prevention in postmenopausal women[J]. N Engl J Med,2011,364(25):2381—2391. DOI:10. 1056/NEJMoa1103507.

[5] King TA, Pilewskie M, Muhsen S, et al. Lobular carcinoma in situ: a 29-year longitudinal experience evaluating clinicopathologic features and breast cancer risk[J]. J Clin Oncol,2015, 33(33):3945—3952. DOI:10. 1200/JCO. 2015. 61. 4743.

[6] NCCN Clinical Practice Guidelines in Oncology:Breast Cancer(Version 6. 2 020). https://www. nccn. org/.

[7] Wazir U, Wazir A, Wells C, Mokbel K. Pleomorphic lobular carcinoma in situ: current evidence and a systemic review. Oncology letters 2016,12(6):4863—4868.

病例 26　乳腺浸润性小叶癌的病理分析

病例汇报：陈武臻；点评人：邱福铭，黄建

病例提供单位：浙江大学医学院附属第二医院乳腺疾病诊治中心
网络 MDT 中心：浙江大学医学院附属第二医院乳腺疾病诊治中心

1　一般情况

患者，黄某。性别：女；首次确诊年龄：50 岁；首次治疗时间：2017 年 7 月；与疾病可能相关的既往史：无；月经状况：绝经前；家族史：无殊。

2　初诊主诉

反复左乳疼痛 10 余年，加重 2 年。

3　简要病史回顾

3.1　初诊病史

患者 10 年前（2007 年）左胸外伤后开始出现左乳部位疼痛，为间断性隐痛，自服"消炎药"（具体不详）等可缓解，未重视。3 年前（2014 年），于当地医院查乳腺超声提示"左乳腺结节，0.5cm 大小"，未进一步诊治。2 年余（2015 年）前，无明显诱因下出现左乳疼痛加重，为左乳外侧胀痛，间断发作，持续 1~2 小时可自行缓解，经期明显，自服中药治疗可稍缓解。此后，症状反复。4 天前（2017 年 6 月 29 日），于当地医院就诊，乳腺超声提示"左侧乳腺多发不均质回声，右侧腋窝淋巴结探及，左侧腋窝淋巴结肿大"。3 天前（2017 年 6 月 30 日），当地医院乳腺超声提示"右侧乳腺增生，右侧乳腺低回声结节，0.68cm×0.73cm 大小，BI-RADS 4A 类；左乳腺弥漫性低回声占位，BI-RADS 5 类；左侧腋下淋巴结肿大（转移）；双侧锁骨上淋巴结未触及肿大"。为进一步诊治，患者于 2017 年 7 月入院。

3.2　专科查体

PS 评分 0 分，ECOG 1 分，左乳头凹陷，未见明显橘皮征、酒窝征，左侧乳腺可扪及多处肿块，最大者位于乳头下方，3cm×2cm 大小，质硬，边界欠清，活动度欠佳，无明显红肿、溢液。双侧腋下未及明显肿大淋巴结。腹平软，未及明显包块，无压痛及反跳痛，双下肢无水肿，生理反射存在，病理反射未引出。

3.3 影像学检查

影像学检查见图 26-1 至图 26-2。

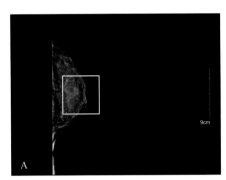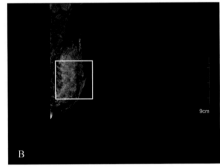

图 26-1　50 岁女性乳腺浸润性小叶癌患者乳腺钼靶

图 A：CC 位；图 B：MLO 位（右）。左乳中央区前带乳头后方见一 13mm×10mm 大小
的软组织结节，边缘模糊，距离乳头 12mm。左乳中央区见一点状钙化。

乳腺超声提示：左乳腺体内可见一巨大的低回声块，侵及整个乳腺，厚 2.7cm，边
界不清，内回声不均，CDFI 示其内可见点状血流信号。乳腺导管未见扩张。

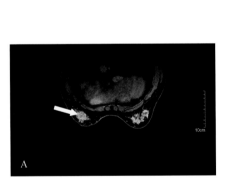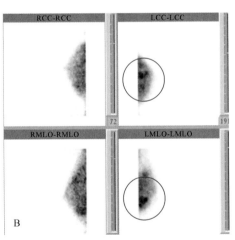

图 26-2　50 岁女性乳腺浸润性小叶癌患者乳腺磁共振和 BSGI 检查

图 A：磁共振提示左侧乳腺可见不规则肿块影，病灶呈分叶状，弥漫性分布，累及左乳大部腺
体，平扫 T_1WI 呈等信号，T_2WI 信号混杂，DWI 呈稍高信号；图 B：BSGI 提示左侧乳腺外下象
限、左腋下明显异常摄取[99]mTc-MIBI 灶，考虑左乳腺癌伴左腋下淋巴结转移可能性大。

3.4 病理结果

3.4.1 左乳肿块穿刺活检病理

浸润性癌（见图 26-3）。WHO Ⅱ级，肿瘤细胞弥漫浸润，呈单行条索状排列。

3.4.2　免疫组化

ER(－)、PR(－)、C-erBb-2(－)、Ki-67(50％＋)。

3.4.3　病理点评

小叶癌并不是指肿瘤细胞起源于乳腺小叶,正如导管癌也并非来自于导管上皮。两者均起源于终末导管小叶单位,在临床表现上差异并不明显,但小叶肿瘤内钙化较罕见。浸润性小叶癌约占浸润性乳腺癌的 5％～15％,浸润性小叶癌(invasive lobular carcinoma,ILC)类似分化较差的浸润性导管癌(invasive ductal carcinoma,IDC),基本不形成腺管样结构,由黏附性较差的肿瘤细胞在小叶导管周围形成单行列兵样或靶环样排列。经典型浸润性小叶癌肿瘤细胞大小较一致;但是有少量多形性浸润性小叶癌的肿瘤细胞大小差异大,具有明显多形性,核分

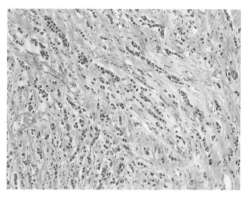

图 26-3　50 岁女性乳腺浸润性小叶癌患者左乳肿物病理(HE 染色,200×):浸润性小叶癌,肿瘤细胞呈线状排列,细胞小到中等大小,形态较一致,无黏附性

裂明显,并可形成腺泡样结构,与浸润性导管癌不易鉴别。免疫组化是区分导管癌和小叶癌的必要手段:在导管癌患者,肿瘤细胞弥漫表达 E-cadherin(E 钙黏蛋白);但大部分小叶癌不表达该抗体。P120 对两者的鉴别也有价值:在导管肿瘤内,P120 为细胞膜表达;但是在小叶癌内,P120 为细胞质表达。结合两种抗体能区分导管癌与小叶癌。由于小叶癌缺乏腺管形成,所以浸润性导管癌的肿瘤组织学分级方法并不适用。一般认为,大部分小叶癌相当于 WHO Ⅱ级的肿瘤;如果为多形性小叶癌,核分裂较高,那么可以相当于 WHO Ⅲ级肿瘤。在免疫组化的表达上,ER、PR、Ki-67 和 HER2 的表达与浸润性导管癌类似,临床治疗可忽视其组织学亚型,按照其分子分型处理。目前,没有明确的依据表明浸润性小叶癌比浸润性导管癌的预后更好或更差,其预后依然与肿瘤的 TNM 分期相关。

3.5　初次诊断

左乳腺浸润性小叶癌。

4　讨论点:浸润性小叶癌的治疗方案

4.1　可供选择的治疗方案

本例患者的病理类型为浸润性小叶癌,尽管浸润性小叶癌与浸润性导管癌在流

行病学特征、临床特征、病理特征方面均存在明显差异,但两者在治疗方面仍保持一致。对淋巴结阳性(一个或多个淋巴结直径>2mm)的三阴性浸润性乳腺癌,首选治疗为新辅助化疗。NCCN 乳腺癌诊疗指南(2018V1 版及 2020V6 版)推荐,首选方案为剂量密集化疗 AC(多柔比星/环磷酰胺)序贯紫杉醇(每周或两周),还可以选择TC(多西他赛和环磷酰胺)方案。

4.2　方案依据及争议

蒽环类和紫杉类药物为三阴性乳腺癌辅助治疗的基本用药。部分研究结果显示,AC 化疗后序贯 4 周期 T 可显著延长无疾病生存时间和总生存时间。而 BCIRG-005 试验研究比较了 AC-T 和 TAC 的临床疗效,结果发现,两组的无疾病生存时间及总生存时间无显著性差异,但 AC-T 的血液学毒性较低。表柔比星(E)和多柔比星(A)均为蒽环类药物,但表柔比星的心脏毒性较低。在本例患者中,患者心超提示升主动脉增宽及主动脉瓣少量反流,故应用表柔比星会优于应用多柔比星。在化疗过程中,需要每 3 个月评估心功能。

4.3　实际治疗方案及评价

故在本例患者治疗中,我们选取了 EC-T 方案(表柔比星 130mg d1＋环磷酰胺0.8g d1 q3w 序贯多西他赛 110mg d1 q3w)。化疗 4 个周期后,影像学评价 PR,继续原方案化疗。在完成 8 个周期治疗后,影像学评价 SD。

5　全程治疗总结

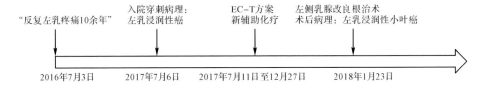

6　中心组长点评意见

本例患者特点:浸润性小叶癌,初诊临床分期为 $cT_2N_2M_0$(ⅢA 期),分子分型为三阴性。治疗上,需考虑浸润性小叶癌的特征预后,及是否影响治疗决策。

6.1　乳腺浸润性小叶癌的临床病理特征

乳腺浸润性小叶癌是浸润性乳腺癌常见的病理类型之一,占浸润性乳腺癌的5%～15%。但亚裔人群乳腺浸润性小叶癌的发病率较低。WHO 肿瘤分类将乳腺浸润性小叶癌定义为一类常伴有小叶原位癌,由一致的、缺乏黏附性的癌细胞组成的浸润性癌,癌细胞可单个散在弥漫浸润到纤维间质中,也可呈单行线状排列。与乳腺非特殊型浸润性导管癌相比,乳腺浸润性小叶癌的特点有患病年龄较大、组织学分级低、多数患者激素受体呈阳性表达、解剖学分期和 T 分期晚、淋巴结转移率低和多中心病灶等。乳腺浸润性小叶癌和浸润性导管癌在分子层面同样存在一些差异:①CDH1 在乳腺浸润性小叶癌中的突变率增高;②乳腺浸润性小叶癌病例常发生FOXA1 突变,而很少发生 GATA3 突变;③乳腺浸润性小叶癌常发生 PIK3CA 突变,而较少发生 PTEN 突变;④乳腺浸润性小叶癌较浸润性导管癌更容易伴有CCND1 基因扩增。

6.2　乳腺浸润性小叶癌的治疗

虽然乳腺浸润性小叶癌与浸润性导管癌在流行病学特征、临床特征、病理特征、分子特征等方面均存在差异,但乳腺浸润性小叶癌在治疗方面仍与浸润性导管癌相同,按照浸润性乳腺癌处理。就治疗发展方向而言,乳腺浸润性小叶癌的个体化治疗方向主要为靶向 CDH1/FOXA1/PI3K 通路的治疗。此外,基于免疫检查点的免疫治疗对乳腺浸润性小叶癌的治疗作用,同样值得进一步研究。

▌▐ 参考文献 ▐▌

[1] Henderson IC, Berry DA, Demetri GD, et al. Improved outcomes from adding sequential Paclitaxel but not from escalating Doxorubicin dose in an adjuvant chemotherapy regimen for patients with node-positive primary breast cancer[J]. J Clin Oncol,2003,21(6):976—983. DOI:10.1200/JCO.2003.02.063.

[2] Eiermann W, Pienkowski T, Crown J, et al. Phase Ⅲ study of doxorubicin/cyclophosphamide with concomitant versus sequential docetaxel as adjuvant treatment in patients with human epidermal growth factor receptor 2-normal, node-positive breast cancer: BCIRG-005 trial[J]. J Clin Oncol,2011,29(29):3877—3884. DOI:10.1200/JCO.2010.28.5437.

[3] Dossus L, Benusiglio PR. Lobular breast cancer: incidence and genetic and non-genetic risk factors[J]. Breast Cancer Res,2015,17:37. DOI:10.1186/s13058-015-0546-7.

[4] Lim ST, Yu JH, Park HK, et al. A comparison of the clinical outcomes of patients with invasive lobular carcinoma and invasive ductal carcinoma of the breast according to molecular subtype in a Korean population[J]. World Journal of Surgical oncology,2014,12(1):56. DOI:10.1186/1477-7819-12-56.

[5] NCCN Clinical Practice Guidelines in Oncology: Breast Cancer(Version 1.2018). https://www.nccn.org/.

[6] NCCN Clinical Practice Guidelines in Oncology: Breast Cancer(Version 6.2020). https://www.nccn.org/.

病例 27　乳腺浸润性小管癌的治疗

病例汇报:钟献;点评人:邱福铭,黄建

病例提供单位:浙江大学医学院附属第二医院肿瘤外科
网络 MDT 中心:浙江大学医学院附属第二医院乳腺疾病诊治中心

1　一般情况

患者,张某。性别:女;首次确诊年龄:52 岁;首次治疗时间:2017 年 5 月;与疾病可能相关的既往史:无;月经状况及判断依据:绝经前;家族史:无。

2　初诊主诉

发现左乳肿块 1 个月余。

3　简要病史回顾

3.1　初诊病史

患者 1 个月余前(2017 年 4 月)因体检至当地医院查乳腺超声,结果提示:左乳 12 点方向可见 0.8cm×0.5cm 低回声结节,边界尚清,边缘欠光整,未见明显钙化;左乳实质结节,BI-RADS 4B 类,性质待定;右乳多发结节,BI-RADS 3 类。当时查体未触及明显肿块,无局部红肿瘙痒,无乳房外伤史,无乳头溢液,无乳房胀痛,无乳房皮肤局部改变。建议 3 个月后复查随访。患者及其家属为求进一步诊治,遂至我院就诊。复查乳房超声:左乳 11 点方向可见一 0.63cm×0.78cm 大小的低回声结节,边界不清,内回声不均,CDFI 示结节内条状血流信号。左乳头外下方可见导管扩张,内径约为 0.14cm。右乳外下象限可见一 0.56cm×0.37cm 大小的低回声结节,边界清,内回声不均,CDFI 示其内未见明显血流信号;左乳结节 BI-RADS 4B 类,左乳导管扩张,右乳结节 BI-RADS 3 类。乳腺钼靶 X 线摄影检查示:左乳头后方密度增高伴细小钙化,性质不肯定,建议结合 MR 检查,BI-RADS 0 类。建议住院治疗。门诊拟"左乳肿块"收住入院。

3.2　专科查体

PS 评分:0 分。患者神志清,精神可,皮肤、巩膜未见明显黄染;颈部及锁骨上等浅表淋巴结未及明显肿大;双乳对称,双侧乳头对称;双乳触诊未及明显结节;双侧乳头无凹陷,挤压双侧乳头未及溢液;双侧腋下未及肿大淋巴结。

3.3　影像学检查

影像学检查见图 27-1。

3.4　初次诊断

左乳肿物:乳腺癌?

3.5　初始治疗

2017 年 6 月 2 日,予以左乳肿块穿刺活检。病理提示:(左乳肿块穿刺)浸润性癌。免疫组化:ER(3＋,95％),PR(＋,15％),Ki-67(＜5％＋),C-erBb-2(BC)(2＋),P120 膜(＋),P63(－),CK(AE1/AE3)(＋)。FISH:HER2 基因扩增呈阴性。

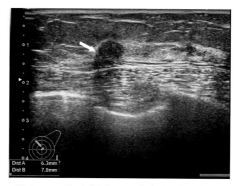

图 27-1　乳腺超声:双乳腺实质回声欠均,左乳 11 点方向可见一大小为 0.63cm ×0.78cm 的低回声结节,边界不清,内回声不均,CDFI 示结节内条状血流信号。报告提示:左乳结节 BI-RADS 4B 类

2017 年 6 月 8 日,在排除手术禁忌后予以行左乳腺癌扩大根治术(保乳)＋前哨淋巴结显影后活检＋术中冰冻病理＋筋膜组织瓣成形术,手术过程顺利。术中冰冻病理提示:上、下、内、外、表面及基底切缘均呈阴性;(前哨淋巴结)0/2 阳性。

3.6　术后病理

(左乳腺)乳腺癌保乳根治术标本:浸润性小管癌(0.6cm×0.5cm,WHO Ⅰ级),伴导管内癌(5％,筛状型,中级别核,中央未见坏死),间质散在淋巴细胞浸润,脉管内未见瘤栓,上、下、内、外、表面及基底切缘均呈阴性。(前哨淋巴结 1)0/1 阳性,(前哨淋巴结 2)0/1 阳性(见图 27-2)。

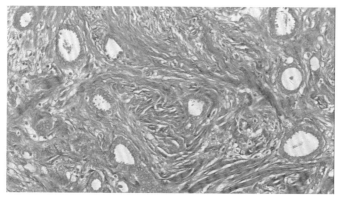

图 27-2　乳腺浸润性小管癌病理:卵圆形开放的小管,小管由单层上皮组成,可见顶泌胞质突起,细胞核呈低级别(HE 染色,200×)

免疫组化结果：ER(3＋,90％),PR(2＋～3＋,20％),C-erBb-2(BC),浸润性癌(2＋),Ki-67(2％),S-100(－),CD31脉管内未见瘤栓,CD3淋巴细胞(＋),CD20淋巴细胞(＋,少于CD3),CD4淋巴细胞(＋),CD8淋巴细胞(＋,多于CD4)。术后未予以放疗、化疗,定期随访复查。

3.7 病理讨论点

小管癌病理特征与预后。

3.7.1 形态特征

小管癌为分化良好的增生性腺体或小管杂乱无章地排列,小管和腺体由单层上皮细胞组成,周围无肌上皮细胞。小管多呈卵圆形,明显成角伴末端逐渐变细,管腔开放。肿瘤细胞为低级别核,胞质可见顶浆分泌。周围间质常有促结缔组织反应。在诊断为单纯性小管癌时,小管癌的成分应＞90％;如果不足,应诊断为混合性浸润性癌。

3.7.2 免疫表型特征

小管癌几乎都为ER阳性,多数病例PR阳性,Ki-67增殖指数低(通常＜10％),HER2阴性。若HER2为阳性,则对小管癌的诊断应该重新考虑。基因表达谱研究应属于Luminal A型。

3.7.3 预后

乳腺小管癌预后极佳,一些研究认为其生存期与同龄无乳腺癌的女性相似。肿瘤完整切除后很少复发。在乳腺小管癌发生腋窝淋巴结转移时,通常只累及1枚淋巴结,很少累及超过3枚。一些研究表明,乳腺小管癌患者即使发生淋巴结转移也不影响无疾病生存期和总生存期。

4 讨论点：乳腺浸润性小管癌的治疗

乳腺浸润性小管癌是一种高分化的浸润性导管癌,为乳腺癌的一种特殊病理类型,占乳腺癌的1％～2％,因其恶性程度较低,临床和病理分期较早,免疫组织化学结果较好,故预后良好。乳腺小管癌多发生于40～60岁女性,尤其高发于高龄、绝经后妇女。文献报道的乳腺小管癌淋巴结转移率较低,且前哨淋巴结活检的预后与腋窝淋巴结清扫术后无差异。Kader等通过British Columbia Cancer Agency数据库,比较了单纯型乳腺小管癌患者与Ⅰ期浸润性导管癌患者的局部组织浸润、腋窝淋巴结受累及预后情况,结果发现单纯型乳腺小管癌患者的腋窝淋巴结受累、淋巴结转移率、局部及全身复发率等均低于Ⅰ期浸润性导管癌患者,建议对单纯型乳腺小管癌患者无须常规进行腋窝淋巴结清扫与系统性辅助治疗。因此,Rakha等认为在治疗上建议采取保乳手术＋前哨淋巴结活检,特别对于无淋巴结转移的患者。部分学者认为，保乳术后需常规进行局部放疗。然而 Leonard 等发现，对肿物直径≤3cm，仅行局部病灶切除而未行放疗的患者，随访 64 个月，复发率仅为 4%，因而对于肿块较小、复发风险较低的患者可考虑免除局部放疗。由于预后较好，所以目前不常规推荐术后辅助化疗。需要注意的是，Günhan-Bilgen 等对 32 例病理确诊为单纯型乳腺小管癌的患者进行了长达 18 年的随访研究，其中 13% 患者在随访中发生了对侧乳腺癌，可见对侧乳腺的影像学随访是非常重要的。

5　中心组长点评意见

目前认为乳腺小管癌是乳腺癌中组织学类型相对良好、恶性程度较低的肿瘤，其 ER 和 PR 阳性率高，HER2 阳性率低。但若 HER2 为阳性，则对乳腺小管癌的诊断应慎重。在手术治疗上，遵循一般的乳腺外科原则，推荐以保乳治疗为主。据 NCCN 乳腺癌诊疗指南（2020V6 版），乳腺小管癌的后续治疗需要根据肿块大小和淋巴结情况而定。对于肿块直径在 1cm 以下且没有淋巴结转移者，鉴于内分泌治疗可以降低复发的风险，不良反应少，治疗有获益，可考虑使用内分泌治疗。如果淋巴结阳性，则要求使用内分泌治疗，并考虑化疗。由于乳腺小管癌仍存在一定的对侧复发风险，所以要重视术后的影像学随访。

▓ 参考文献 ▓

[1] Rakha EA，Lee AH，Evans AJ，et al. Tubular carcinoma of the breast：further evidence to support its excellent prognosis［J］. J Clin Oncol，2010，28（1）：99—104. DOI：10.1200/JCO.2009.23.5051.

[2] Krag DN，Anderson SJ，Julian TB，et al. Sentinel-lymph-node resection compared with conventional axillary-lymph-node dissection in clinically node-negative patients with breast cancer：overall survival findings from the NSABP B-32 randomised phase 3 trial［J］. Lancet Oncol，2010，11（10）：927—933. DOI：10.1016/S1470-2045(10)70207-2.

[3] Kader HA，Jackson J，Mates D，et al. Tubular carcinoma of the breast：a population-based study of nodal metastases at presentation and of patterns of relapse［J］. Breast J，2001，7（1）：8—13. DOI：10.1046/j.1524-4741.2001.007001008.x.

[4] Leonard CE，Howell K，Shapiro H，et al. Excision only for tubular carcinoma of the breast［J］. Breast J，2005，11(2)：129—133. DOI：10.1111/j.1075-122X.2005.21549.x.

[5] Günhan-Bilgen I，Oktay A. Tubular carcinoma of the breast：mammographic，sonographic，clinical and pathologic findings［J］. Eur J Radiol，2007，61(1)：158—162. DOI：10.1016/j.ejrad.2006.08.021.

病例 28　乳腺恶性叶状肿瘤的治疗

病例汇报：赵菁；点评人：邱福铭，黄建

病例提供单位：浙江大学医学院附属第二医院肿瘤外科
网络 MDT 中心：浙江大学医学院附属第二医院乳腺疾病诊治中心

1　一般情况

患者，楼某。性别：女；首次确诊年龄：45 岁；首次治疗时间：2016 年 4 月；与疾病可能相关的既往史：无；月经状况及判断依据：绝经前；家族史：无殊。

2　初诊主诉

发现左乳肿物 4 年余。

3　简要病史回顾

3.1　初诊病史

患者 4 年前（2012 年）无意中发现左乳结节，直径约为 2cm，未予以重视及诊治。后自觉肿物逐渐增大，于我院复查乳腺彩色超声：左乳肿物（6cm），BI-RADS 3 类，建议活检。患者平素无明显不适，无乳头溢液、溢血，无乳房红肿等。为求进一步诊治，门诊拟"乳腺肿物"收治入院。

3.2　专科查体

PS 评分 0 分。左乳头后方触及一巨大肿物，直径约为 7cm，质韧，活动度可。双腋下未触及明显肿大淋巴结。

3.3　影像学检查

影像学检查见图 28-1 至图 28-3。
乳房 B 超：左乳富血供肿物，BI-RADS 5 类（见图 28-1）。

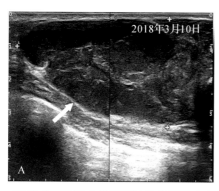
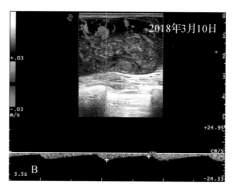

图 28-1　45 岁女性乳腺恶性叶状肿瘤患者乳腺 B 超：左乳肿物（BI-RADS 5 类），建议粗针穿刺活检，双侧腋下淋巴结探及

图 A：左乳上象限有一枚 6.35cm×3.3cm 大小的肿块，内伴粗大钙化，呈分叶状，边界清晰，内部回声不均匀；图 B：彩色多普勒血流检查结节内血流信号丰富。

乳房钼靶：左乳肿块伴钙化，BI-RADS 5 类（见图 28-2）。

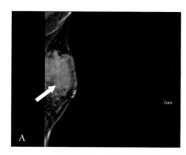
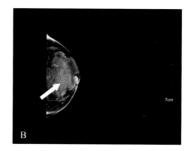

图 28-2　45 岁女性乳腺恶性叶状肿瘤患者乳腺钼靶

图 A：内斜位（MLO）；图 B：轴位（CC）位。左乳见巨大肿块，大小为 7.6cm×5.0m，内见多发钙化灶，分布无规则，左乳头凹陷；BI-RADS 5 类。

乳腺 MRI：左乳肿块，BI-RADS 5 类（见图 28-3）。

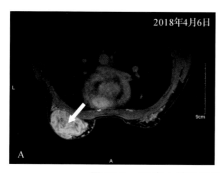
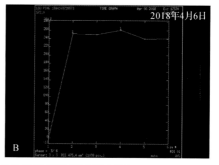

图 28-3　45 岁女性乳腺恶性叶状肿瘤患者乳腺 MRI

图 A：左乳见巨大肿块，BI-RADS 5 类，大小为 7.2cm×6.2cm，略呈分叶状，T_1WI 呈稍低信号，T_2WI 呈不均匀高信号，其内见条片状低信号影，DWI 呈不均匀高信号，增强后肿块明显强化，左侧乳头凹陷；图 B：乳腺 MRI 动态增强扫描曲线呈 Ⅱ 型。

3.4 初始治疗

2018年4月3日,予以左乳肿块空芯针穿刺活检病理。

2018年4月6日,予行左乳单乳切除术,手术顺利。

3.5 术后病理

3.5.1 病理、基因检测结果

左乳肿块空芯针穿刺活检病理:梭形细胞肿瘤,细胞丰富,呈明显席纹样排列。免疫组化见分叶状结构的被覆上皮,梭形细胞无上皮分化,至少为交界性的叶状肿瘤。鉴于组织较局限,待完整切除标本后予以进一步评估,除外恶性叶状肿瘤。免疫组化:CK(AE1/AE3)上皮(+),CK5/6 上皮(+),P63 上皮(+),CK34BE12 上皮(+),CK14(−),CD34 弥漫(+),SMA(弱+)。

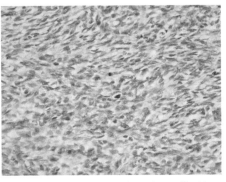

图 28-4 左乳肿块手术常规病理见梭形细胞增生,呈席纹状、编织状排列,细胞丰富,核异型,可见核分裂象(HE 染色,200×)

(左乳)单乳切除术标本病理:恶性叶状肿瘤,8.7cm×4.5cm 大小,核分裂 10~20个/10HPF,肿瘤未累及乳头及基底,见图 28-4。免疫组化:P16(−),P53(+),PR 上皮(+),PHH3 0~6 个/HPF,ER 上皮(+),Ki-67(25%),局灶(+,50%),CD117(−),CD34 局灶(+),S-100(−),SMA(−),Desmin(−),Bcl-2(+),Vimentin(+),CK(AE1/AE3)(−),C-erBb-2(BC)(−)。

3.5.2 病理点评

乳腺叶状肿瘤是一种上皮和间叶细胞双相分化的肿瘤,与纤维腺瘤有类似之处,被统称为纤维上皮性肿瘤。但纤维腺瘤镜下组织学特征均匀一致,肿瘤组织成分分布规则,两种成分之间协调有序;而绝大多数叶状肿瘤间质细胞分布不均,上皮形成裂隙样,从而形成分叶状结构。根据肿瘤边缘情况、间质细胞丰富程度、异型性、核分裂活性、间质过度生长和恶性异源性成分,将乳腺叶状肿瘤分为良性、交界性及恶性叶状肿瘤 3 种级别。当肿瘤同时满足以下 5 项标准时,诊断为恶性叶状肿瘤:肿瘤边界呈浸润性,间质显著富于细胞,显著异型,核分裂≥10 个/10HFP,间质过度生长。若肿瘤仅符合上述部分诊断标准,则诊断为交界性叶状肿瘤。若出现恶性异源性成分,如骨肉瘤、软骨肉瘤、横纹肌肉瘤等,则即使没有符合上述恶性叶状肿瘤的所有诊断标准,也可诊断为恶性叶状肿瘤。然而,2019 版 WHO 乳腺肿瘤分类指出,在叶状肿瘤中可出现类似非典型脂肪肿瘤/分化好的脂肪肉瘤的形态,但是缺乏 MDM2 或 CDK4 基因的异常,且这种异源性成分并不具有转移潜能。因此,在

没有其他恶性证据的支持下，若仅出现分化良好的脂肪肉瘤的形态，则不再诊断为恶性叶状肿瘤。

纤维腺瘤多见于年轻女性，而叶状肿瘤多见于 30 岁后女性。纤维腺瘤、良性或交界性叶状肿瘤多为推挤性生长，因此在外科手术时肿瘤边界更清晰。恶性叶状肿瘤一般呈浸润性生长，少量的残留就可能为复发留下根源。恶性叶状肿瘤的诊断并不容易，既需要与良性纤维腺瘤相鉴别，也需要区分是交界性还是恶性肿瘤，还需要与化生性癌、原发或转移性肉瘤相鉴别。因此，要通过穿刺活检对叶状肿瘤进行准确的评估是较困难的。研究发现，空芯针穿刺活检仅有 60% 与术后常规病理相一致。在手术切除组织上，由于叶状肿瘤不同区域的变化差异很大，所以必须按要求（大的肿块需按最大切面切开，每 1 厘米取 1 块）有足够的取材，而且一定要取到肿瘤的交界部位。叶状肿瘤为间叶来源的肿瘤，具体治疗应按照肉瘤标准处理。一般而言，在恶性叶状肿瘤，评估乳腺癌的 ER、PR、HER2 等指标的意义不大，其很少发生淋巴结转移；而交界性、恶性叶状肿瘤则可经血行发生远处转移，最常见的转移部位是肺和骨。

3.6 初次诊断

左乳恶性叶状肿瘤。

4 讨论点

4.1 讨论点 1：如何选择左乳恶性叶状肿瘤的手术治疗

4.1.1 可供选择的治疗方案

在本例患者治疗当年，NCCN 乳腺癌诊疗指南（2018V1 版及 2020V6 版）推荐广泛切除（手术切缘≥1cm），由于少见淋巴结转移，所以不建议常规进行腋窝淋巴结活检或清扫。

4.1.2 方案依据及争议

NCCN 乳腺癌诊疗指南（2018V1 版及 2020V6 版）建议，对恶性叶状肿瘤只需行广泛切除（切缘≥1cm）手术。其还指出，对于瘤体较大、无法达到广泛切除（手术切缘<1cm）或手术后乳房外形患者无法接受的情况，可以考虑全乳切除术，局部复发情况与所采取的手术方式有关。对于腋窝淋巴结，除非是术前触及肿大的淋巴结或者经病理结果证实淋巴结受累的情况，否则不推荐对患者行腋窝淋巴结清扫术。

4.1.3 实际治疗方案及评价

对本例患者采取全乳切除手术。患者手术顺利，术后恢复良好，术后随访 4 个月，未见局部复发和远处转移。

4.2 讨论点 2：乳腺恶性叶状肿瘤行全乳切除手术后的辅助治疗

4.2.1 可供选择的治疗方案

NCCN 乳腺癌诊疗指南（2018V1 版及 2020V6 版）推荐，在广泛切除肿瘤或全乳切除后，无须放疗，仅对手术切缘无法达到 1cm 及以上的，考虑术后局部复发率较高，可考虑术后放疗。术后无须予以内分泌、化疗、靶向治疗等全身治疗。

4.2.2 方案依据及争议

关于恶性叶状肿瘤术后是否需要放疗，至今一直存在争议。一些回顾性研究认为，术后放疗能降低局部复发率。比如 Gnerlich 等回顾分析了 3120 例接受肿块切除或全乳切除的恶性叶状肿瘤患者术后放疗，其局部复发率明显下降。Choi 等发起多中心研究，回顾分析了 362 例仅行保乳手术、肿瘤直径≥5cm 的恶性或交界性叶状肿瘤患者，发现阳性切缘是局部复发的独立危险因素，术后放疗可明显降低局部复发率。但是以上研究均未得出无疾病进展生存和总生存获益的结果。虽然 58%～75% 的恶性叶状肿瘤患者的 ER 或 PR 表达呈阳性，但是术后使用内分泌治疗未取得明确获益。

4.2.3 实际治疗方案及评价

本例患者术后门诊随访，未行放疗或任何全身治疗，随访 4 个月，无远处转移。

5 整个治疗经过总结

该患者为 45 岁女性，发现左乳肿块 4 年，2018 年 4 月就诊于我院，既往无殊，辅助检查考虑左乳巨大肿物。穿刺病理提示：梭形细胞肿瘤，交界性或恶性叶状肿瘤可能，全身无远处转移。2018 年 4 月 6 日，全身麻醉行左乳单乳切除术。术后病理：恶性叶状肿瘤，大小 8cm×4.5cm，核分裂 10～20 个/10HPF，肿瘤未累及乳头及基底。免疫组化结果：P16（-），P53（+），PR 上皮（+），PHH3 0～6 个/HPF，ER 上皮（+），Ki-67（25%），局灶（+，50%），CD117（-），CD34 局灶（+），S-100（-），SMA（-），Desmin（-），Bcl-2（+），Vimentin（+），CK（AE1/AE3）（-），CerbB-2（BC）（-）。术后门诊，未行放疗或任何全身治疗，随访 4 个月，无局部复发及远处转移。

6 中心组长点评意见

6.1 乳腺叶状肿瘤的临床特点

乳腺叶状肿瘤仅占所有乳腺原发肿瘤的 0.3%～1%，占纤维上皮性肿瘤的 2.5%。所有叶状肿瘤均可局部复发，2～3 年内总体复发率为 20%，良性、交界性、恶性局部复发率分别为 10%～17%，14%～25% 和 23%～30%。约 31.5% 复发病变恶性程度更高。恶性叶状肿瘤往往生长迅速,瘤体较大,易出现局部复发和血行转移,少见淋巴结转移。

6.2　乳腺叶状肿瘤的治疗

手术治疗是乳腺叶状肿瘤的主要治疗手段。NCCN 乳腺癌诊疗指南推荐广泛切除(手术切缘≥1cm),同时不需要评估腋窝淋巴结状态。不过相比于欧美女性,中国女性的乳房一般相对偏小,同时瘤体一般较大,故在局部广泛切除术不能保证其切缘阴性时,可考虑采取乳腺单纯切除术。如果广泛切除后剩余乳房组织无法维持基本外形或单乳切除术,则可同时进行假体置入和带蒂背阔肌皮瓣移植等乳腺整形手术。对于有乳腺外形需求的患者来说,这是可以考虑的经典手术治疗方式。

有不少回顾性研究认为,不论对于广泛切除、肿瘤直径≥5cm、全乳切除、还是切缘<1cm 或切缘阳性的肿瘤切除来说,乳腺恶性叶状肿瘤术后放疗都能显著降低局部复发率,但患者均未获得无疾病生存和总生存时间的获益。关于术后的全身治疗,也缺乏循证医学证据。只有在出现局部复发或远处转移时,才考虑局部放疗和全身化疗,但对此同样存在争议。因此,关于乳腺恶性叶状肿瘤的手术、术后治疗以及复发转移后的治疗,迫切需要大型前瞻性临床试验研究和更多的循证医学证据指导。

▓▏参考文献 ▏▓

[1] National Comprehensive Cancer Network. Breast Cancer. NCCN Guidelines Version 1. 2018. https://www.nccn.org/.

[2] National Comprehensive Cancer Network. Breast Cancer. NCCN Guidelines Version 6. 2020. https://www.nccn.org/.

[3] Strode M,Khoury T,Mangieri C,et al. Update on the diagnosis and management of malignant phyllodes tumors of the breast[J]. Breast,2017,33:91—96. DOI:10.1016/j.breast.2017.03.001.

[4] Gnerlich JL,Williams RT,Yao K,et al. Utilization of radiotherapy for malignant phyllodes tumors:analysis of the National Cancer Data Base,1998—2009[J]. Ann Surg Oncol,2014,21(4):1222—1230.

[5] Choi N,Kim K,Shin KH,et al. Malignant and borderline phyllodes tumors of the breast:a multicenter study of 362 patients(KROG 16-08)[J]. Breast Cancer Res Treat,2018,171(2):335—344. DOI:10.1007/s10549-018-4838-3.

[6] Tan BY,Acs G,Apple SK,et al. Phyllodes tumours of the breast:a consensus review[J]. Histopathology,2016,68(1):5—21. DOI:10.1111/his.12876.

病例 29   乳腺神经内分泌癌的治疗

病例汇报：赵菁；点评人：邱福铭，黄建

病例提供单位：浙江大学医学院附属第二医院肿瘤外科
网络 MDT 中心：浙江大学医学院附属第二医院乳腺疾病诊治中心

1   一般情况

患者，张某。性别：女；首次确诊年龄：53 岁；首次治疗时间：2018 年 1 月 29 日；与疾病可能相关的既往史：无；月经状况：绝经后；家族史：无殊。

2   初诊主诉

发现右乳肿物半月余。

3   简要病史回顾

3.1   初诊病史

患者于半月余前(2018 年 1 月中上旬)无明显诱因下发现右乳肿物，如鹌鹑蛋大小，当时无胸闷气促，无乳房胀痛，无乳头溢液，为求进一步治疗，于 2018 年 1 月 29 日来我院门诊就诊。查乳腺钼靶提示：右乳内下象限肿块，考虑为良性病变可能，建议活检，BI-RADS 4A 类；双侧乳腺小叶增生。建议手术，拟"右乳肿物"收治入院。

3.2   专科查体

PS 评分 ECOG 1 分，右乳内上象限可触及一 3cm×2cm 肿块，质地硬，活动度可，左乳未及肿块，双侧腋下淋巴结未及。

3.3   影像学检查

影像学检查见图 29-1 至图 29-3。

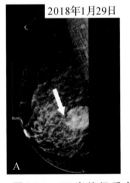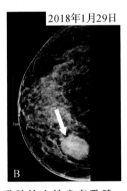

图 29-1   53 岁绝经后右乳肿块女性患者乳腺钼靶

图 A 内斜位(MLO)和图 B 轴位(CC)可见右乳内下象限肿块，考虑为良性病变可能，建议活检，BI-RADS 4A 类。

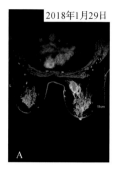 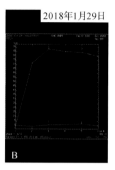

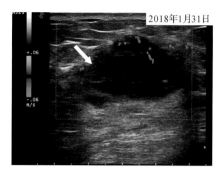

图 29-3 53 岁绝经后右乳肿块女性患者乳腺 MRI 检查

图 A:乳腺 MRI 提示右乳内上象限肿块,考虑为乳腺癌,BI-RADS 4C 类;双侧乳腺增生。图 B:乳腺动态增强 MRI 呈平台型曲线。

图 29-3 53 岁绝经后右乳肿块女性患者乳腺超声检查(2018 年 1 月 31 日):右乳 2 点钟腺体边缘可见一大小为 3.5cm×2.1cm 的低回声结节,边界尚清,形态不规则,内回声不均,CDFI 示结节内可见条状血流信号;诊断为右乳结节,BI-RADS 4B 类

3.4 初次诊断

右乳占位待查:乳腺恶性肿瘤首先考虑。

3.5 初始治疗

2018 年 2 月 5 日,予以右乳肿块穿刺活检,结果提示:肿物为少量纤维结缔组织伴大片坏死,待免疫组化进一步明确。

2018 年 2 月 6 日,行右乳肿块区段切除术,术中冰冻病理提示:恶性肿瘤伴大片坏死,考虑低分化癌,待常规及免疫组化进一步明确;进一步行全麻下右侧乳腺保乳切除术+前哨淋巴结活检。

3.6 术后病理

3.6.1 (右乳)保乳切除标本常规病理

恶性肿瘤伴大片坏死,肿瘤呈上皮样及梭形,无腺管分化,实性片状生长,核分裂约 10~15 个/HPF。肿瘤大小约为 3cm×2.5cm,未见明确脉管内癌栓。上、下、内、外及基底切缘均呈阴性。(前哨淋巴结 1)0/2 阳性。(前哨淋巴结 2)0/1 阳性。(前哨淋巴结 3)0/1 阳性。(前哨淋巴结 4)脂肪组织,未见癌。

3.6.2 免疫组化

ER(−),PR(−),C-erBb-2(BC)(−),Ki-67(90%+),E-cadherin(+),Syn(+),CgA(+),CD56(+),GCDFP-15(−),GATA-3(−),S-100(−),PAX-8(+),CK5/6(−),CK(AE1/AE3)(+),CK14(−)。免疫组化提示为高级别神经内分泌癌,但无明确乳腺导管上皮分化,形态学也无 DCIS 区域。建议临床进一步检查,排

除转移性神经内分泌癌后,符合原发性乳腺的神经内分泌癌。

3.6.3　病理点评

神经内分泌肿瘤既可发生于神经内分泌器官,如胰腺、肾上腺和甲状腺等部位,也可发生于全身其他各处,由弥散的神经内分泌细胞恶性转化而来。乳腺神经内分泌肿瘤是原发于乳腺的由肿瘤性神经内分泌细胞构成的肿瘤。其组织来源未明,有学者认为是乳腺干细胞向不同方向恶性转化的结果,或是乳腺细胞异源产生神经内分泌素。2019 版 WHO 乳腺肿瘤分类将乳腺神经肿瘤(neuroendocrine neoplasm,NEN)分为神经内分泌瘤(neuroendocrine tumor,NET)和神经内分泌癌(neuroendocrine cancer,NEC)。神经内分泌癌首先是一种浸润性癌,形态学具备经典的低/中级别神经内分泌肿瘤的特点,即肿瘤细胞排列呈实性巢状、乳头状、腺泡样、细胞呈梭形、浆样、胞浆丰富,嗜酸颗粒状,具有神经内分泌颗粒。

免疫组化显示,肿瘤细胞弥漫性一致地表达神经内分泌标志物嗜铬素(CgA)和突触素(Syn)。如果形态并非为典型的神经内分泌肿瘤形态,但是部分细胞表达神经内分泌标志物,则不应诊断为神经内分泌瘤,而应该诊断为伴有神经内分泌分化的浸润性癌。有些乳腺肿瘤(如实性乳头状癌、富于细胞的黏液癌)的神经内分泌标志物也可以为阳性,但因其有特殊的组织学形态,故不归为神经内分泌瘤。神经内分泌癌是一种高级别浸润性癌,形态与发生于肺的小细胞癌和大细胞癌相似,具备高级别神经内分泌癌的特点,且免疫组化上弥漫均一地表达神经内分泌标志物。

大部分乳腺神经内分泌瘤表达 ER/PR,HER2 通常呈阴性,Ki-67 增殖指数低。30%~50%的神经内分泌癌表达 ER,小部分病例表达 PR。Syn 和 CgA 的表达是神经内分泌肿瘤的肯定证据。神经内分泌瘤广泛表达一种或两种神经内分泌标志物。多数神经内分泌癌表达 CD56 和 NSE,超过 2/3 的神经内分泌癌表达 CgA 和 Syn。小细胞型表达 Bcl2,HER2 阴性。但是激素受体阴性的神经内分泌肿瘤,需要与消化道、肺等部位神经内分泌肿瘤转移至乳腺的情况相鉴别。约 20%乳腺原发的小细胞癌表达 TTF-1,与肺小细胞癌的免疫表型之间有重叠,因此需要排除转移性病变。

4　讨论点

4.1　讨论点 1:乳腺神经内分泌癌手术方式选择

4.1.1　可供选择的主要治疗方案

①保乳手术+前哨淋巴结活检;②单乳切除术+前哨淋巴结活检;③改良根治术。

4.1.2　方案依据及争议

目前,乳腺神经内分泌癌的诊治没有指南和规范可循,其发病率低(约 1%),没有大样本的临床研究可以参考,所有的诊治经验来源于回顾性研究及个案报道。乳腺神经内分泌癌的手术方式仍遵循非特殊类型乳腺癌的治疗原则,根据肿块的位置、分期决定是否保乳及腋窝淋巴结清扫。Li 等回顾了 126 例中国报道的乳腺神经内分泌癌患者的手术治疗方式,其中行单乳切除术的有 100 例(79.4%),保乳手术 18 例(14.3%),其他手术类型 7 例(5.5%),未行手术治疗 1 例(0.8%),;对于腋窝的处理,行腋窝淋巴结清扫的有 104 例(82.5%)。

4.1.3　实际治疗方案及评价

该患者右乳肿块大小为 3.5cm×2.1cm,术前检查未探及腋窝肿大淋巴结,故行保乳切除术+前哨淋巴结活检。术后病理提示切缘及前哨淋巴结均为阴性。

4.2　讨论点 2:乳腺神经内分泌癌术后辅助化疗方案选择

4.2.1　可供选择的主要治疗方案

①非特殊类型浸润性癌化疗方案:以紫杉醇、蒽环类为主的方案。②神经内分泌癌化疗方案:依托泊苷+顺铂;伊立替康+顺铂。

4.2.2　方案依据及争议

根据 NCCN 神经内分泌肿瘤诊疗指南(2018V2 版和 2020V6 版),对于原发灶位于肺外的、分化差的神经内分泌癌,术后建议行辅助化疗,化疗方案可参考肺小细胞癌方案:EP(依托泊苷+顺铂)方案,IP(伊立替康+顺铂)方案,FOLFOX(奥沙利铂+氟尿嘧啶+亚叶酸钙)方案,FOLFIRI(伊立替康+氟尿嘧啶+亚叶酸钙)方案,或替莫唑胺±卡培他滨方案。指南中备注到,EP 方案对 Ki-67 高表达的肿瘤的疗效要优于 Ki-67 中等表达、范围在 20%~50%、分化较好的肿瘤。

由于 NCCN 神经内分泌肿瘤诊疗指南只是笼统地对肺外神经内分泌癌的化疗方案做了推荐,而肺外神经内分泌癌的常见好发部位有宫颈、食管、咽喉部、结直肠等,因此该推荐是否适用于乳腺癌神经内分癌,目前仍然存在争议。根据目前已发表的个案报道及回顾性分析,乳腺神经内分泌癌的辅助化疗方案主要有两类:①参照非特殊类型乳腺癌,即以紫杉醇、蒽环类药物为主的方案;②参照肺小细胞癌方案(EP,IP)。尚无研究对两者进行疗效对比。Yildirim 等建议根据 Ki-67 表达程度选择化疗方案,若 Ki-67<15%,则参照非特殊类型乳腺癌的治疗,选择以紫杉醇、蒽环类药物为主的方案;若 Ki-67≥15%,则参照肺小细胞癌的治疗,选择 EP 或 IP 方案。也有文献推荐,对于高分化的神经内分泌癌,参照普通乳腺癌的治疗方案;对于低分化的神经内分泌癌/小细胞癌,参照肺小细胞癌治疗。

4.2.3　实际治疗方案及评价

本例患者术后病理提示其右乳肿块为高级别神经内分泌癌,属于低分化神经内分泌癌,且 Ki-67 高表达(90%)。结合 NCCN 神经内分泌肿瘤诊疗指南及文献推荐,我们选取 EP 方案进行 6 个周期的辅助化疗。目前,已完成辅助化疗,定期随访中尚未出现复发及转移。

4.3　讨论点 3:乳腺神经内分泌癌术后辅助内分泌治疗、靶向治疗、放疗方案的选择

4.3.1　可供选择的主要治疗方案

(1)内分泌治疗:①术后辅助内分泌治疗;②观察。

(2)靶向治疗:①术后辅助曲妥珠单抗治疗 1 年;②观察。

(3)放射治疗:①参照非特殊类型乳腺癌标准行术后辅助放疗;②观察。

4.3.2　方案依据及争议

NCCN 神经内分泌肿瘤诊疗指南(2018V2 版和 2020V6 版)未推荐乳腺癌术后内分泌治疗及靶向治疗。据文献报道,表达激素受体的高分化神经内分泌癌有90%,而表达激素受体的低分化神经内分泌癌有 50%。鉴于激素受体高表达,大部分文献报道倾向于术后使用辅助内分泌治疗。Wei 等回顾性分析了 74 例乳腺神经内分泌癌患者,显示术后辅助内分泌治疗可以显著延长患者总生存时间(156 个月对比 5 个月,$P < 0.0001$),延长无远处复发生存时间(138 个月对比 5 个月,$P < 0.0001$),因此推荐激素受体表达阳性的患者术后接受辅助内分泌治疗。该患者HER2 表达相对较低(5%)。文献报道术后接受曲妥珠单抗靶向治疗的依据尚不充分。文献报道,乳腺神经内分泌癌术后放疗原则参照非特殊类型乳腺癌治疗原则。NCCN 神经内分泌肿瘤诊疗指南推荐在原发灶切除术后可考虑放疗。

4.3.3　实际治疗方案及评价

该患者接受的是保乳切除+前哨淋巴结活检,术后接受了常规辅助放疗。因患者术后免疫组化激素受体和 HER2 表达均为阴性,故在化疗结束后未进行相关治疗。

5　全程治疗总结

该患者为 53 岁女性,因"发现右乳肿物半月余"入院,右乳肿块穿刺活检提示少量纤维结缔组织伴大片坏死。因考虑患者右乳肿块恶性的可能性极大,遂行右侧乳腺保乳切除术+前哨淋巴结活检。术后病理结合免疫组化提示为高级别神经内分泌癌,符合原发性乳腺神经内分泌癌。免疫组化:ER(-),PR(-),C-erBb-2(BC)(-),Ki-67(90%+)。术后行 EP 方案化疗 6 个周期,常规保乳术后辅助放疗。目前,进入定期随访复查阶段。

6　中心组长点评意见

本例患者术后病理分期为 $pT_2N_0M_0$,分子分型为三阴性乳腺癌,病理类型为乳腺癌神经内分泌癌。其治疗方案需要考虑手术方式、术后化疗、靶向治疗、放疗及内分泌治疗。乳腺原发神经内分泌癌的发病率低,仅约占所有乳腺癌的 1%,目前没有明确的指南及治疗规范可循。

6.1　乳腺神经内分泌癌的外科治疗

NCCN 神经内分泌肿瘤诊疗指南(2018V2 版和 2020V2 版)建议,对可手术切除的肺外原发神经内分泌癌,行手术治疗。根据回顾性研究及病例报道,手术方式参照非特殊类型乳腺癌,根据肿块分期、位置及淋巴结情况决定,可选择单乳切除、保乳切除,腋窝淋巴结处理也同样遵循普通乳腺癌的处理原则。

6.2　乳腺神经内分泌癌的术后辅助治疗

术后建议行辅助化疗,化疗方案的选择需要结合术后病理分型。2019 年 WHO 乳腺肿瘤分类将乳腺神经内分泌癌分为神经内分泌癌(小细胞型)和神经内分泌癌(大细胞型)两大类。文献推荐,对神经内分泌癌或 Ki-67 高表达的患者,选择肺小细胞癌化疗方案;而对高分化型、Ki-67 低表达的神经内分泌癌患者,选择常规乳腺癌化疗方案。

NCCN 神经内分泌肿瘤诊疗指南(2020V1 版)推荐,术后可考虑行辅助放疗。据文献报道,目前放疗原则同样参照常规乳腺癌放疗原则。大部分乳腺神经内分泌癌激素受体为阳性,对于激素受体阳性的患者,术后推荐行辅助内分泌治疗。HER2 在乳腺神经内分泌癌中表达率低。至于 HER2 表达阳性的患者是否能够从曲妥珠单抗靶向治疗中获益,目前证据不充分,尚不推荐。

总之,乳腺神经内分泌癌是一类罕见的恶性肿瘤,目前尚无治疗规范可循,我们只能从病例报道及 NCCN 神经内分泌肿瘤诊疗指南中获得一些经验。其仍有许多亟须解决的问题,比如术后化疗方案的选择、靶向治疗是否获益等。期待大样本的前瞻性研究为我们提供更多的信息。

▓ 参考文献 ▓

[1] Li Y, Du F, Zhu W, et al. Neuroendocrine carcinoma of the breast: a review of 126 cases in China[J]. Chin J Cancer,2017,36(1):45. DOI:10.1 186/s40880-017-0211-x.

[2] Adams RW, Dyson P, Barthelmes L. Neuroendocrine breast tumours: breast cancer or neuroendocrine cancer presenting in the breast? [J]. Breast,2014,23:120—127.

[3] Zhu Y, Li Q, Gao J, et al. Clinical features and treatment response of solid neuroendocrine breast carcinoma to adjuvant chemotherapy and endocrine therapy[J]. Breast J,2013,19:382—387.

［4］Rosen LE，Gattuso P. Neuroendocrine tumors of the breast［J］. Arch Pathol Lab Med，2017，141(11)：1577—1581. DOI：10. 5858/arpa. 2016-0364-RS.

［5］Yildirim Y，Elagoz S，Koyuncu A，et al. Management of neuroendocrine carcinomas of the breast：a rare entity［J］. Oncol Lett，2011，2(5)：887—890. DOI：10. 3892/ol. 2011. 320.

［6］Alkaied H，Harris K，Brenner A，et al. Does hormonal therapy have a therapeutic role in metastatic primary small cell neuroendocrine breast carcinoma？Case report and literature review［J］. Clin Breast Cancer，2012，12(3)：226—230. DOI：10. 1016/j. clbc. 2012. 01. 008.

［7］Wei B，Ding T，Xing Y，et al. Invasive neuroendocrine carcinoma of the breast：a distinctive subtype of aggressive mammary carcinoma［J］. Cancer，2010，116(19)：4463—4473. DOI：10. 1002/cncr. 25352.

［8］NCCN Clinical Practice Guidelines in Oncology：Neuroendocrine and Adrenal Tumors(Version 1. 2020). https：//www. nccn. org/

［9］NCCN Clinical Practice Guidelines in Oncology：Neuroendocrine and Adrenal Tumors(Version 2. 2018). https：//www. nccn. org/

病例30　乳腺黏液腺癌的治疗

病例汇报:张婷;点评人:邱福铭,黄建

病例提供单位:浙江大学医学院附属第二医院肿瘤内科
网络 MDT 中心:浙江大学医学院附属第二医院乳腺疾病诊治中心

1　一般情况

患者,黄某。性别:女;首次确诊年龄:46 岁;首次治疗时间:2017 年 11 月;与疾病可能相关的既往史:无;月经状况:绝经前;家族史:无殊。

2　初诊主诉

发现左乳肿块 2 年余,增大 1 周。

3　简要病史回顾

3.1　初诊病史

患者 2 年余前(2015 年)无意中发现左乳肿块,如黄豆大小,至当地医院就诊,查乳腺超声未见明显异常,之后未予以重视。1 周前,患者自觉左乳房肿块变大,无乳头溢液等不适,前往社区卫生服务中心就诊,乳腺超声提示:左乳偏低不均回声,左乳内下象限见 5cm×4.5cm×2.8cm 偏低不均回声,边界清。遂患者前来我院,为进一步诊治于 2017 年 11 月入院。

3.2　专科查体

PS 评分:0 分。双乳头凹陷,左乳下外象限约 7－8 点处可及 5cm×4cm 肿块,质硬,活动可,边界清。右乳未及明显肿块。

3.3　影像学检查

影像学检查见图 30-1 至图 30-3。

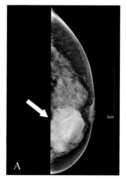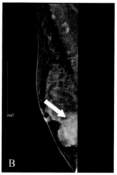

图 30-1　46 岁女性乳腺黏液腺癌乳腺钼靶

图 A:双侧乳腺摄片提示左乳内下象限高密度卵圆形结节,小分叶,边界欠清,其内密度欠均,病变大小约为 5cm×3.7cm,周围腺体纠集,相邻皮肤未见明显增厚,建议进一步检查,BI-RADS 0 类;图 B:左侧腋下见数枚稍大淋巴结。

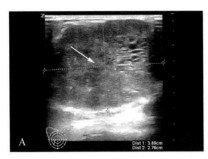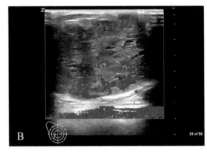

图 30-2　46 岁女性乳腺黏液腺癌乳腺 B 超

图 A:左乳内下象限见一低回声肿块,边界清,大小约为 3.87cm×2.85cm,内部回声不均,内伴散在液性区,较大者约为 0.84cm×0.77cm;图 B:CDFI 示血流信号丰富。

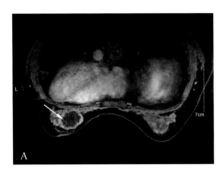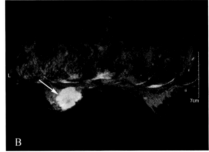

图 30-3　46 岁女性乳腺黏液腺癌乳腺 MRI

图 A:左乳下象限肿块影,大小约为 4.1cm×3.1cm,乳头及皮肤牵拉,增强扫描周围明显强化;图 B:弥散相呈明显高信号,BI-RADS 6 类。

3.4　病理、基因检测结果

2017 年 11 月 6 日,穿刺病理(左乳肿块穿刺活检)示黏液癌(见图 30-4)。

免疫组化:ER(3＋,100％),PR(3＋,100％),C-erBb-2(BC)(＋),Ki-67(约 10％＋),E-cadherin(＋),CK7(＋)。

3.5　初次诊断

左乳癌(黏液癌,$cT_2N_0M_0$,ⅡA 期);分子分型:Luminal A 型。

3.6　初始治疗

黏液癌属于浸润性癌,可行乳腺肿块切除术,也可行乳房切除术。考虑到患者肿块大,在与家属沟通后于 2017 年 11 月 13 日行左乳单乳切除＋前哨淋巴结活检术。

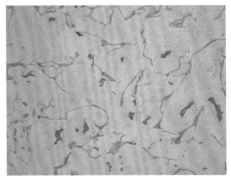

图 30-4　左乳单乳切除术后病理(肿块位于内下象限)(HE 染色,100×)

3.7　病理、基因检测结果

2017 年 11 月 20 日，术后病理示：（左乳单乳切除标本）乳腺黏液癌，4cm×3.5cm 大小，周围乳腺呈腺病改变。乳头及基底切缘均为阴性。（前哨淋巴结 1）0/3 枚淋巴结阳性。

免疫组化：ER(3＋,80％)，PR(3＋,40％)，Ki-67(30％＋)，C-erBb-2(BC)(－)，E-cadherin(＋)，GATA-3(＋)，CK5/6(－)，P63(－)，P120（膜＋），S-100(－)，GCDFP-15(＋)，CK14(－)，D2-40(血管＋)，SMMHC(－)，calponin(－)。

3.8　病理点评

乳腺黏液癌是罕见的类型，约占乳腺癌的 2％。黏液癌的特征是产生大量的细胞外黏液，肿瘤细胞漂浮在黏液内。由于黏液癌内血流不丰富，所以在影像学上易与良性病变混淆。在形态学上，某些黏液癌内细胞稀少，黏液较多。某些黏液癌细胞较丰富，并常有神经内分泌分化（免疫组化可表达神经内分泌标志物，如 CD56，Syn，NSE 和 CgA）。神经内分泌的表达与否可能与预后关系不大，但细胞丰富者的侵袭性可能比细胞稀少者高。诊断黏液癌需要黏液癌的形态＞90％，且肿瘤细胞核级为低—中核级别。如果肿瘤细胞为高级别核，那么建议诊断为非特殊类型浸润性癌伴有黏液分泌。总体而言，黏液癌的恶性程度较低，大部分黏液癌 ER、PR 及 HER2 表达阴性。若 HER2 为阳性，则在诊断黏液癌时应慎重，需仔细核对组织学形态和免疫表型。

单纯的黏液癌一般预后较好；但是黏液癌内可能出现普通的浸润性导管癌，被称为混合性黏液癌，预后则明显较差。因此，在病理取材时最好将黏液癌全部取出，并附带肿瘤周围的正常组织，以明确是否并发有浸润性导管癌成分。单纯黏液癌发生腋窝淋巴结转移的概率较低，可根据影像学决定是否需要进行前哨淋巴结活检。

4　讨论点：黏液癌术后辅助治疗方案

4.1　可供选择的治疗方案

NCCN 乳腺癌诊疗指南（2018V1 版及 2020V6 版）推荐，对激素受体阳性的乳腺黏液癌患者的术后辅助治疗：肿块直径＞3cm 的，建议术后辅助内分泌治疗；对淋巴结阳性的患者，在内分泌治疗的基础上加或者不加化疗。

4.2　方案依据及争议：黏液癌术后辅助治疗选择

黏液癌属于浸润性癌，但其属于预后较好的浸润性癌，因而术后辅助治疗有其特殊性。

术后化疗：对于浸润性导管癌，根据肿瘤大小、淋巴结情况以及分型，给予术后辅助化疗；但是黏液癌预后较好，出现远处转移的风险相对较低，并且对化疗不敏感，因此术后化疗的指征相对较宽。指南建议，只有淋巴结宏转移的患者，可以在内分泌治疗的基础上加或者不加全身化疗。

保乳术后辅助放疗：单纯黏液癌预后较好，指南建议在完整切除术后无须放疗。

4.3　实际治疗方案及评价

对该患者，术后给予内分泌治疗，未行化疗及放疗。

5　中心组长点评意见

本例患者特点：术后病理分期为 $pT_2N_0M_0$，分子分型为 Luminal A 型，病理类型为黏液癌。其术后辅助治疗需要综合考虑。

5.1　乳腺黏液癌的临床病理特征

乳腺黏液癌是少见的病理类型，在乳腺恶性肿瘤中只占 $1\%\sim4\%$，其有混合性黏液癌（导管癌与胶体成分有关）和单纯黏液癌（预后良好）两种组织学亚型。黏液包围肿瘤组织，构成限制细胞侵袭的机械屏障，使肿瘤的侵袭性降低。单纯黏液癌的 5 年生存率为 91.3%，明显好于混合性黏液癌（80.4%）。单纯黏液癌的特点有体积小、淋巴结阳性率低、分期较低、激素受体表达较高、HER2 过表达较少等。

5.2　乳腺黏液癌的治疗

目前，尚缺乏对乳腺黏液癌系统性全身治疗的前瞻性研究的数据。NCCN 乳腺癌诊疗指南（2018V1 版及 2020V6 版）推荐，对肿瘤直径大于 3cm、淋巴结阴性或者微转移、ER/PR 阳性、HER2 阴性的患者，建议行内分泌治疗；对淋巴结宏转移的患者，建议在内分泌治疗的基础上加或不加全身化疗，未建议放疗。目前，乳腺黏液癌保乳术后的放疗指征参考浸润性导管癌。回顾性研究结果提示，单纯黏液癌术后局部复发的概率低，可以免除放疗；但是混合性黏液癌的局部复发和远处转移的概率均高于单纯黏液癌，术后辅助治疗参考浸润性导管癌。

▌▌参考文献▌▌

[1] Zhang M，Teng XD，Guo XX，et al. Clinicopathological characteristics and prognosis of mucinous breast carcinoma[J]. J Cancer Res Clin Oncol，2014，140(2)：265—269. DOI：10.1007/s00432-013-1559-1.

[2] NCCN Clinical Practice Guidelines in Oncology：Breast Cancer(Version 1.2 018). https://www.nccn.org/.

[3] NCCN Clinical Practice Guidelines in Oncology：Breast Cancer(Version 6.2 020). https://www.nccn.org/.

病例 31 非典型弥漫钙化乳腺癌的诊治

病例汇报:潘悦;点评人:邱福铭,黄建

病例提供单位:台州市中心医院(台州学院附属医院)肿瘤外科
网络 MDT 中心:浙江大学医学院附属第二医院乳腺疾病诊治中心

1 一般情况

患者,宋某。性别:女;首次确诊年龄:37 岁;首次治疗时间:2015 年 9 月;疾病可能相关的既往史:无;月经状况:绝经前;家族史:无。

2 初诊主诉

发现双乳肿物 1 年。

3 简要病史回顾

3.1 初诊病史

患者于 2014 年 9 月在外院行乳腺超声检查时发现双乳肿物,此后 1 年余多次复查未见肿物明显改变。2015 年 9 月,患者于我院复查乳腺超声示:右乳 8 点钟方向腺体边缘处见大小为 0.5cm×0.4cm 的低回声区,边界欠清,内可见强回声光点,右乳腺体内可见散在强回声光点;左乳外上乳晕区见一大小为 0.5cm×0.4cm 的低回声区,边界尚清。为求进一步诊治入院。

3.2 专科查体

PS 评分:0 分。患者双乳未触及明显肿物,双侧腋下未及明显肿大淋巴结。

3.3 辅助检查

乳腺超声:右乳 8 点钟方向腺体边缘处见大小为 0.5cm×0.4cm 的低回声区,边界欠清,内可见强回声光点,右乳腺体内可见散在强回声光点;左乳外上乳晕区见一大小为 0.5cm×0.4cm 的低回声区,边界尚清。

4 讨论点

4.1 讨论点 1:乳腺癌筛查指征

4.1.1 可供选择的方案

继续随访;钼靶,磁共振。

4.1.2 方案依据及争议

该患者为年轻女性,仅乳腺超声现右乳散在钙化,临床触诊未及明显肿块。对此类患者,NCCN乳腺癌诊疗指南(2015V3 版和 2020V6 版)及中国抗癌协会乳腺癌诊治指南与规范(2015 版和 2019版)均未推荐对此类患者进行进一步乳腺癌筛查。而钼靶检查对于早期乳腺癌的发现与诊断较乳腺超声更有临床意义。

4.1.3 实际选择方案及评价

继续行钼靶及 MRI 检查(见图 31-1)。

钼靶:双侧乳腺小叶增生;右乳段性分布沙粒样钙化。

MRI 提示:两侧乳腺增生;右乳多发斑片状、小结节样异常强化灶,乳腺增生首先考虑。

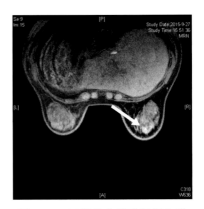

图 31-1　37 岁非典型弥漫钙化乳腺癌患者乳腺 **MRI** 提示:两侧乳腺增生;右乳多发斑片状、小结节样异常强化灶,乳腺增生首先考虑。

因影像学提示无明显肿块,钙化表现不典型,故在与患者充分沟通后建议行切除活检。2015 年 9 月 28 日,患者行钼靶定位下右乳钙化切除活检。术中冰冻病理示:右乳浸润性癌。临床分期:$cT_xN_0M_0$。

4.2 讨论点 2:不可触及乳腺肿块的手术治疗方案的选择

4.2.1 可供选择的方案

保乳+前哨淋巴结活检;全乳切除+前哨淋巴结活检;改良根治术。

4.2.2 方案依据及争议

据《中国抗癌协会乳腺癌诊治指南与规范(2015 版)》,多中心病灶为保乳绝对禁忌;而据《中国抗癌协会乳腺癌诊治指南与规范(2019 版)》,多中心病灶不再为保乳绝对禁忌,对多灶性乳腺癌也可尝试进行保乳手术。

NCCN 乳腺癌诊疗指南(2015V3 版和 2020V6 版)提出,对 $T_{1-3}N_0M_0$ 患者可行前哨淋巴结活检,且仅对满足以下五点的前哨淋巴结阳性患者可免行腋窝淋巴结清扫:①T_{1-2} 的肿瘤;②1 或 2 枚前哨淋巴结阳性;③保乳术;④有术后全乳放疗计划;

⑤无术前化疗。

患者病理活检确诊为乳腺癌,术前检查见右乳无明显肿瘤,仅有散在钙化,且钙化影像不典型,在不能确定其他钙化良恶性的情况下,对保乳术的实施存在疑虑。患者术前评估腋下淋巴结阴性,可行前哨淋巴结活检,且前哨淋巴结活检用来评估腋窝淋巴结的临床意义是肯定的。

4.2.3　实际选择方案

2015 年 9 月 28 日,患者前哨淋巴结活检提示:3/3 阳性;随后行右乳腺癌改良根治术。术后病理示:右侧乳腺浸润性微乳头状癌,部分导管内癌(高级别),肿瘤散在分布,无明显边界,伴右腋下淋巴结癌转移(22/30 枚)。脉管癌栓(＋),神经未见累及。详见图 31-2。

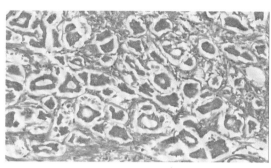

图 31-2　浸润性微乳头状癌:肿瘤细胞呈微乳头、小管样结构,细胞极性倒置(HE 染色,200×)

免疫组化:ER(3＋,95%),PR(＋,5%),C-erBb-2(－),Ki-67(20%＋)。

临床分期:$pT_xN_2M_0$。

4.3　讨论点 3:乳腺浸润性微乳头状癌术后治疗方案的选择

4.3.1　可供选择的方案

(1)化疗:①EC-T;②ddEC-T。

(2)内分泌治疗:①TAM;②OFS＋TAM;③OFS＋AI。

(3)放疗。

4.3.2　方案依据及争议

NCCN 乳腺癌诊疗指南(2015V3 版和 2020V6 版)均建议,腋窝淋巴结阳性大于 2 枚的患者术后需化疗及内分泌治疗。TEXT&SOFT 试验综合定量分析结果表明,对年龄＜35 岁、阳性淋巴结≥4 个和组织学 3 级的患者,化疗后采用卵巢功能抑制(ovarian function inhibition,OFS)＋芳香化酶抑制剂(aromatase inhibitor,AI),5 年无乳腺癌间期(breast cancer-free interval,BCFi)有绝对获益。ABCSG-12 试验提示,OFS＋TAM 与 OFS＋AI 相比较,无疾病进展生存(disease free survival,DFS)无明显差异,而 OFS＋AI 组总生存(overall survival,OS)可能更差。

4.3.3　实际选择方案及评价

患者于 2015 年 11 月 2 日开始 EC-P 化疗:表柔比星 100mg/m² ＋环磷酰胺 600mg/m² 序贯紫杉醇 80mg/m²;2016 年 3 月 5 日开始放疗;2016 年 5 月开始内分泌治疗(OFS＋AI);复查随访至今未见复发征象。

5　全程治疗总结

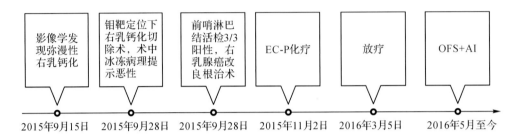

影像学发现弥漫性右乳钙化	钼靶定位下右乳钙化切除术，术中冰冻病理提示恶性	前哨淋巴结活检3/3阳性，右乳腺癌改良根治术	EC-P化疗	放疗	OFS+AI
2015年9月15日	2015年9月28日	2015年9月28日	2015年11月2日	2016年3月5日	2016年5月至今

6　中心组长点评意见

本病例特点：这是一个不可触及肿块的乳腺癌，且临床表现、辅助检查表现均不典型，病灶呈散在分布，术后病理为乳腺浸润性微乳头状癌，术后分期 $pT_xN_2M_0$，分子分型为 Luminal B 型。需要思考的问题是：不可触及乳腺肿块的诊断和治疗；微乳头状癌的生物学特性及临床特征，及后续治疗方案的选择。

6.1　不可触及乳腺肿块的诊断和治疗

我们知道"早期发现、早期诊断、早期治疗"仍然是当下对恶性肿瘤诊治的最好措施。乳腺癌早期筛查的主要措施有乳腺超声、乳腺 X 线摄片、乳腺增强 MR，而在我们乳腺中心还有乳腺特异性伽马成像（breast specific gamma imaging，BSGI）系统。我们对 357 例女性乳腺癌进行分析，结果显示，BSGI 的灵敏度为 80.35%，与超声检查接近，优于钼靶，比 MRI 要逊色；但是 BSGI 的特异性达到 83.19%，是这几种检查中最高的。此外，我们还发现 BSGI 对 Luminal A 型乳腺癌诊断的特异性为 68.63%，而对非 Luminal A 型乳腺癌诊断的特异性为 88.30%。因此，我们还是建议对一些早期的临床性质不定的乳腺占位性疾病患者行 BSGI 检查。对不可触及肿块的乳腺癌，在术前可以行超声、钼靶或者乳腺增强 MRI 进行定位，如果选择保乳手术，手术过程中应保证切缘阴性。

6.2　微乳头状癌的生物学特性及临床特征，及后续治疗方案的选择

该案例给了我们两点启发：

（1）乳腺占位性病变的病灶小不代表恶性程度就低，更不代表不转移。该患者术前可测量的乳腺占位原发病灶微小，大小仅为 5mm×4mm，但是同侧腋下淋巴结却有 22/30 转移。这意味着，我们在临床处理乳腺微小占位性病变时需要更加谨慎，同时也有必要对这些小肿瘤开展更深入的研究。

（2）乳腺浸润性微乳头状癌（invasive micropapillary carcinoma，IMPC）的生物学行为和临床特征有待进一步研究。乳腺浸润性微乳头状癌的临床表现通常为可触

及的肿块,其影像学表现与其他类型乳腺癌无明显差异,发病中位年龄与非特殊类型浸润性癌患者相近。肿瘤细胞簇呈微乳头或小管腺泡状,这些微乳头缺乏纤维血管轴心,微乳头中的细胞呈"里面朝外(或极性反转)"的排列方式,即细胞顶端表面朝向微乳头外(朝向间质)的极性排列。细胞学上,肿瘤细胞常为中级别核,大多数肿瘤(高达70%)伴有导管原位癌成分。大多数乳腺浸润性微乳头状癌患者肿瘤组织免疫组化呈ER阳性和PR阳性,约1/3的病例存在HER2过表达。大多数研究显示,超过50%的乳腺浸润性微乳头状癌患者在初次就诊时就有腋窝淋巴结转移,但是目前临床没有特异性的方法在术前对其做出准确诊断。治疗方面,目前无针对微乳头状癌的术后辅助治疗方案的推荐,但鉴于其侵袭性强,易发生远处转移,因此术后化疗方案建议选择AC到T方案,内分泌治疗建议选择卵巢功能抑制+芳香化酶抑制剂方案。综上所述,乳腺浸润性微乳头状癌的诊治还需要我们进一步的观察研究。

▨ 参考文献 ▨

[1] 中国抗癌协会乳腺癌专业委员会.中国抗癌协会乳腺癌诊治指南与规范(2019年版)[J].中国癌症杂志,2019,29(8):609—679. DOI:10.19401/j.cnki.1007-3639.2019.08.009.

[2] NCCN Guidelines Version 6.2020. https://www.nccn.org/.

[3] Goetz MP, Gradishar WJ, Anderson BO, et al. NCCN Guidelines Insights: Breast Cancer, Version 3.2018[J]. J Natl Compr Canc Netw, 2019, 17 (2): 118—126. DOI: 10.6004/jnccn.2019.0009.

[4] Regan MM, Francis PA, Pagani O, et al. Absolute benefit of adjuvant endocrine therapies for premenopausal women with hormone receptor-positive, human epidermal growth factor receptor 2-negative early breast cancer: TEXT and SOFT trials[J]. J Clin Oncol, 2016, 34 (19):2221—2231. DOI:10.1200/JCO.2015.64.3171.

[5] Gnant M, Mlineritsch B, Stoeger H, et al. Adjuvant endocrine therapy plus zoledronic acid in premenopausal women with early-stage breast cancer: 62 month follow-up from the ABCSG-12 randomised trial[J]. Lancet Oncol, 2011, 12(7): 631—641. DOI: 10.1016/S1470-2045(11)70122-X.

病例 32 乳腺分泌性癌的治疗

病例汇报：钟献；点评人：邱福铭，黄建

病例提供单位：浙江大学医学院附属第二医院肿瘤外科
网络 MDT 中心：浙江大学医学院附属第二医院乳腺疾病诊治中心

1 一般情况

患者，汪某。性别：女；首次确诊年龄：34 岁；首次治疗时间：2016 年 6 月；与疾病可能相关的既往史：无；月经状况：绝经前；家族史：无殊。

2 初诊主诉

发现右乳肿物 6 个月。

3 简要病史回顾

3.1 初诊病史

患者在 6 个月前（2016 年 1 月）无明显诱因下发现右乳肿物，当时因无明显刺痛不适，无乳头溢血、溢液，未重视、未就诊。2016 年 6 月 16 日，患者自觉肿块较前增大，遂至本院门诊就诊。查乳腺超声示：双乳腺囊性增生伴右乳导管扩张、右乳多发结节，纤维腺瘤首先考虑，双侧腋下淋巴结探及。患者要求手术治疗，门诊拟诊"乳房肿物"收住入院。

3.2 专科查体

PS 评分：0 分。患者右乳内下象限可扪及一个 1cm×1cm 大小的肿块，质韧，边界清，活动度可，双腋下未及肿大淋巴结。

3.3 影像检查

乳腺超声：右乳内下象限可见多个低回声结节，较大者 1.08cm×0.85cm，边界清，内回声不均，彩色多普勒血流显像（color doppler flow imaging，CDFI）示结节内可见血流信号。报告提示：双乳腺囊性增生伴右乳导管扩张；右乳多发结节，纤维腺瘤首先考虑；双侧腋下淋巴结探及。

3.4 初次诊断

右乳多发纤维腺瘤。

3.5 初始治疗

2016 年 6 月 28 日,行右乳肿块区段切除术＋术中冰冻病理。右乳肿物术中冰冻病理提示:右乳肿块(乳晕下)腺病伴显著分泌和局灶异型,病变较罕见,待常规及免疫组化明确。

3.6 术后病理

3.6.1 术后病理诊断

右乳乳晕下及内下象限肿物为伴有显著囊性高分泌的病变,结合免疫表型,首先考虑分泌性癌(secretory carcinoma)或囊性高分泌性癌(cystic hypersecretory carcinoma)。病变共 2 处,分别位于乳晕下和右乳内下,大小分别为 1cm×1cm×0.5cm 和 2.5cm×1.5cm×1cm(见图 32-1)。该病变极为罕见,建议请加利福尼亚大学

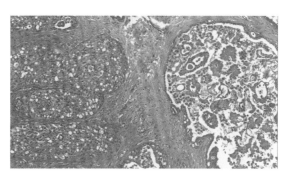

图 32-1 乳腺分泌性癌:图片左侧细胞内外有微囊,可见分泌空泡、嗜酸性物质;图片右侧囊腔内见大小不等的小管,囊管内及小管内见分泌物(HE 染色,100×)

洛杉矶分校(University of California,Los Angeles,UCLA)会诊。

3.6.2 术后免疫组化

乳晕下肿块:ER(－),PR(－),P63(－),Ki-67(10%),C-erBb-2(BC)(－),CK5/6(3＋),CK14(－),S-100(＋);右乳内下肿块:ER(－),PR(－),P63(－),Ki-67(5%~10%),C-erBb-2(BC)(－),CK5/6(3＋),CK14(－),S-100(＋)。

3.6.3 术后 UCLA 病理会诊结果

右乳晕下肿块和右乳内下肿块皆为浸润性癌,倾向乳腺的分泌性癌。会诊说明患者肌上皮细胞不表达 P63,肿瘤细胞不表达 CK14、ER、PR、HER2;S-100 和 CK5/6 阳性。

3.6.4 病理点评

分泌性癌是极为罕见的乳腺癌,其发生在乳腺癌中的占比不足 0.05%,曾被称为"幼年性乳腺癌",提示年轻人多发。大多数发生于女性近乳头处或外上象限,但乳腺的任何区域均可累及,包括异位乳腺组织,以及男性和儿童的乳晕下方。该肿瘤是一种三阴性乳腺癌,但是一种低度恶性的乳腺癌,常常形成管状或微囊性结构,并在囊腔内形

成红染的分泌物,类似甲状腺滤泡。肿瘤细胞胞质淡染,呈颗粒状或空泡状,低级别核。免疫组化 ER、PR 通常呈阴性或弱阳性表达,提示该肿瘤多为非激素依赖性,C-erBb-2 阴性或低表达,而 CK5/6 和(或)EGFR 通常呈阳性。Ki-67 增殖指数一般较低,提示分泌性癌是一种生长缓慢的肿瘤。此病常发生 t(12;15)易位而导致 *ETV6-NTRK3* 基因融合,与其他浸润性乳腺癌的不同之处在于其肿瘤细胞表达 S-100。

乳腺分泌性癌的临床表现为肿块生长缓慢、无痛性、活动度较好,可伴有乳头溢液;其超声表现常类似于其他边界清楚的乳腺良性肿瘤,呈结节状,大小不一,多数较小,因而两者不容易区分。20%～35%的乳腺分泌性癌病例存在腋窝淋巴结转移,发生转移的淋巴结一般≤3 枚。研究显示,乳腺分泌性癌的 5 年和 10 年生存率分别为 94%和 91%。年龄在 20 岁以下的乳腺分泌性癌患者预后较好,但年长患者可能有远期复发。其较少见腋窝淋巴结转移(一般少于 3 枚),远处转移也不常见。

3.7 术后诊断

右乳分泌性癌($pT_2N_0M_0$);分子分型:三阴性乳腺癌。

4 讨论点:乳腺分泌性癌的治疗

4.1 可供选择的治疗方案

①保留乳房手术＋前哨淋巴结活检术±局部放疗;②单乳切除术＋前哨淋巴结活检术;③改良根治术。

4.2 方案依据及争议

乳腺分泌性癌是一种低级别癌,预后良好,其腋窝淋巴结转移很少超过 3 枚,远处转移的病例报道也极少,有一定的局部复发风险。关于手术的最佳方式,迄今尚存在争议。部分学者认为,乳腺分泌性癌的最佳术式应为乳房单纯切除术加腋窝淋巴结清扫;有些学者认为,只要保证足够的切缘,保留乳房手术是可行的。Ozguroglu 等对 61 例乳腺分泌性癌患者的手术治疗进行了回顾性分析,其中根治术 12 例,改良根治术 20 例,乳房单纯切除术 17 例,另有肿块切除术 12 例,未发现局部肿块切除者与其他治疗者之间有明显差异。Richard 等发现,肿瘤直径>2cm 的乳腺分泌性癌成年患者,局部复发率会升高,因此建议对年龄>20 岁且肿瘤直径>2cm 的患者采取改良根治术以改善其预后。

4.3 实际治疗方案及评价

由于该例患者有一处病灶>2cm 且存在 2 个病灶,所以我们采取了右侧乳腺切除＋前哨淋巴结活检。患者术中冰冻病理示:(前哨淋巴结 1)0/1 枚阳性;(前哨淋巴结

2)0/1 枚阳性;(前哨淋巴结 3)0/1 枚阳性;(前哨淋巴结 4)0/1 枚阳性。术后病理(右乳腺单乳扩大切除标本):乳腺组织个别导管内见少量异型增生乳头,周围乳腺组织见出血纤维化及异物巨细胞反应,乳头及基底切缘均呈阴性;(前哨淋巴结 1)0/1 阳性,(前哨淋巴结 2)0/1 阳性,(前哨淋巴结 3)0/1 阳性,(前哨淋巴结 4)0/1 阳性。

5　中心组长点评意见

本例患者特点:术后病理分期为 $pT_2N_0M_0$,分子分型为三阴性乳腺癌。患者年轻,病理类型为乳腺分泌性癌,是一种罕见的乳腺癌。其治疗方案需考虑手术方式的选择、淋巴结的处理,以及是否需要术后辅助化疗。

5.1　乳腺分泌性癌的特征

乳腺分泌性癌是一种可发生于成年人和儿童的罕见乳腺癌。相对于其他类型的乳腺癌,分泌性癌有其特殊的流行病学、大体形态、免疫表型和遗传学特点,目前认为分泌性癌是一种独立的组织学类型。其由于肿瘤发展缓慢且体积较小,往往不被患者所重视。其超声表现与乳腺良性肿瘤较为相似,较难鉴别,因而往往被误认为是乳腺纤维腺瘤或囊肿,在临床工作中需要加以注意。

5.2　乳腺分泌性癌的治疗

目前认为乳腺分泌性癌预后较好,成年患者的手术方式可采取局部肿块切除后再行辅助性放疗,以改善患者的总生存。部分肿瘤直径>2cm 者有一定的局部复发的可能,因而可采取单侧乳房切除术＋前哨淋巴结活检。关于术后辅助化疗的作用,目前尚存在较大的争议,有学者认为术后辅助化疗可用于淋巴结阳性的患者,但其对疾病控制和生存时间是否有改善作用尚需进一步研究来证实。

▓▏▌参考文献▕▓

[1] Li D，Xiao X，Yang W，et al. Secretory breast carcinoma：a clinicopathological and immunophenotypic study of 15 cases with a review of the literature[J]. Mod Pathol,2012,25 (4):567—575. DOI:10.1038/modpathol.2011.190.

[2] Arce C，Cortes-Padilla D，Huntsman DG，et al. Secretory carcinoma of the breast containing the *ETV6-NTRK3* fusion gene in a male：case report and review of the literature[J]. World J Surg Oncol,2005,3:35. DOI:10.1186/1477-7819-3-35.

[3] Ozguroglu M，Tascilar K，Ilvan S，et al. Secretory carcinoma of the breast. Case report and review of the literature[J]. Oncology,2005,68(2-3):263—268. DOI:10.1159/000086782.

[4] Richard G，Hawk JC，Baker AS，et al. Multicentric adult secretory breast carcinoma：DNA flow cytometric findings，prognostic features，and review of the world literature[J]. J Surg Oncol,1990,44(4):238—244. DOI:10.1002/jso.2930440410.

图书在版编目（CIP）数据

乳腺癌多学科综合诊疗病例集／黄建，王晓稼，王
林波主编. — 杭州：浙江大学出版社，2021.6
ISBN 978-7-308-21452-0

Ⅰ. ①乳… Ⅱ. ①黄… ②王… ③王… Ⅲ. ①乳腺癌
－病案－汇编 Ⅳ. ①R737.9

中国版本图书馆 CIP 数据核字（2021）第 101225 号

.

乳腺癌多学科综合诊疗病例集

黄　建　王晓稼　王林波 主编

责任编辑	张　鸽（zgzup@zju.edu.cn）
责任校对	季　峥
封面设计	续设计－黄晓意
出版发行	浙江大学出版社
	（杭州市天目山路 148 号　邮政编码 310007）
	（网址：http://www.zjupress.com）
排　版	杭州朝曦图文设计有限公司
印　刷	浙江省邮电印刷股份有限公司
开　本	787mm×1092mm　1/16
印　张	15.25
字　数	338 千
版 印 次	2021 年 6 月第 1 版　2021 年 6 月第 1 次印刷
书　号	ISBN 978-7-308-21452-0
定　价	149.00 元